杏林春秋

王玉来 著

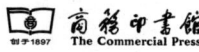

2018年·北京

图书在版编目（CIP）数据

杏林春秋 / 王玉来著 . —北京：商务印书馆，2018
ISBN 978-7-100-14027-0

Ⅰ.①杏… Ⅱ.①王… Ⅲ.①散文集—中国—当代 Ⅳ.① I267

中国版本图书馆 CIP 数据核字（2017）第 125947 号

权利保留，侵权必究。

杏 林 春 秋
王玉来 著

商 务 印 书 馆 出 版
（北京王府井大街36号　邮政编码100710）
商 务 印 书 馆 发 行
北京新华印刷有限公司印刷
ISBN 978 - 7 - 100 - 14027 - 0

2018年4月第1版　　开本 880×1230　1/32
2018年4月北京第1次印刷　印张 11 1/2
定价：38.00元

目 录

引言……………………………………………………1
伏羲宙始创九针………………………………………4
神农当年尝百草………………………………………9
黄帝问医于岐伯………………………………………16
文王囹圄演《周易》…………………………………21
诸子蜂起放光辉………………………………………27
宇宙浩瀚气中来………………………………………33
乾坤便是天地人………………………………………38
万象纷繁有阴阳………………………………………44
千般运化看五行………………………………………50
喜鹊飞来病魔降………………………………………57
五脏核心非实体………………………………………63
全身联系或无形………………………………………69
人命全在精气神………………………………………74
古人养生有法门………………………………………80
本草尽在自然中………………………………………85
医圣不灭是灵魂………………………………………91
外科鼻祖在东汉………………………………………96

杏林传说到如今……………………………………………102
神奇脉诊第一书……………………………………………108
带病苦作《甲乙经》………………………………………114
罗浮山上小仙翁……………………………………………119
别有天地华阳洞……………………………………………125
说病究源一部书……………………………………………131
精诚方为药王心……………………………………………137
十二年光释作臻……………………………………………143
出世超凡两铜人……………………………………………149
千点万滴汇成河……………………………………………156
孤儿长大为儿医……………………………………………161
百患千疾归三因……………………………………………167
药隐老人撰良方……………………………………………173
河间星辰分外明……………………………………………179
易水奔流逐浪高……………………………………………185
驱邪才能扶正气……………………………………………191
儒医一生见风范……………………………………………197
理学医学相贯通……………………………………………204
两代一案开先河……………………………………………210
百科全书赖濒湖……………………………………………216
三世针灸集《大成》………………………………………222
一书编次廿余载……………………………………………227
内外兼治才《正宗》………………………………………232
红日真阳两大宝……………………………………………238

目录

瘟疫长夜露曙光 …………………………………… 243

蓄发归来成名医 …………………………………… 249

医诗书画配名节 …………………………………… 254

名师拜遍是名师 …………………………………… 261

槐云道人医与诗 …………………………………… 268

千古争鸣一支笔 …………………………………… 274

一分功力在突破 …………………………………… 279

十六医书为正听 …………………………………… 285

四十春秋绘成图 …………………………………… 290

热论灼言熔一炉 …………………………………… 296

衷中参西起沉疴 …………………………………… 302

发皇古义写新章 …………………………………… 308

东瀛风雨船倾覆 …………………………………… 314

余波延宕到九州 …………………………………… 320

祖传瑰宝欲何如 …………………………………… 326

高唱反调人犹在 …………………………………… 332

中西合璧需时日 …………………………………… 337

桃李满园甜与酸 …………………………………… 343

长河溯源路尚遥 …………………………………… 349

全球蔓延杏林花 …………………………………… 354

引 言

"中医",并非是本来的名称,更不是堂皇的冠冕,而只是演进的更变。这一名词尚未出现之前,正是中医从无到有、由小变大、以弱至强的辉煌时期。它发端于中华民族的初兴阶段,凝聚了炎黄子孙的聪明智慧,创立了独一无二的医学体系,傲立于世界民族的文明之巅。诸如"伏羲制九针""神农尝百草""黄帝问医药",都是脍炙人口的不朽传说;扁鹊有神针,华佗开手术,仲景立妙方,他们更是家喻户晓的古代名医。上至春秋战国,下逮明末清初,在两千年的历史长河中,华夏医药始终奔涌向前、浪花四溅。这些引领世界潮流的医学大师从未自称是"中医",众多备受恩惠的黎民百姓也未尊他们是"中医"。他们的职业是"医生",他们的学科是"医学"。然而,"中医"名词终于出现,正是华夏医药由盛转衰、以强变弱、易主为辅的转折时期。自明清以来,中华文明逐渐衰落,西洋文明日益兴旺,于是乎西学东渐、西医东进,恰若世界洪流,不可阻挡。虽然西洋医学刚入中国之时,其疗效远不能与华夏医学抗衡,也被国人别名为"西医",但它依仗现代科技的支撑,飞速进步,旋即成为中华大地上的主流医学。从此华夏医学需要另外一个名称和标志来与"西医"区别,"中医"一词不幸而来。这不仅是华夏医学的命运,与它结伴而行的是华夏民族的命运,和它同病相怜的是华夏文化的命运,比它更为凄惨的是华夏科技的命运。

中医衰落的原因千头万绪、错综复杂，然而国运多舛、民族危亡才是关键所在。当时之中国政治腐朽、科技落伍、经济衰败、军事疲弱，多方面互相影响，恶性循环。加之外寇入侵，致使山河破碎。举国上下，乏善可陈。就连汉字也备受指责，废止之声甚嚣尘上。一门学科，何以独秀？在摆脱国家苦难深渊、看到民族复兴曙光的今天，回溯这段历史，更能洞彻事理。明末清初的故步自封、抱残守缺、闭关锁国、隔绝世界，不仅是亡国之策，也是科技、文化的衰败之路。当然，中医的落伍必有自身因由，但它很难脱离全局、独善其身。如果我们以全国乃至全球的视野审视过去，恐怕会觉得整体因素远远大于行业因素。

许多外国人和不少中国人也对中医的科学性提出质疑，但至少还有两类人不会如此质疑。一类是当今人，他们亲身体验了中医疗效而深信不疑。另一类是已往人，他们是中国人的祖先，只见过中医，未见过西医。虽然沉眠地下几百年乃至几千年，但在浩瀚的中华古籍中很难找到他们对中医科学性的怀疑。中医研究的是人体，解决的是疾病，维护的是健康，既源于自然，又归于自然，是实实在在的自然学科。尤其中医理论创立之初，吸纳百科、荟萃精华、尽为所用、融为一体，可谓博大精深、包罗万象。明代著名医药学家李时珍撰写的《本草纲目》融会众多学科，洋洋大观，被国内外学者推崇备至，公认它不仅是医药巨著，也是当时中国的自然科学百科全书。但由于种种历史原因，中医与自然科学渐行渐远，尤其明清以降，脱离了现代科技而踽踽独行。与此同时，当代科技日新月异，现代医学突飞猛进。在经历了几百年的互不相闻、各行其道之后，古老中医与现代科技终于相向而行、迎头会面。这再次的握手、重新的碰撞，是最终融合，还是继续分离？恐怕也需要几百年的时间才能完成它的自然进程。

也有人觉得中医颇像哲学。殊不知当年牛顿不只是物理学家，同时还是哲学家。而通常所称的中国古代科学如今很难继续独立绵延，往往被当代相应学科所取代或兼容，唯有中医没有消亡、薪火相传。正因为它硕果仅存，带来了另一个千古奇观，中医不但延续了华夏医学，而且还承载了古代哲学和人文精华，由此也引发了不少人的诟病。与此相反，意大利文艺复兴却受到全世界的高度评价，认为它催生了西方巨变，无论文化、科技、经济和社会，都为之焕然一新，揭开了近代欧洲的历史序幕。在战争中逃难的人们从东罗马帝国带往佛罗伦萨、米兰和威尼斯的，何曾只是表面上那几幅古希腊和古罗马的老旧画卷。当人们拂去画卷上面的尘埃，从中散发出来的是浓浓的人文精神。其深邃的思想，撼动了人心，轰动了社会，更推动了历史。

中医既是科学，也有人文，是中国古代大贤将自然科技与人文哲学有机结合的典范。或许正因为如此，它比其他众多的中国古代自然科学幸运，熬过了严寒的冬季，迎来了又一个春天。每当我们去追寻岐黄学者的历程，不仅能看到他们的科技脚印，也能听到他们的人文歌声。这是一曲中国民乐，既有古音，也有今符，时而深沉，时而高昂，跌宕起伏，荡气回肠，道出了岐黄人的喜怒哀乐和酸甜苦辣，唱出了岐黄人的人文情怀和精神世界。

伏羲宙始创九针

混沌初开，天高地远。莽莽昆仑，万籁俱寂。只有伏羲和女娲从深山走来。他们瞭望华夏，山河落寞，渺无生迹。这对由华胥氏孕育的兄妹，正在纠结和深思。为了唤醒世界，繁衍后代，两人决定结为夫妻，从此滋生了人类。伏羲还以蛇身、鱼头、鹿角、虎眼、鱼鳞、蜥腿、鹰爪、鲨尾、鲸须，描绘了"龙"的形象，成为中华民族的图腾。所有的中华儿女都把自己称作"伏羲的后代""龙的传人"。当然，在世界范围内，这个中华古老传说远不如亚当和夏娃的传说那样广为人知。无论国度，无论信仰，几乎人们都知道亚当、夏娃是上帝创造的唯一一对男女，偷吃禁果后被逐出伊甸园，传续了人类。其实中国有关创造人类的古代遗闻流传久远，只是没有在全球范围、甚至也没有在本国民众当中宣扬而已。

伏羲也是对中医学术具有开创性贡献的人物，传说他是九针的创制者。而中医针具的摸索，如同中医经络和穴位的摸索一样，是成千上万年的积累而成，不可能只凭一人之力、一时之功而完成。只是因为伏羲的成就极为突出，而被后人铭记罢了。就让我们以针具演化的五次浪潮，来梗概性地扫视华夏医学与民族文化长河的奔腾景观吧。

当河头奔泻而来时，首先给我们冲击的是一些五花八门的石头，虽然它们并没有十分规则的模样，但也各有形状、逸态横生，有着明显的被人类打造的痕迹。我最关注的是石头棱角和顶端的尖锐程度，就其尖点而言，它的形状和功能已经和针尖有些接近了。有些石器被考古学专家们称为"尖状器"，其顶端更有一个尖刃，可能由二次加工修成，足以刺入人体，还真能达到一些针的效用。再者，《黄帝内经》记载有砭石的方法，也是很好的旁证。如果要把石头做成我们今天所理解的针的模样，纤细而长、尖端锐利，单靠摔击、碰砸、砸击等旧石器的打制方法绝难做到，即使采用新石器制作的磨制方法也不可同日而语。也许古人对针的理解比我们更加包容，不一定对其形状要求十分苛刻。但在目前出土的旧石器时代的文物中，还没有专家们公认的石针。也许我们还需要等待，等待进一步的考古发现和新的出土文物。伴随着这些石头而来的还有木头、树枝、野草等，它们与中医药也许具有某种关联，但这不是考古学家们研究的重点，同时也没有很好的方法来考证和研究它们。然而可以肯定的是，当时的人类不可能仅仅使用石器这一种工具。他们面临食肉动物的突然来袭，随手捡起的不只是石头，也常常会有木棒、树枝以及遗骨。

也许我过多地关注了在中国旧石器时代有无针具一事，但我无意要把中医的历史改写成万年以上。之所以还如此执着地去思考，完全在于对中医文化和中国文化的脉络之兴趣。中医的形成与现代医学不同，它是在中华民族与环境适应、与疾病搏斗的自然进程中形成的，只是在关键时期进行了系统整理和完善提高，它的思路和方法一直延续至今。中华民族最早的治病手段和工具虽然粗糙，但它的理论却贯穿始终、一脉相承。不似许多国家，虽然其医学的历史十分悠久，但与现行的医学体系理论格格不入，甚至南辕北辙。因此，中医探寻远古，研究经典，比任何学科都更加重要，这不仅是"治史"，也是

"雕今"，正所谓是稽古振今，推陈出新，不可小觑。

此时，大约进入中国旧石器时代的晚期，距今两万年左右，中华民族已经从早期智人进化成晚期智人，居住形式主要为洞居和巢居，生存方式主要是采集和狩猎。人们防病治病的经验和知识还在口耳相传。

第二次浪潮奔来，冲刷出来几块被人类磨过的石头和动物遗骨，虽然表面并不光滑，形状还有些可笑，做工也十分粗糙，但毕竟大致打磨成了"针"的模样，因而被考古学专家们认定为"石针"和"骨针"，是中医针具无可争辩的雏形。有学者根据现有的新石器时期的出土文物推测，中国石针的端倪可以前溯至旧石器时代。几根白骨，精心打磨，使其顶端变细变尖，中国远古时期的针具让我们开阔了眼界。试问一下，骨刺不经打磨就不是或不能做针具吗？比如我们所熟悉的带鱼的鱼刺之类，它们比出土文物中所谓的"骨针"还要尖锐许多。虽然旧石器时代的人类还没有学会磨制石器的方法，难道他们就不会或不能直接使用这些骨刺吗？再把我们的视线从这些动物的遗骨上移开，重新放眼于大自然，又会让你豁然开朗，原来我们所追寻的"针"，也是随处可见。在山花烂漫之间，藤蔓树枝之上，有时会布满棘刺。若是到了荆棘之中，棘刺更多。人类被它们刺痛的记忆匪浅。棘针恐怕在人类之前就已经来到了世上。可以肯定，木针的制作，无论是打制方法还是磨制方法，都要比骨针和石针容易。但因为耐用性和尖锐性不足，木针只能是一种原始的方法，作为启迪性的过渡。

在中国，按摩和导引的疗法比针灸疗法更早出现，其中的按、压、点、切手法，也常用在相关的穴位上，被称作"指针"。由此看来，用什么样的"针"，只是一个方面，它可以因时制宜、因地制宜，更将随着科学技术的发展而进步和提高，关键是要有用"针"的理论，才能使"针"发挥作用。只有明白穴位的位置、功效，明白穴位与脏腑、肢体的联系，明白刺激穴位的方法，明白刺激穴位后产生的人体生命变化，才能有效地使用针具。中国第一部针灸学专著的作者——东汉时代的皇甫谧认为伏羲创制九针，也不单纯以针具而言，更包含针灸理论乃至中医理论。这才是伏羲巨大的贡献所在。

此时已经进入中国的新石器时代，距今8000—4000年左右，中华民族开始定居生活，不再以采集和狩猎为生存的主要方式，开始了农业和畜牧业，发明了陶器，人们的生活条件和防病治病能力均有明显提高。农耕文明的到来，也孕育着中华医学思想。

第三次浪潮奔来，冲刷出来的是铜针。铜针较以前的所谓石针，进步巨大，用今人的眼光来评判，已经算勉强看得过去的"针"。虽然它还是不能像我们今天所用的针那样能非常方便地刺入人体，然后进行提、插、捻、转等操作，但它的治疗效果无疑已经显著提高。此时的中国，进入了青铜器时代。青铜时代大约从公元前2000多年的夏朝开始，历经商朝、西周和春秋时期，是人类发展历史上具有划时代意义的进步时期。青铜器的出现，大大推动了农业生产力的提高，也促进了手工业的进步，加速了经济发展及科技文化发展，汉字已经成熟，带来了社会文明。中医的核心理论，包括经络理论、腧穴理论和针灸理论等，都在这一时期基本成熟，只待系统著作问世。

第四次浪潮奔来，冲刷出来的是铁针！铁针的出现，使中医针灸用具进入全新时期。虽然在中医针具的历史上还出现过金针和银针，但都不能与铁针的出现相提并论。铁针本身的发展也最具潜力，直到今天我们普遍采用的不锈钢针，更是种类繁多，粗细长短、形状齐全，可适应各种需要，从而保证了针刺的疗效。中国从商代开始用铁，西周进入铁铜并用时代，春秋出现铁农具，秦汉时期完全进入铁器时代，也是中国古典文明的辉煌时期。虽然中国的冶铁技术晚于西亚和欧洲，但中国的冶铁技术发展迅猛，在相当长的一段时期里都走在世界的前列。科学技术与经济的快速发展，也引发了中国医学的繁荣兴旺，其理论和临床的代表性著作都在这一时期诞生。

当第五次浪潮奔来的时候，洪流滚滚，汹涌澎湃，它已不只是在华夏大地和周边国土流淌，而是一泻千里，直接汇入全球文化的汪洋之中，流进世界各国。这时的世界，早已完成了科学技术和工业生产的现代化，中医针具的进步不言而喻，而且日益更新，变幻无穷。此时已无须再凝视它的形状，让我们调整一下视野，去看看它所波及的空间变化。二十世纪末叶到二十一世纪初，中医针灸声势浩大，漂洋过海，传遍全球。联合国教科文组织保护非物质文化遗产政府间委员会于2010年11月16日在内罗毕审议通过中国申报的项目《中医针灸》，将其列入"人类非物质文化遗产代表作名录"。这种以天人合一的整体观念为基础，以经络腧穴理论为指导，采用针具和艾叶等为主要用具和材料，通过刺入或熏灼人体表面的特定部位，以调节人体机能而治疗疾病的方法，日益受到世界各国人民的青睐。针灸治病的神奇倾倒了外国民众，针灸治病的原理引起世界关注，各国学者研究针灸的热潮方兴未艾，中医针灸之花盛开在异国他乡。那小小毫针，闪闪银光，何止是治病的针具，更是文化之载体，它把华夏文明传向世界。

神农当年尝百草

考古学家们的研究认为人类起源于非洲大陆,大约在五万年前走出非洲,逐渐迁徙到欧亚大陆、澳大利亚、南北美洲。但对这一传统结论,也有争议。2015年10月中国科学院古脊椎动物与古人类研究所的学者们在《自然》杂志发表了新的研究成果,他们在湖南道县发现了47枚完全具有现代人特征的人类牙齿化石,这表明在距今八万至十二万年前,现代人就已经在该地区出现。这一成果对人类起源于非洲的传统理论提出了重大挑战。由于当时人类自身发展所限,仅仅完成了由灵长类到人类的转变,还没有弄清楚地球的大小和方向,不能明辨自身所处的空间位置;他们刚刚学会了使用语言、工具和火,不可能把自己的祖先来自何方用口耳相传的方式告诉给后人。而口耳相传下来的中华民族的祖先便是"炎黄"。其中的"炎",即是炎帝,或称神农,距今大约五千年左右,他是中国古老传说"三皇五帝"中的"三皇"之一。

尽管传统理论认为非洲大陆孕育了人类,但人类到达地球各地后所引发的变化却有云泥之别。世界文明最早发源于欧亚大陆,并不是非洲。从新石器时代以来,欧亚大陆一直是世界文明的核心地带,乃至于说,人类历史就是欧亚大陆各文明地区的历史,而地球上其他地区的文明史似乎微不足道。

由于欧亚大陆幅员辽阔，各地状况千差万别，并不能一概而论。虽然从地理角度而言，它是由欧洲和亚洲两块大陆组成，但世界历史的发展，并不是如此单纯的地理界限。而从古代历史地图上看，欧洲更像欧亚大陆边缘的一个半岛。上古的欧洲文明也远远比不上亚洲文明。中东、印度、中国和欧洲四块地区的大河流域和平原，滋养了世界历史上最伟大的文明。中国的文明中心就在黄河流域和长江流域。

世界史学家们公认地球文明的最早发源地是美索不达米亚，大约起于公元前3500年；埃及文明起于公元前3000年；印度文明起于公元前2500年；中国文明起于公元前1500年；中美洲和秘鲁的文明起于公元前500年。一般认为埃及文明和印度文明都是在美索不达米亚文明的传播和促进下发展起来的。但美洲文明没有受到欧亚大陆文明的影响，是独自发展起来的。若论中国文明的发展是否受到中东文明的间接影响，尚缺乏足够的证据。但中国与中东既有荒漠相隔，又有大山屏障，还有无际草原，这在当时已是人类难以逾越的地域，因此中国文明与其他欧亚大陆文明向来都有显著不同。

开创世界文明的前奏是农业革命。世界史学家们一致认为中东和中美洲是农业革命的独立中心。近来的研究更多地证明中国北部也是农业革命中心。黍、稻、高粱、大豆、大麻、桑树等中国土生植物早在公元前5000年就已开始在北方地区种植。正是这片黄土，属于华夏民族最早亲近的土地，一般认为它由更新世时期的北风送来，与这里的人类拥有相似的黄色，成为中华民族的摇篮。它那粉沙细土，从北部高原向东，直到大海，沿着黄河流域覆盖了整片区域。这片黄土地拥有天然的肥力和吸水性，毫不逊色于世界上其他的任何农耕土壤。这里没有丰沛的降雨和茂密的森林，只有原始的农具和辛勤的耕者。他们的领袖就是神农。

神农对中华民族的另一个巨大贡献就是发现和应用药物。《淮南子》言神农"尝百草之滋味，水泉之甘苦……一日而遇七十毒"，生动地反映了他发现药物、整理药物、验证药物的献身精神。发现人类可以食用的植物和动物的过程，也是发现对人类有某种防病治病作用的植物和动物的过程，因而也是药物发现和使用的过程。不仅人类这样的高级动物能够做到这一点，甚至连一般动物也知道吃了某些花草可以治病，只不过它们所能认识到的和所能积累下来的知识，相比人类实在是少到了微乎其微的程度。这就是中国自古以来"药食同源"的观点。"药食同源"还有另一种含义，即认为许多食物同时又是药物，它们之间并没有绝对的界限。为此，中华人民共和国卫生部发布《关于进一步规范保健食品原料管理的通知》，明确规定既是食品又是药品的物品名单多达近百种，可用于保健的食品名单超过百种，可见中医对药物的独到见解与应用。

当然，神农既不是中华民族发现药物的第一人，也不是总结药物功效的最后一人，而是在中华民族药物发现和总结的漫长历程中，做出巨大贡献而影响深远的人。人类在大自然中发现药物比发现食物更难。判断一种植物、或动物、或矿物，首先是要判明它是否有毒，毒性大小；其次才能判断它可否食用，能否为身体提供必要的营养；再次才是判断它能否治疗某些疾病。判定疗效需要特定的病人来实验和验证。验证药物经常会有风险，甚至要付出生命。在判断食物的人类历史中，已经有无数人付出了生命；在判断药物的人类历史中，付出的生命更多。中草药的诞生和发展是中华民族数万年与自然共存，与疾病搏斗,付出巨大牺牲后换来的。在这个漫长的历史进程中出现了神农这样伟大的人物,他以远超常人的大无畏精神和前无古人的杰出天才,把中药的进展推向全新的阶段,德配天地,赢得了整个民族的敬仰。

用草药治病防病,是古代人类的共同经历。这不单在中国,在其他国家也是如此,包括美索不达米亚、埃及、印度等地。可以说在人类早期,世界各国都无一例外地拥有使用草药治病的历史。草药治病的历史应该大大早于农业发展的历史,有学者认为可以追溯到公元前25000年至前13000年。而农业的发生和发展,更加促进了草药的发展。

然而,人类转向农业并非易事。中东从最早栽培植物的公元前9500年起,直到公元前7500年才过渡到农业革命,经历了两千年左右的时间。在美洲大陆的农业革命经历的时间更长。正是由于深知人类发明农业和转向农业的过程艰苦卓绝,中华民族一直传颂着一个伟大的名字——神农,他是中华民族走向农业的集大成者,是他把中华民族漫长而艰辛的探索经历和理论进行继承与发展,奠定了中国农耕文明的雏形。神农的贡献可以概括为以下十个方面:

1. 传承既往,确定品种。虽然大自然中的生物种类无比丰富,但能被人类栽培的植物和驯养的动物数量却非常有限。人类需要去发现它们的生长规律与相适应的生存环境;同时这些动物和植物亦要具备高产的特性,才能超越采集的效率。就驯养的动物而言,还必须能够改变见人逃走的天性,乐于接受人类提供的食物。神农根据中国的地理环境和原有植物特性,逐步选定稻、黍、稷、麦、菽五谷作为植物驯化品种,并展开进一步的完善和提高,使得农业种植品种更加优良。根据中国医学理论和实践，许多食物也有药用价值，亦属中药范畴。当然更多的中药品种并不需要像食物品种那样进行驯化，它的需求数量在当时远没有食物那样庞大，因而采集手段已经足够供应。

2. 区别产地，把握农时。总结历代种植经验，区别不同地区，确立不同品种的种植、养护和收割时间，按照相关品种的生长规律，提高农业种植技术。而中药品种除药食同源者，主要是明确产地和采集时间，这就形成了野生中药和道地药材的说法。

3. 结合耕作，制作农具。《周易·系辞》称神农氏"斫木为耜，揉木为耒"，即指神农氏发明了耒耜这种专门农具，提高田间耕作效率，并在实践中不断改进农业耕具，促进农业生产力的发展。

4. 水利灌溉，提高收成。随着华夏民族不断向黄河流域靠近和移动，逐渐发明和推广农业的水利灌溉，兴修工程，大大改善了因雨量不足影响农业生产的局面，推动了华夏农业的进步。

5. 以农为本，发展科技。在农业生产过程中，开展了与之紧密相关的天文、地理、气象、历法等研究，依靠科学技术，促进农业生产，同时也进一步加深了对中药的认识和利用。这些科学研究的进行，促进了相关学科的兴起与发展。而相关学科的兴起和发展，又为以后中医基础理论和药物理论的诞生奠定了基础。

6. 农工结合，发明陶器。《逸周书》言"神农耕而作陶"，伴随着农业生产的发展，发明的陶器制作技术，使人类生活和农业生产焕然一新。①陶器能够为食物和饮水的储存提供条件，便于保存；②陶器可以对食物进行消毒、蒸煮等加工，改变了以往食物只能通过烧烤加工的单一方法，改善了人们的饮食方式；③陶器可以进行酿酒，使人们的饮食更为丰富；④陶器也可以煎煮药物，促进了中国医药的进步。

7. 农贸结合，建立市廛。使不同地区不同农业生产者的不同产品进行交换，互通有无，促进农业的繁荣。在商贸活动中自然也包括人们非常需要的中药材的交易，这类商品交换，促进了道地药材的流通和应用。

8. 利用农产，织麻为布。制作衣裳，供人穿着，结束了以往只能以树叶兽皮裹身的原始状态，促使人类由愚昧走向文明。

9. 耕作一方，定居生活。农业生产的出现，使人们拥有了固定的生活场所和稳定的居住环境，彻底改变了以前依靠食物采集为生时期颠沛流离的生活状态，开辟崭新时代。

10. 发明乐器，怡乐农人。削桐为琴，结丝为弦，能道天地之德，使农人娱乐。伴随着农业文化的发展，精神文明逐渐兴起。

农业革命是自人类学会使用语言、工具和火以来所取得的第一个重大成就。在旧石器时代，人类是食物的采集者，他们与其他动物仍然十分相近，需要捕捉猎物、采集植物。人类的生存完全依赖大自然，人类的生活也被大自然所支配。由于每个地方能够提供的食物有限，人们不得不分成小群体活动。在条件好的地区，每平方公里也只能养活一个食物采集者。而在条件差的地区，如寒冷地区、热带丛林、沙漠等，需要五十平方公里乃至更大的空间才能养活一个食物采集者。因此人类只能依靠控制自身数量的增加，或者杀死群体当中的弱者，来维持食物采集者与被采集区域空间的平衡。尽管如此，人类数量还是不断增加，加之更新世末期气候的剧烈变动，破坏了人类和自然界往日的平衡，给人类的生存带来严重威胁。人类不得不寻求新的生存方法，根据已经掌握的植物和动物的生长规律，思考如何生产食物。于是人类逐步告别了旧石器时代，进入新石器时代，不再仅仅是采集食物，而是更多地栽培植物、畜养动物。从此人类变成了食物的生产者，开辟了一个全新的时代。

从神农以后的五千年里，中国一直是一个农业国家，直至今天依然没有完全发展成为一个工业化的国家。神农为中华民族农业奠基，对中华民族的贡献和影响无人能及。神农留给后人的宝贵财富，除了整个民族赖以生存的农耕文明之外，还有神农精神，诸如面对困难坚韧不拔，面对世人肯于担当，面对世界敢于创新……

黄帝问医于岐伯

大约在五千年前的中国,由原始农业发明所开创的氏族制度的全盛时期已经衰落,为物质利益而进行的战争日益增多。华夏部落在冲突与战争中不断融合,逐渐形成了三个大的部落联盟:黄帝部落居于中原,炎帝部落居于西方,蚩尤部落居于东方,呈现鼎足而立的局面。这是华夏民族从无到有、由少至多、以小变大的历史进程中一个极为关键的时刻。从部落的数量而言,无非存在三种结局:如果三个部落势力均衡,长此以往,将三分天下;如果三个部落再次分化,将产生更多的彼此分割的天地;如果三个部落合为一体,将成就一个泱泱大国,有望傲立于世界的东方。但限于时代因素,这种合并绝不会是柔风细雨的和平方式,必定要通过腥风血雨的杀戮手段。

经过一段短暂的平衡之后,三大部落联盟之间的矛盾日益增大。为了扩张各自的势力范围,炎帝和黄帝部落两强相遇,终于爆发了阪泉之战。这是同源共祖的两个远缘亲属部落之间的一场争雄战争。经过三次大战,黄帝获胜,炎帝诚服。炎黄两部以及从属于他们的其他部落结成更大的联盟,确立了黄帝的领导地位。这使中国的政治制度发生了历史变革,华夏民族开启了新的时代,这就是炎黄祖先的来历。

其后,炎黄联盟又与东面的蚩尤部落产生利益冲突,爆发了涿鹿之战。起初,蚩尤集团占据上风,而后炎黄集团转败为胜。相邻部落逐渐归顺，华夏大地彻底统一，建立起古国体制，八家为一井，三井为一邻，三邻为一朋，三朋为一里，五里为一邑，十邑为一都，十都为一师，十师为一州，全国共分九州。"九州"后来成为中国的代名词。

黄帝置左右大监，监于万国，设三公、三少、四辅、四史、六相、九德等一百二十个官位管理国家。黄帝反对奢靡，对各级官员提出"声禁重、色禁重、衣禁重、香禁重、味禁重、室禁重"的戒律，要求他们简朴行政，以德治国。由于黄帝治国有方，国家迅速发展，人口增多，空前繁荣，地球上崛起了一个强盛的华夏民族。

黄帝本姓公孙，号轩辕氏，是中国古老传说"三皇五帝"中的"五帝"之一。他囊括八荒，金瓯无缺，一统中原，各族契合，成为中华民族的人文初祖。尽管后来出现朝代更替，到了汉朝时称为汉人，到了唐朝时称为唐人，但无论是汉人还是唐人，他们都认为自己是华夏民族之后、是黄帝子孙。

黄帝陵古称桥陵，位于陕西黄陵县城北桥山，是黄帝衣冠冢，1961年被国务院公布为第一批全国文物保护单位，是历代帝王和著名人士祭祀黄帝的场所。据现有文献记载，祭祀黄帝始于公元前442年。汉武帝刘彻、明太祖朱元璋以及孙中山、蒋介石、毛泽东等都曾拜谒或撰写祭文。从公元2004年开始每年对黄帝陵进行国家公祭。

黄帝作为中华民族的人文初祖，在农业、科学、文化、医药等多方面为中华民族做出了不可磨灭的贡献。他传承的华夏文明，后来延续为商代文明，屹立于世界古代文明之林。公元前1027年周朝取代商朝，又一次表现了这种连续性。周人本来生活在文明边缘的渭水流域，他们既享用"蛮族"的军事技术，也享用商朝的语言文化。周人的胜利，并没有使华夏文明中断，反而促进了华夏文明的延续和发展。

公元前771年，周朝首都宗周被"蛮族"及叛逆诸侯攻占，周平王迁都洛邑，史称东周。东周积弱，政治不稳，战乱不断。但其时思想解放，文化发展，诸子蜂起，百家争鸣，是一个极具创造性的时代，也是中国古典文明形成的时代。当世界古典文明再次兴起时，先前的美索不达米亚文明落伍了，埃及文明失落了，古印度文明随着雅利安人的入侵或是其他原因而中断，从而使印度古典文明没能承接印度古代文明。而在世界古典文明到来的时候，中国古典文明继承了古代文明并再次振兴，其中仍然流传着炎黄的基因。并不是说在这期间，华夏民族没有受到入侵和战乱，而是这些入侵要么被华夏民族所击退，要么被华夏民族所同化，华夏文化从未中断。

东周列国经过剧烈演变，最终为秦国统一。这一次的统一从根本上改变了中国的政治和社会结构，结束了封建制，创立了中央集权制帝国，推行了一项极为重要的国策——统一文字。这一变革对于继承华夏文化，维护民族统一，传扬中国文化，均起到十分重要的作用。虽然大秦帝国就像昙花一现，很快消亡了，但它建立的国家制度得以延续，它所统一的文字得以发扬。

在古代文明和古典文明进程中，华夏文化不断发展，推动了科学技术的不断进步，尤其是推动了中国医学的不断进步。在古典文明时期，中国的医学家们终于在经过祖祖辈辈的积累、深思、锤炼后，迎来了医学史上突破性的进展。其标志性事件，就是《黄帝内经》的诞生。《黄帝内经》成书时间主要在战国时期，有些内容在秦汉时期得到完善。虽名为黄帝，但其内容之丰富，绝非一二学者能够完成。它也不仅是战国秦汉时期的学术成就，而且是继承、总结、完善了在此之前华夏民族成千上万年的医学探索而成，其中包含了华夏民族世世代代口耳相传的医学经验和理论。因黄帝在华夏民族医学发展的关键时期做出过巨大贡献，所以这一鸿篇巨著便以"黄帝"冠名，这也是对黄帝为中国医学所做贡献的纪念。《黄帝内经》书中所涉及的另一个重要人物就是远古名医岐伯。他是中国传说时期最负盛名的医学家。他自幼善于思考，喜欢观察日月星辰、风雨雷电、山川草木、自然变化，才智过人，精于医药，终成为一代名贤。黄帝尊他为老师，请他一起研讨医学问题。因此《黄帝内经》的多数内容是以黄帝和岐伯两人的问答形式写成。正如北宋林亿在《重广补注黄帝内经素问·序》中所云："……乃与岐伯上穷天纪，下极地理，远取诸物，近取诸身，更相问难，垂法以福万世……"当年黄帝统一华夏民族，把各个部落的物质文化和精神文化融汇、整合，产生文化和科学的极大飞跃，为中国医学构建自己的理论体系创造了必要条件。这些医学理论和医学思想，经过古代文明和古典文明时期进一步的充实、发展、完善、提高，终于形成了完整的独特的医学理论体系。

由于《黄帝内经》中采用了黄帝和岐伯问答的形式，故而形成了一个新的名词——"岐黄"，即岐伯和黄帝的合称。自《黄帝内经》问世之后，这一名词就不断传播扩大。后世或以"岐黄"代称《黄帝内经》，或以"岐黄"引申而称医学、医生。后世还用"岐黄之术""岐黄之道"代指医术、医学理论，用"岐黄家"代指医生、医学家，用"岐黄书"代指医书，用"岐黄业"代指医界等。由此可见，"岐黄"一词本身也充满了华夏文化的气息。

《黄帝内经》是中医理论的奠基之作。它结合天文学、地理学、气象学、物候学、历法学、社会学、心理学、哲学等自然科学和人文科学，阐述了人体结构、功能、病变、治疗和保健，不单是中国第一部医学理论经典和养生宝典，也是中国第一部关于生命的百科全书。由于它是中国古典文明时期的伟大著作，深刻浸透着华夏文化，《黄帝内经》又可谓是名副其实的国学大典。

在世界古代文明和古典文明的进程中，各个文明国家都产生了相应的古老医学，如古巴比伦医学、古埃及医学、古印度医学、古希腊医学、古罗马医学等，它们都曾散发出耀眼的光辉，都为人类的健康做出过巨大贡献，都受到世界历史的赞叹。其中的古希腊医学涌现出的希波克拉底，古罗马医学涌现出的盖伦，都对西方医学产生了重要影响。但在十六世纪，伴随着欧洲工业革命的脚步，依仗着近代科学技术的翅膀，西方现代医学腾空而起。到十九世纪，西方现代医学逐渐发展成与古希腊医学、古罗马医学完全不同的近代欧洲医学。以上各国的古医学均被其所取代，致使那些国家的古老医学仅仅留作了历史的文明记忆，不再为当今的人类健康发挥实质性的作用。中医学与这些国家的古老医学具有一定共性，均与西方现代医学不在同一时空坐标系中。十分值得庆幸的是，中医没有重蹈希波克拉底和盖伦医学的覆辙。在全世界的古老医学中，唯有中医学以其特有的文化意蕴，完整而系统地传承到二十一世纪，成为独一无二的、依然为人类健康发挥重大作用的传统医学，而且越来越受到国际的关注和认可，其影响和作用已经走出中华故土，正向世界各个角落拓展。

《黄帝内经》于2010年入选"世界记忆遗产名录"，它所确立的中医理论，至今仍然是中医学的理论核心，经过两千余年千锤百炼而颠扑不破。黄帝当初和贤人们探讨医学碰撞出的思想火花，也经历了五千年漫长岁月的闪烁，其光焰至今依然没有熄灭。

文王囹圄演《周易》

大约在公元前一千多年，古公亶父（姬姓，名亶）率领本姓氏族两千乘，颠沛流离，跋山涉水，终于来到周原。此处气候宜人，土地肥沃。北倚巍巍岐山，南临滚滚渭河，东接漆水，西通汧河，堪称膏腴之地，足可休养生息。他们在此定居下来，称作周人；进而疏沟整地，发展农业，造房建屋，开辟城廓。不久，周人逐步强盛，声震边邦。附近民众仰其大德，扶老携幼，纷纷归来。姬亶共有三子，他觉得少子季历最为贤明，特别是季历的儿子姬昌（前1152—前1056）现圣明之兆。姬亶十分高兴，认为他的后代中如有成大事者，必定就是姬昌。姬亶的长子和次子明白父亲的心思，知道他欲立他们的弟弟季历，以便将来再传位于姬昌。于是二人离开周原，逃往他乡，并按照当地风俗，剪短头发，刺身花纹，表明让位于季历的态度。季历于公元前1231年即位，继承父亲遗道，推行仁义，发展生产，扩充军力，讨伐戎狄，称雄一方。他还与商朝贵族通婚，吸收商朝文化，加强政治联系，被商王文丁封为"牧师"，成为西部诸侯之长。后来商王担心周人威胁本朝安危，于是囚杀了季历。姬昌继承西伯之位，礼贤下士，广罗人才，笃行仁政，敬老爱幼，减轻税负，让利于民。姬昌本人崇尚简朴，还身着布衣，下田劳动。在他的精心治理下，国人安泰，日渐强大。但这又引起商朝的不安，纣王听从亲信谗言，将姬昌拘于羑里。还在羑里派驻重兵把守,并于通往羑里的路上重重设卡,切断西伯与外界的联系。即使其儿子来看望,也不让接近。更为残忍的是,纣王竟然命人将西伯长子烹为羹汤,令其喝下。

尽管西伯身陷囹圄,不得自由,昼不见日,夜不见星,身心均遭严重摧残,但他并没有沦废,没有颓唐,反而静下心来,揣摩易学,用以探索人生、社会和宇宙。易学本是华夏民族世代流传的文化瑰宝,据说由伏羲创制先天易、包括先天八卦,神农创制连山易、包括连山八卦,轩辕创制归藏易、包括归藏八卦。而这种文化的传承,多不系统,流于零散,尚无人对它进行过专门整理,使之完善。西伯便在狱中专精覃思,旁推侧引,将伏羲之先天八卦改为后天八卦,进而推演为64卦、384爻,配以卦辞和爻辞,后称《周易》。

西伯被囚七年,他的旧部大臣们费尽心思,收罗各式美女、名驹和珠宝献给纣王,方才使西伯脱离牢狱、重见天日。他回到岐周,重振雄风,励精图治,欲灭商纣。继而发兵,先横扫边庭,拓展疆域,后直抵长江,虎视王朝。周人由此形成"三分天下有其二"的局面,实际控制了大半个华夏。而商朝已危于累卵,回天乏术。就在即将大功告成之际,西伯姬昌不幸逝去。后来,姬昌之子武王姬发伐纣成功,推翻商朝,建立周朝,他追谥姬昌为周文王。周文王不但为武王灭商开周奠定基础,也为中华民族留下了不朽的宝典——《周易》。

从《周易》八卦和伏羲八卦的不同,可以推测《周易》也未必是《易》之本来面目。原先之《易》流传久远,同时流传的人群也各不相同,或许存在多个版本。《易》之原貌如何,我们今天已经无法知晓,也不能妄自预测考古学研究能否有新的发现。总之,目前只有《周易》作为《易》的代言者向华夏后人展开它自己的画卷。到了春秋时期，《周易》被孔子视若珍宝，经儒家几代学者倾力诠释，编撰成书，称为《易传》。此后，《周易》及其诠释《易传》，成为儒家经典，称作《易经》，列为五经之首。此后的几千年里，中国学术的核心地位一直由易学占据。

有学者称《周易》在西周成书时的目的或许是为了方便查阅占卜的吉凶结果。但《周易》之卦爻结构特殊，辞语抽象，其思考、想象、解释、理解的空间很大，因而各执一词，说法纷繁。《周易》中高度的抽象，闪烁着的是哲理。《周易》岂只是在写占卜，它是在借占卜而写人生、社会、宇宙。可以说《周易》的每一卦都是一个看点，帮助他人拨开迷雾，分清真假；每一卦也是一个岔口，帮助他人甄别路径，踏上征程；每一卦亦是一个驿站，帮助他人梳理思路，整装再发。

然而卦象却是无字天书，组成卦象之符号更是极其简单，乃至于已经不能再简单。首先是一个"—"，既平又直，没有哪一个文字、字母、图画，还能比它更简单、更容易。另一个是"– –"，即把平直的"—"中间断开，使完整之"—"变成中缺之"– –"。"– –"是"—"之一分为二，而"—"又是"– –"之合二为一。"—"和"– –"，看似简单，但两者间你中有我，我中有你，既互相区别、互相矛盾，也互相联系、互相包含、互相转化。"—"和"– –"是世界上最简单的符号，却拥有人世间最深奥的哲理。

如果只是用"—"去代表一种事物、现象或道理，再用"– –"去代表另一种事物、现象或道理，那么，"—"和"– –"就仅能表示两种事物、现象或道理，远远不能够描述这大千世界。但是，如果是用"—"和"– –"进行排列叠加的话，从数学的角度而言，可以排列出无穷的状态，足以描述我们所能接触到的有限世界。由此也可看出古人的智慧，他们拥有深邃的数学思想和哲学逻辑。

但是，要用"—"和"- -"的无穷排列叠加去描述万事万物，那是现代电子计算机技术才能迎刃而解的事情，并非我们人脑所能够记取或选用，更何况古人呢。所以，《易经》的创始者只用"—"和"- -"进行了有限的排列叠加。

在《易经》的卦象中，"—"称为阳爻，"- -"称为阴爻。从太极生两仪，而出现阴阳，被许多学者们描记为"—"→"—"和"- -"。这是一个明显的错误，岂能从阳爻再分为阴爻和阳爻，关键是古人并没有确定一个代表太极的符号。也许学者们认为"—"既是阳爻，也有太极之含义。但这在标记太极→阴阳时，不但造成视觉上的冲击，也容易产生逻辑上的混淆。应该使用更严谨的标记方式如"—"&"- -"→"—"和"- -"，也可以考虑采用"—"/"- -"→"—"和"- -"，还可以考虑标记为"O"→"—"和"- -"。

再从两仪生四象，而出现太阳（⚌）、少阴（⚍）、少阳（⚎）和太阴（⚏），由此《易》卦形成了两层结构。其上下排列的顺序不同，含义也就不同。从数学的角度而言，这绝对不是组合，也不完全是排列的概念和方法。除了排列的意味，也有自身的叠加。而由四象生八卦，即乾（☰）、坤（☷）、震（☳）、巽（☴）、坎（☵）、离（☲）、艮（☶）、兑（☱），既象征天、地、雷、风、水、火、山、泽，也代表父、母、长男、长女、次男、次女、少男、少女。此时，《易》卦形成了三层结构。这三层架构，也是天、人、地的寓意。以"—"和"- -"来阐述事物的有无、是非、对错、可否，以三层结构来联系天地人间，也许就是八卦设计的基本思路。三层架构也是三维空间，可以建立起X、Y、Z的三维坐标，八卦便成了三维坐标中的八个点，形成立体八卦。

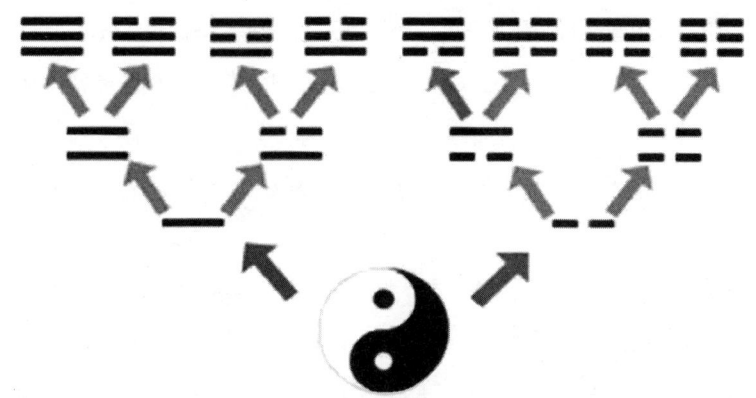

　　从两仪→四象→八卦，都是在原卦的基础上，再分别插入"—"和"- -"，使其一分为二。每插入一次"—"和"- -"，就相应增加一层结构。由此类推，其四层结构应该是一十六卦，其五层结构应该是三十二卦，其六层结构是六十四卦。《易》卦的结构层次和卦数关系是：$A=2^n$。A 为卦象数，n 为结构层次数。两仪 n=1，四象 n=2，八卦 n=3，六十四卦 n=6，而太极 n=0，处于阴阳未分阶段。《周易》省略了四、五两层结构，直接由八卦衍生为六层结构的六十四卦。这六十四卦有两个契合。首先，它与经过四、五两层结构而延续为六层结构的规律和卦象完全一致，遵循了易学卦象形成的一贯原则；其次，它又是八卦之间的两两排列和自身叠加。从结构而言，既是六层结构，也是八卦之两层结构，被称作上卦/外卦和下卦/内卦。为何六十四卦的衍生方法与之前的两仪、四象、八卦不同呢？一来，八卦的形成由来已久，早在伏羲时期已经完成。二来，据目前文献推测，到了周文王时期才在八卦的基础上，推演出了六十四卦。也许以前八卦所奠定的基础已经充分，无须再去更多的推演，只要能把八卦的方法和思想综合应用即可。所以六十四卦都是重卦，是重卦排列出来的新卦，这可能便是周文王的细化和完善之处。易卦的核心原理在太极、两仪、四象和八卦。从一层结构到二层结构，我们看到了阳中生阴和阴中生阳。从二层结构到三层结构，我们看到了阴阳交错，阴阳转化，互相矛盾，互相包容。这些奥妙都在六十四卦之中得到充分演绎。

乾	夬	大有	大壮	小畜	需	大畜	泰
履	兑	睽	归妹	中孚	节	损	临
同人	革	离	丰	家人	既济	贲	明夷
无妄	随	噬嗑	震	益	屯	颐	复
姤	大过	鼎	恒	巽	井	蛊	升
讼	困	未济	解	涣	坎	蒙	师
遁	咸	旅	小过	渐	蹇	艮	谦
否	萃	晋	豫	观	比	剥	坤

《易经》就是这样一本独一无二的书，它用"—"和"– –"这两个最简单的符号，不断地叠加，从而描绘事物的重重迷雾和千变万化。它还用"—"和"– –"这两个难以言说的符号，告诉了我们宇宙的基本规律和世间的永恒哲理。《易经》是中国古代自然哲学和人文科学的产物，也是中国文化的源头活水，它深深影响了中华民族的思维和性格，也渗透于中国的文化、哲学、科技、军事等各个领域，尤其是超乎想象地渗入了中国医学之中。从中医学的基本思维和方法中，能够清晰看出《易经》的脉络。因此，后世医家非常注重研习《易经》，甚至认为"不知易学，便不懂医学"。

诸子蜂起放光辉

公元前500年左右，在古希腊民族文化思想的浩渺天空上，闪现出一批璀璨的明星，他们在深思世界究竟是由什么构成的。泰勒斯提出万物的本原是"水"，而"土"和"气"两种元素只是水的凝聚和稀薄而已。阿那克西曼德又加上了第四种元素"火"。他认为有一种被称为"无定者"的原始物质构成四种元素，以土、水、气、火的次序分为四层。阿那克西米尼则把气看作是原始物质，稀薄后成为火，凝聚后先变成水，再变成土。恩培多克勒认为万物由土、气、水、火四种元素组成，因爱和恨使它们连结或分离。亚里士多德的四元素理论不包括爱和恨两种抽象元素，他认为是冷、热、干、湿四种原始性质按不同比例组合而成四种元素。毕达哥拉斯提出生命由土、气、火、水四元素组成，四元素又分别与干、湿、冷、热四物质配合成身体的四种体液：血液、黏液、黄胆、黑胆。其实，四元素不是古希腊哲学家的首创，原是古希腊民间传统信仰，被哲学家们进一步升华为四大元素，用以阐述世界万物的本原，在相当长的时间内影响着人类科学的发展。如古希腊西西里医学学派认为人体由四种元素构成，四种元素和谐则人体健康，四种元素混乱则产生疾病。科斯医学学派的代表人物是希波克拉底，由他撰写的《誓词》被医学界沿用了两千多年，欧洲从中世纪起，便称其为"医学之父"。他也根据四元素理论，提出

"四体液病理学说"。

与古希腊先哲们差不多的时间,中国一批最伟大的思想家和哲学家纷纷登上历史舞台,交相辉映成诸子蜂起、百家争鸣的精彩时代。据《汉书·艺文志》记载,这一时期共有189家英杰,4324篇著作。后世的《隋书·经籍志》《四库全书总目》则记载有上千家之多。其中影响较大、作用久远者不过几十家而已。司马迁之父司马谈择其要者,归纳为六家,即阴阳家、儒家、墨家、名家、法家和道家。

若论儒家,当数孔孟二子。孔子生前不算得志,他周游列国而未获重用。后回到鲁国专心授教,终其余生。孔子打破了官办教育的传统局面,推行"有教无类",力求把文化教育惠及到整个民族。但在他有生之年不会想到,自己所创立的儒学在后来竟会一家独大。汉武帝时"罢黜百家,独尊儒术",其"礼乐""仁义""忠恕""中庸""德治""仁政"等儒家学问成为国家主导思想,《周易》《尚书》《诗经》《春秋》《论语》等儒家经典成为此后中国读书人的主要教材和中国历代科举考试的核心内容。孔子也不会想到,儒家思想的影响,不只限于中国,还极大地影响了东亚、东南亚的多个国家和地区。他更不会想到,当今世界各地涌现出了几百所孔子学院,尽管它们未必能宣讲太多的儒家思想,更多的是弘扬汉语,却也把孔子的名字传遍全球。孟子是孔子学术的杰出继承人,他与孔子相隔了一百多年,经历了与孔子相类似的遭遇。他也周游各国,同样不被重用,这与孔孟二人保守思想不适用于战火纷飞的时代有关。于是,他和孔子一样,聚众授徒,专注学问。孟子提出了性善论、道德观、民贵君轻等理念。他的言行,也由其学生整理成册,名曰《孟子》,成为后来的儒家经典,与《论语》等共为儒学之"四书"。

若论道家，亦有老庄二子。老子生前超凡脱俗，高深莫测，西出函谷关，挥洒五千言，飘然隐去。他留下了中国最古老而深奥的哲学和文化的根，《道德经》中的宇宙观、天人观、道德观、方法论、相对论、矛盾论、无为论、不争论等，充分展现了哲人的智慧。稍后的汉朝初兴，便以黄老思想理国，开创了文景之治。如果不是汉武帝独尊儒术，道家的发展可能不会逊色于儒家。即使这样，道家对中国和周边国家的文化影响也仅次于儒家。但《道德经》在西方世界的影响力却超过了《论语》，据联合国教科文组织的统计，被译成外国文字发行量最大的世界文化名著中，《道德经》排名第二，仅次于《圣经》。老子思想的继承者和发扬者庄子一直行走民间，淡泊名利，不入仕途，其超然之性胜过老子。他的物质生活极其清贫，而精神生活却异常丰富。他读书、著文、观察、遐想，追求"至人无己"的高超境界。他倡导相对主义，执守逍遥自由，以其生花妙笔，汪洋恣肆、意出尘外，著就锦绣文章，独行春秋战国，傲视各路文豪。庄子不仅是文学巨匠，也是伟大的思想家和哲学家，《庄子》散文所迸发出的思维火花和哲理奇光，至今不灭。

若论法家，却与儒道两家不同。他们并不是专门的思想家和哲学家，而是职业的政治家。虽然不及儒道两家对后世产生那么深邃而久远的文化思想影响力，但他们大多在当世呼风唤雨，改天换地，开辟一代伟业。就生前成就而言，比儒道两家的大贤们更为显赫。管仲经鲍叔牙力荐，担任齐国上卿，大兴改革，富国强兵，辅佐齐桓公成为春秋第一霸主。商鞅在魏国不被重用而投奔秦国，经宠臣景监帮助，三见孝公，畅谈变法之策而被破格重用，乃革新体制，奋发图强，很快使秦国成为强大的诸侯国。韩非将法家学说荟萃一堂，他的著作传到秦国，引发秦王无限感慨。但韩非出使秦国时，并没有获得秦王的信赖，反被其同学李斯陷害而死于狱中。虽然韩非一生都没能施展自己的宏才大略，但他所著的《韩非子》却流传千古。而后李斯协助嬴政统一六国，建立大秦王朝。他担任宰相，结束分封制，推行郡县制，开启了中国中央集权统治的历史。法家"不别亲疏，不殊贵贱，一断于法"的治国方略，损坏权贵阶层利益，在当时的社会环境中极难推行，施行者往往会殃及自身而不得善终。商鞅、李斯也未能逃脱厄运。

若论墨家，原本显学，曾与儒家并驾齐驱，各领风骚，可惜后继乏人，黯然失色，脱离了中华文化之河的主流，被挤到沿岸的犄角之处。墨子不但是春秋战国时期的著名思想家和哲学家，也是当时首屈一指的科学家，他比阿基米德掌握杠杆原理早两个世纪，与欧几里得一样对几何原理进行了严密定义，但并没有获得二人在世界科学史上的历史地位。墨子也是通过小孔成像实验发现光的直线传播的世界第一人。但墨子的科学成就并没有带来中国的科学革命，实在令人叹息。2016年8月16日凌晨，由中国自主研制的世界首颗量子科学实验卫星在酒泉成功发射，此卫星被命名为"墨子号"，表达了中国科学界对墨子的崇敬和纪念。墨家是一个纪律严明的学派，他们吃苦耐劳，严于律己，把维护公理和道义当作义不容辞的责任，提倡平等相爱，反对侵略战争，重视文化传承。他们来自社会基层，是一群衣着简朴的墨者，为万民福祉和社会安宁，辛勤奔波于华夏大地上。

若论名家，非指声名，而论名实。名者乃事物之名称与概念；实者为名称所指之事物。名家与儒、道、法、墨诸家迥异，他们未必提出过治国思想和社会伦理，而是以思维的形式和规律去研讨名与实的关系。名家尤以擅长辩论、言语分明闻名于世，也被称作"辩者"。邓析、惠施、公孙龙为名家的代表人物。他们首开名辩之风，辩治乱、名实、异同、是非、善恶，丰富了中国古代逻辑思想，推动了古代逻辑理论的发展。名家善辩，他们在思辨中体会了快乐，厘清了思路，明晰了对错，是战国时期非常活跃的学派。但他们的传人并不出众，末学肤受，辩力锐减，思维迟滞，对社会和民众的影响力与感染力远不如先师，如流星划过一般，在秦朝以后便退出了历史舞台。

若论阴阳家，是最富有哲学味道的学派。司马谈《论六家要旨》将阴阳家列为首位，足见其重要地位。但到了汉武帝罢黜百家时，阴阳家的部分内容融入儒家思想体系，部分内容被道教所吸收，而作为独立学派的阴阳家便不复存在。"阴阳"与"五行"早期各有体系，"阴阳"的概念最早见于《易经》，"五行"的概念最早见于《尚书》。然而，"阴阳"和"五行"的概念，可以追溯到更久远的年代，它们是中华民族最早的哲学思想。到了战国时期，"阴阳"与"五行"逐渐合流，形成一种新的观念模式。因此，汉代总结先秦学术源流时，也称其为"阴阳五行家"或"阴阳五行学派"。邹衍将"五行"改造为"五德终始"，阐发宇宙演变和历史兴衰。"阴阳五行学说"是中国古代极为重要的哲学思想和理论，其对科学技术的影响也极其深刻和广泛，对中国医学的影响最为突出，乃至成为中国医学理论的基础和精髓。如果不明"阴阳五行"，也就不懂中医学术。

虽然周朝衰微，诸侯割据，互相侵吞，战争不断，但这也导致了思想解放、百花争艳的开放局面。春秋战国时期的学术和文化是中国历史上最为灿烂的文化篇章，是华夏民族繁衍至此的智慧结晶。这时期，不但涌现出众多的思想家、哲学家、政治家、理论家，而且留给后人无限精神财富，对中国政治、社会、思想、科技都产生了无可估量的深远影响，乃至由此形成华夏文化之根基。虽然在其后的两千多年里也名人辈出、华章迭见、不可胜数，但言本国文化，无论是思想的深邃性，还是哲理的精辟性，都无出其右者，只能高山仰止。春秋战国时期的文化、思想和理论对中医学术的形成产生了非常重大的影响，主要表现为两个方面：①直接影响：这一时期成熟的易学、气论、阴阳五行学说、天人一体观念、中庸和谐思想等，也都渗透到中国医学之中，成为中医学术理论的基石；②间接影响：如同意大利文艺复兴大大促进欧洲科技进步和医学发展一样，正是春秋战国的学术氛围孕育了中国医学体系的形成，不同学派的创新精神推动了华夏传统医学的发展，诸子百家的光辉思想促成了《黄帝内经》的诞生。

宇宙浩瀚气中来

1929年美国天文学家哈勃在观察浩瀚宇宙时发现了一个奇妙的现象：无论你从哪个方向看去，已经距离我们十分遥远的星系还在急速地远离我们，也就是说我们所处的宇宙正在不断膨胀之中。如果由此向前追溯，早先星体之间会更加靠近，可能某一时刻正好在同一点上。而比利时神父、天文学家和宇宙学家勒梅特首先提出关于宇宙膨胀的"大爆炸理论"，他认为宇宙最初是一个体积极小而密度极高的原始原子，在后来的漫长岁月里不断膨胀，一直发展到像今天这样十分庞大。1948年前后美国物理学家伽莫夫提出了"大爆炸观念"。我们司空见惯的、发生在地球上的爆炸，总有一个确定的爆炸点，然后向四面八方传播。而能够创生宇宙的大爆炸并不是这样，它一开始就不是发生在某一点上，而是在各处同时发生，乃至于充满整个空间。在爆炸中，每个粒子在互相离开后急速飞奔，导致空间的急剧膨胀，形成了宇宙。早期的宇宙由一大片微观粒子构成，形成均匀的气体，温度极高，密度极大，并以很大的速率膨胀。膨胀也使得温度降低，于是原子核、原子得以产生，恒星系统相继出现。科学家们推测，大爆炸发生于137亿年前。这个爆炸物当时的体积极小，密度极大，温度极高；爆炸后体积不断膨胀，密度不断减小，温度不断降低。大爆炸后0.01秒，约1000亿度，以光子、电子、中微子为主；大爆炸后0.1

秒，约 300 亿度；大爆炸后 1 秒，约 100 亿度；大爆炸后 35 分钟，约 3 亿度，核反应过程停止。大爆炸后 30 万年，约 3000 度，中性原子形成，宇宙的主要成分为气态物质，并逐步在自引力作用下凝聚成密度较高的气体云块，直至形成恒星和恒星系统。此后宇宙继续演变，恒星系统中出现了银河系，银河系中又出现了太阳系，太阳系中有一颗行星便是我们现在居住的地球。但地球许久以前运行的位置距太阳较远，从而使地球处在冰河世纪，没有生命存在。当地球的运行靠近太阳时，它在太阳系中所处的位置使其适合生命萌生。随着自身构成物质的不断变化，地球逐渐开始出现原始海洋，原始海洋慢慢孕育原始生命，原始生命逐渐演化出植物和动物，动物进而演化出人类，人类又不断进化，乃至于能够去改造地球、探讨宇宙。

宇宙之外是混沌天体，由极其微小的气状物质构成，没有可视的实质物体，完全是虚无缥缈的状态，无论方向，没有尽头。大爆炸让宇宙在混沌天体中形成了浩瀚空间。宇宙不单是空间，还有时间、物质和能量，是空间、时间、物质和能量的庞大综合体。但宇宙却是来自于混沌天体的虚无之中，太阳和地球来自于宇宙之混沌状态的虚无之中，生命来自海洋的虚无之中，任何真实可见的物体都经历了从无到有的过程。

对于宇宙来自虚无的认识，中国自古就有深邃的理解。早在春秋时期，老子就提出"有生于无"的理论。老子所讲的"有"和"无"，也可以看作是大爆炸的前和后。"无"指大爆炸前的混沌天体之气状物质，"有"表示大爆炸后产生的宇宙。他认为宇宙起源于虚无，宇宙滋生了我们今天可见的世间万物。当然老子"有生于无"的理论不仅仅用于对宇宙形成的认识，而是对世间万事万物发生发展更广泛的认识。对于宇宙的形成，老子还提出了"无极"的概念，定义宇宙尚未诞生之时那种虚无缥缈的状态，找不到前后上下左右，根本没有中心和边界，无味、无声、无色、无形，却是派生万物的本源。后世道学家将从无极到宇宙诞生细分为五种状态和五个阶段：太易，缥缈无垠状态，为第一阶段；太初，无形无质状态，为第二阶段；太始，有形无质状态，为第三阶段；太素，原始物质状态，为第四阶段；太极，阴阳微分状态，为第五阶段。太极之后，就是宇宙的诞生。由无极→太极→万物，称为中国传统宇宙观，揭示了从混混沌沌到形形色色的过程，明确了"无中生有"的观念。

相对于有形可见的实体，虚无之"气"也许会让人们觉得无影无踪，难以捕捉，但它又是真实存在，并且必不可少的。就我们可以研究的宇宙而言，如果没有所谓的虚无空间，星球与星系就会摩擦、碰撞，而不能运行。那浩森的气状物质，也是星球和星系之间的中介物质。星球之间的引力也要通过星球之间的空间发挥作用。星际之间的信息传播，如光和电波都要通过这种空间来实现。人类正是通过对光和电波等的观察来了解和研究无比遥远的宇宙。我们所能直接看到的地球也是如此，包裹着山脉、河流、大地、海洋的是比之更多更大的大气空间，由此保证地球和太阳及宇宙的联系，而不是碰撞。人类改造自然的工程，也不能一味搞实体建设，必须留下足够的空间，空间为实体提供各种可能。现代人类的信息交流，如移动通讯、移动网络等，都需要空间来传播，乃至于人类的地面活动也需要发射到太空中的人造卫星来导航。汽车在陆地上行驶，轮船在海洋上航行，飞机在空中飞翔，人造卫星在太空中遨游，都离不开虚无的空间。有形实体之间的气状物质不单是实体物质之间的中介，也对实体物质发挥重要作用，甚至在合适的条件下能直接转化成实体物质。宇宙的形成，星球的形成，都是来自"气状物质"。这种"气"与"形"之间的转化是宇宙间的普遍规律。

中国人很早就发现了奇妙的流星现象。星际空间中沙粒大小的物体或尘埃原本围绕着太阳运行，当它们靠近地球时，可能会在地球引力的作用下飞入地球大气层，与大气高速摩擦，从而产生光和热，最后被燃烧殆尽，成为一束光，这就是人们在夜晚非常喜欢观看的那辽阔天空上的美丽流星。如果流星体的质量较大，在地球高层大气中没有燃尽，会继续闯入稠密的低层大气，以更高的速度、更剧烈的摩擦，发出更加美丽和耀眼的光亮，被称作"火流星"。火流星消失后，还可能留下云雾状长带，形成流星余迹，保持几秒钟，甚至几十分钟。如果许多流星从天空中的某一点发射出来，便会形成流星雨。流星、火流星、流星雨这些美妙的天文现象，都是流星体由"形"向"气"、从"有"到"无"的转变。如果没有燃烧殆尽的流星体落到了地球上，就称为陨星。

中国人发现"聚则成形，散则为气"的规律，更早是来自对云气的观察。云给人们的感觉不仅是一种天文现象，还充满了诗意。如唐代诗僧皎然的《溪云》言"舒卷意何穷，萦流复带空。有形不累物，无迹去随风。莫怪长相逐，飘然与我同"，他对云的有形与无形变化的理解融入了禅意，同时也认为无论有形无形都在不停地运动。而唐代诗人郭震《云》诗言："聚散虚空去复还，野人闲处倚筇看。不知身是无根物，蔽月遮星作万端。"这首诗把云的无穷变化看作是聚散而已，诗中所指的无根物便是气，气聚则有形、可以蔽月遮星，气散则无形而去。另一位唐代诗人来鹄也有一首《云》诗，"千形万象竟还空，映水藏山片复重。无限旱苗枯欲尽,悠悠闲处作奇峰",他所提到的"气—云—雨"的转变,是"无形—有形—有质"的转变,气既无形也无质、云仅有形而无质、雨则既有形也有质。

对气的观察最方便的莫过于对人自身的观察。人之呼吸每分钟都不能停止,吐故纳新是维持人体生命活动的基本条件。虽然肉眼不能看出大自然中空气的组成奥秘,但可以肯定它是一种至精至微的物质,对于人体极其重要,须臾不可脱离。

中国古贤通过对气的深入观察和研究,发现混沌天体的气状物质是构成宇宙的基本物质,无形之气与有形之物可以互相转化、虚实变换、有无相生,最后提出了"气一元论"学说。中国气论学说认为,气是一种精微物质,虽不能被肉眼所见,却是构成宇宙和万物的基本物质,是世界的本源。同时气又处于不停的运动之中,从而促进事物的发展变化。而气的运动形式主要有升降、聚散、出入。气的运动变化被称作"气化",其小无内,其大无外,世界万物的变化都是气化的结果。气的运动变化也是生命的基本特征。气还作为世间万物的中介,贯通于天地万物之中,具有渗透性和感应性。

中医学引入了"气一元论",成为中医理论基础的核心。气也是构成人体和维持人体生命活动的精微物质。由先天之精所化生的元气、食物所化生的谷气和由自然界吸入的清气,结合而成的一身之气,是推动和调整脏腑功能的动力。

乾坤便是天地人

地球大约在五十亿年前形成，经过十亿年的秃山荒野、孤云冷月、死寂空寥，终于迎来了其进化史上的第一次大转折——生命诞生了，从此地球展开了属于自己的精彩篇章。生物不断地由低级向高级进化，从海洋登上大陆，逐渐出现了大型动物。但所有这些生物的进化，都离不开地球条件的制约，它们都要通过适应生存环境，以自身基因突变和自然选择的方式进化。在更新世的多次大冰期和间冰期，许多大型动物消亡了，包括恐龙也未能幸免于难，正是在这个时候人类出现了。人类之所以能够适应地球环境的剧烈变化，并不取决于蛮力，也不取决于耐寒力，而是主要取决于智力。人类用大脑，而不是仅用身体来适应地球环境的变化。人类的出现是地球演化的第二大转折，它开启了生物与环境适应的崭新方式。人类并不通过改变自身的基因来适应地球环境的变化，而是通过改变地球环境来适应自己的基因，完全超越了地球上的其他生物种类。在此之前，地球上的生物，尤其是动物，虽然也对地球环境有所改变，但相比人类而言这些变化显得微不足道。而人类改变环境的能力，才是地球环境发生巨大变化的根本原因。

人类诞生初期改变地球环境的能力十分有限，我们的祖先度过了漫长的旧石器时代，后来通过农业革命，开创了古代文明、古典文明和中世纪文明。至此，人类改造地球环境的能力得到巨大提高，但始终没有造成严重的生态危机。到了十八世纪，英国工业革命开启了人类现代化生活，世界文明达到前所未有的高度，人类的生活水准极大提升。三百年来，人类征服自然的能力达到极致。地球上的任何动物都不具备人类这样的创造力，人类不但永远地离开了山洞，占据了地球上所有能够占据的土地，还不断地兴建越来越豪华的高楼大厦。人类也永远地扔掉了裹身麻布，不停地翻新越来越时髦的衣裳。许多人宁愿在隆冬腊月的暖气房中半裸身子、逍遥自在，或在酷暑夏日的冷气屋中西装革履、握手言谈；许多人在深夜灯火通明、歌舞不绝，却在白昼怡然卧床、酣睡不起。他们以任意颠倒冬夏昼夜而随心所欲的生活方式为乐，人类确实具有这样的能力和资格。人们还到处开采资源，到处制造垃圾和污染，把原本美丽的地球搞得满目疮痍。人们毫无节制地砍伐森林和捕杀动物，任何猛禽巨兽也不是人类的敌手，很多珍稀动物的存活必须得到人类的许可或保护。人类有能力消灭一切大型动物，只是取决于人类是否有这样的意愿。地球上各种看得见的生物的命运完全掌握在人类手中。似乎能够与人类一战的生物只是那些目不可见的微生物，这些病毒和细菌能够通过气道、食道、血液等途径，不断侵入人体内部，引发人类的疾病和死亡。与那些砍伐森林和捕杀动物的工具相比，人类制造的杀人武器更为强大，他们总是把最先进的科技用于武器研制，并且不断地追逐更好的枪炮、战车、战机、战舰、军用卫星等。人类并不以此为满足，还制造了足够数量的核弹，能够将人类自身和地球于瞬间毁灭。也许人类以为自己是天地的主宰，其意愿足以改变小小的地球，也足以改变整个宇宙！工业文明的历史显示，虽然人类的知识水平提高了，但人类利用知识的智慧却降低了；虽然人类的科技发达了，但人类的哲理却匮乏了。

大地在呻吟，高山在哭泣，海洋在怒吼。对于人类的恣意妄为，地球的承受与忍耐也是有限度的。有学者指出，全球15%的土地因人类活动而退化，全球每年损失灌溉地150万公顷。过去二十多年里，因土地退化和沙漠化，全球因饥饿而导致的难民人数增加近亿人，粮食问题仍然是当今世界需要面临的十分严重的问题。因工业生产和居民生活向自然界排放的废气、废液和固体废物，日益增多且没有得到有效治理，严重污染空气、河流、湖泊、海洋和陆地环境，危害人类健康。被称为"地球之肺"的森林面积更是大幅度减少，全世界80%的原始森林遭到破坏，目前地球的森林覆盖率仅有26.6%，由此导致土壤流失、水灾频繁、空气恶化。地球上原有的动物、植物和微生物的多样性在快速减少，对包括人类在内的生物圈的生命维持系统造成威胁。令人震愕的是，我们人类赖以生存的饮用水也在急剧减少，一百多个国家和地区的生活用水告急，其中四十多个国家严重缺水，危及二十九亿人口生存，水将成为二十一世纪人类最缺乏的资源。海洋污染引起赤潮、黑潮，海洋生物品种减少。机器、汽车、飞机等带来的高强度噪音污染，破坏了人类的生存环境，影响了人类健康。由核爆炸或核泄漏产生的核污染时有发生，带来严重而广泛的区域危害。现在全球每年向大气中排放的二氧化碳超过200亿吨，比二十世纪初增加了20%，并且还在以每年0.5%的速度递增，已经引起、并且还将进一步加重温室效应，导致全球气温变暖、冰川融化、海平面上升，严重威胁低洼岛屿和沿海地带。所谓淹没南太平洋的一些小岛国家之类云云，并非危言耸听。北极冰层的溶化还可能将冰封十几万年的史前病毒解冻，使其重现天日、造成疫情、危害人类。目前全球人口已超过七十亿，堪称爆炸性增长，地球早已不堪重负，难以提供足够的空间让全部人类都拥有宜居的环境和充足的生活条件。如此种种生态危机，都在说明一个人类必须正视的情况：地球已经没有能力继续支持这种"工业文明"的发展！

2015年12月12日，《联合国气候变化框架公约》缔约方一致通过《巴黎协定》，2016年4月22日，175个国家的领导人在世界地球日这一天齐聚纽约联合国总部，签署了这一历史性的《协定》，各方将加强对气候变化威胁的全球应对，把全球平均气温升幅控制在工业化前水平2℃之内，并努力将气温升幅限制在工业化前水平1.5℃之内。全球将尽快实现温室气体排放达峰，本世纪下半叶实现温室气体净零排放，以降低气候变化给地球带来的生态风险以及给人类带来的生存危机。这是面对工业文明所带来的危害进行深刻反思后的一次全球统一行动，也是人类的被迫觉醒，世界各国开始呼唤生态文明。生态文明以尊重和维护自然为前提，以"人与人、人与自然、人与社会和谐共生"为宗旨，构建可持续发展的生产方式和消费方式。有人将农业文明称作"黄色文明"，工业文明称作"黑色文明"，生态文明称作"绿色文明"。虽然生态文明和农业文明、工业文明都主张在改造自然的过程中大力发展生产力，提高人类的物质生活水平，但生态文明突出强调生态的重要性，必须尊重和保护环境，不能随心所欲，暴殄天物。人类的生存观和发展观又重新回到了"天人合一"的道路上。这不是人类的被迫倒退，而是人类自身思想意识的必然提升。

中华文明虽然是工业文明的迟到者，但中华传统文明的基本精神却与生态文明的内在要求高度一致。中国的传统文化、艺术、思想、哲学等，都闪烁着生态智慧的光芒。道家有一种自然主义智慧，老子在《道德经》中强调"人法地，地法天，天法道，道法自然"，明确指出人要顺应地球，地球要顺应宇宙，宇宙要顺应自然法则。这便是影响了中华民族两千余年的"天人合一"的思想。庄子在《齐物论》中言称"天地与我并生，而万物与我为一"，强调尊重自然规律为最高准则。庄子把"物中有我、我中有物、物我合一"的境界称为"物化"，在中国传统文化中具有不可替代的价值。儒家讲究德性，肯定人与自然的统一，提倡天道人伦化和人伦天道化，通过家庭、社会扩展到自然，反映出儒家之宽容和谐社会的思路。正如儒学经典《中庸》所说，"能尽人之性，则能尽物之性；能尽物之性，则可以赞天地之化育；可以赞天地之化育，则可以与天地参矣"。中国佛教认为一切生命既是自身，又包含他物。万物皆有生存权利，众生平等。善待他物即是善待自身，强调在爱护万物中追求解脱。这种慈悲为怀的精神，为人们提供了通过利他主义实现自身价值的通道。《周易》八卦的排列，以上爻表示天，中爻表示人，下爻表示地，体现了寻求天地人和谐共生的理念，《周易》中的"厚德载物"思想与当今生态文明精神完全契合。有鉴于中国传统文化的伟大，早在二十世纪就有外国的学者提出，"如果人类要在21世纪生存下去，必须回到两千五百年前去吸取孔子智慧"。

　　"天人合一"的理念也渗入到中医学中，形成了中医学的"整体观"。整体观首先将人体各个器官看成是一个有机联系的整体，同时也把人体和大自然看成是一个有机联系的整体，认为人体的各个器官分别与相对应的自然环境具有密切联系。整体观力求在天地的运行之中探寻人体的健康、疾病与治疗的奥秘，尤其强调地球围绕太阳转动和地球自我转动所引起的生理病理变化。整体观也十分重视地球上不同方位及不同环境对人体健康和疾病的影响。这种"天人合一"的养生、治病理念，成为中医理论和实践的一个特色。

万象纷繁有阴阳

大约在公元前五世纪，来自古希腊爱琴海北岸的德谟克利特利用祖上家产分割所得到的钱，漫游了希腊各地，并到达埃及、巴比伦、埃塞俄比亚、印度、波斯等地，潜心学习，认真思索，成为一个博学多才的人。当他回到故乡阿布德拉时，已经一贫如洗，靠一个兄弟供养度日。于是他被告上法庭，被控"挥霍财产罪"。德谟克利特在法庭上为自己辩护说，在同辈人当中，我确实漫游了地球的很多地方，但我探索了最遥远的东西，见到了最多的土地和国家，聆听了最多的大学者的讲演，获得了最多的知识，取得了卓越的成就，并当众朗读了他的名著《大宇宙》。他的辩护和学识征服了法庭，震撼了阿布德拉，不但没有获罪，反而得到相当于他"挥霍"掉家产的五倍的奖赏，奖赏他的这部著作。由此，他成了这个城市的伟人，不久以后这个城市还为他建立了铜像。在他死后，更是以国家的名义为他举行了盛大葬礼。著名的原子论就是由德谟克利特继承其老师留基伯的思想提出来的。他认为每种事物都是由原子组成，原子是不能再分的一种物质微粒，原子的周围是虚无。万物的本源是原子和虚无，各种事物的产生就是原子的结合，原子在虚无中永恒地运动。

比德谟克利特还早，中国的老子认为"万物负阴而抱阳"，指出任何事物都由阴阳两面组成，提出世界无限可分的思想。比德谟克利特略晚，老子学术的杰出继承人庄子认为对于一根木杖，如果每日截取一半，那么万世都不会终结，更加明确了世界的无限可分性思想。两个文明古国的伟大思想家和哲学家对世界组成的认识大相径庭。

到了十七世纪和十八世纪，距德谟克利特提出原子论已经两千多年时间，化学家们终于发现了物理学根据，对于某些物质已经不能再通过化学的手段将其继续分解。德谟克利特提出的"原子"的名称被科学界所采用，其关于"原子不可分割"的理论也得到初步证实。但是进入十九世纪晚期和二十世纪初期，物理学家发现了亚原子粒子以及原子内部结构，证明原子并不是不能进一步切分。原子已经是一种元素保持其化学性质的最小单位，由原子核和若干围绕在其周围的电子组成，而原子核又由质子和中子组成。由原子到原子核组成的发现，恰似庄子木杖的截半法，也是阴阳理论的再分性体现。

质子、中子和电子被科学界称作基本粒子，它们是否还能再分成为二十世纪上半叶物理学界的热论，而多数物理学家认为它们已经是"基本粒子"，不可再分。这场科学争论的大戏也在新中国上演，就连中国当代最伟大的思想家和哲学家毛泽东也走到了舞台的中央。他在50年代初不仅和当时中国最著名的物理学家钱三强等表达了自己的看法，也和前来中国访问的世界著名物理学家乃至诺贝尔奖获得者表达了自己的看法。他十分自信而坦然地说，从哲学的角度看，无论质子、中子和电子都是可以再分的。一分为二，正是庄子的木杖理论和中国传统智慧。十分有趣的是，这些和毛泽东讨论问题的中国及世界一流的物理学家，没有一人赞同毛泽东的论点，都认为基本粒子不能再分，它是物质的最小组成。

1964年，美国物理学家默里·盖尔曼和G.茨威格各自独立提出了中子、质子这一类强子由更基本的单元——夸克组成。毛泽东的预言得到验证。1976年毛泽东逝世。1977年第七届世界粒子物理学讨论会在美国夏威夷举行，大会集体起立为毛泽东的逝世默哀，对他发表基本粒子仍然可以再分的勇气和英明表达尊敬。哈佛大学教授格拉肖曾两次访问中国，每次都和毛泽东见面，一起讨论基本粒子到底还有没有内部结构这一现代物理学前沿问题，毛泽东关于物质无限再分的论断给他留下深刻影响。他提议，把基本粒子下一个层次的组成物质命名为"毛粒子"，以纪念毛泽东在这一领域的惊人预见。格拉肖本人也是基本粒子研究领域的佼佼者，他是基本粒子物理标准模型奠基人之一，也是"大统一理论"的开创者，于1979年获得诺贝尔物理学奖。从未深入研究物理学的毛泽东成功地预言了高能物理学的发展趋势，令人震惊。格拉肖提议以"毛粒子"命名基本粒子下一层次的组成物质，体现了一个世界级科学家对伟大哲学家的崇敬。

然而，由于各种原因，"毛粒子"的命名没有实现，最终还是以"夸克"命名。即使毛泽东本人在世，相信他也不会在意是否用自己的姓氏去命名这个物理学的新发现。他是作为一个哲学家，对当代物理学研究前沿领域发表自己的一些意见，畅谈中国先哲的理念。尽管如此，哲学对现代自然科学的指导意义显而易见。夸克又有正夸克和反夸克，反夸克是正夸克的反粒子，它与正夸克电荷符号相反，绝对值相同，自旋相反。18种反夸克对应18种正夸克。微观世界的这一现象正如两千多年前老子阐述的任何事物都由阴阳两面组成一样。当中国的古老哲学来到今天的科学前沿，与引人注目的高能物理研究会面时，它并没有相形见绌、不堪入目，反而显得落落大方、灿若星辰，仍然闪烁着瑰丽的光彩。

至晚在公元前 700 年左右成书的《易经》有两个基本符号，一个是"—"，另一个是"- -"，即"阳爻"和"阴爻"。借此表述和推演宇宙及万物的形成与变化。到了十八世纪德国数理哲学大师莱布尼茨发明了二进制数，直接导致电子计算器和计算机的诞生，成为今天人类生产和生活必不可少的工具。二进制的实质是用"0"和"1"两个数字来描述事件，这"0"与"1"和"—"与"- -"，是何其相似，而二者出现的时间又是何其相远，乃至相差了两千多年。有人考证，《易经》早已被翻译到欧洲，莱布尼茨是先读过《易经》，受到启发而发明二进制的。也有人说莱布尼茨在发明二进制之前并没有读过《易经》，他是在发明了二进制后才读到《易经》的。无论怎样，莱布尼茨对《易经》是赞叹不已的。"0"和"1"在计算机中通过不同的组合与再组合，能够复制万象纷繁的现实世界，也能根据人们设定的条件模拟现实世界还不能完成的各种实验。我们的祖先是用"—"和"- -"的排列来阐述宇宙和万物的形成与发展变化。一个符号不能描述不同的事物，两个不同的符号是描述不同事物的最少单元。两个不同符号的排列可以无穷，因而可以描述我们有限接触到的无穷的事物。通过最少的单元符号的无穷叠加来描述无穷的事物，这或许就是"—""- -"系统和"0""1"系统的共同之处。当然，《易经》的"—"和"- -"并不是单纯的两个独立符号，二者还有更深的含义。

中国古代先哲们仰观天文，俯察地理，近考诸身，远格万物，把大自然中各种相反相成的事物或现象，诸如日月、天地、山河、水火、昼夜、寒暑、春夏和秋冬、雷电和雨雪、君臣、男女、夫妇、奇偶、动静、开合、向背、明暗、生死等，进行收集、整理、分类、归纳，进而抽象成"阴阳"的概念。阴阳的概念并不是一成不变，而是有丰富变化的。

1．相对性。阴阳的属性总是对比而言，同一事物或属性与不同的事物或属性对比，得出的归属结论可能不同、甚至相反。

2．相关性。互不相关的事物或现象不宜强分阴阳。阴阳的划分应该在同一范畴、同一层次或同一交点，必须具有事物或现象的相关基础。

3．互依性。正因为阴阳是比较而言，任何一方失去了对方，自身也就不复存在。对方的存在是自身存在的前提。

4．再分性。对事物或现象的阴阳划分并非终结，而阴阳之中可以再分阴阳，乃至无穷。

5．互含性。阴阳自身并不是纯纯净净的或阴或阳，阴阳的任何一方自身都含有对方的成分，即阴中有阳、阳中有阴，这也是阴阳交感和阴阳转化的基础。

6．互感性。阴阳双方并不是彼此静止存在，而是始终处在交互感应、联系与影响的运动状态。

7．互斥性。阴阳双方的关系本身就是一种互相对立、互相斗争、互相排斥的关系，由此推动着事物的发展变化。

8．消长性。阴阳双方的矛盾、斗争、排斥，可以引起此长彼消或此消彼长的变化。

9．互转性。阴阳双方不单相互冲突、彼此消长，也会在一定的条件下互相滋生与转化。

10．自和性。阴阳之间的矛盾、作用、消长，总是通过自身调整和适应，向着平衡的方向发展。

11．普遍性。一方面，凡相关的事物或现象，都可以用阴阳对其各自的属性加以概括和分析；另一方面，同一种事物或现象都包含阴阳两个方面。

"阴阳学说"引入中医学中，成为中医学的重要理论。它不但可以说明人体的组织结构，阐明人体的生理功能，解释人体的病理变化，而且能够辨别致病因素，确定病变性质，制定治疗原则。由此可见，"阴阳"的概念和理论在中医学中无处不在。

千般运化看五行

公元前 256 年，秦昭王任命上懂天文、下知地理的李冰出任蜀郡太守。李冰赴任前的蜀郡旱涝灾害频发，黎民厄运不断。千里良田，多成歉岁；万民苦耕，难有丰登。原来整个成都平原自西北向东南倾斜，在五十余公里之间落差竟达二百多米。而岷江恰好从其西侧向南流过，成为地上悬河。每当洪水泛滥，成都平原便是一片汪洋；一旦出现旱灾，成都平原又是无际赤地。水患和干旱长期困扰西川。李冰父子参酌往贤、考验实地、极智穷思、运筹出奇，开始兴建空前浩大的水利项目。一期工程为凿穿玉垒山，使岷江水能够畅流东边，这样一则减少西边江水流量、使其不致泛滥，二则可以解除东边地区的干旱、灌溉良田，作为治理水患和干旱的关键环节。二期工程为在岷江中修筑分水堰，把江水一分为二：一支由西边顺江而下，称为外江，宽大而浅；另一支在东边被迫流入凿穿的山口，称为内江，狭窄而深。枯水季节水位较低，60% 的江水流入内江，保证成都平原的农业生产和人们的生活用水；如果洪水来临，水位较高，大部分江水从江面较宽的外江排走。这种自动分配内外江水量的设计被称作"四六分水"。三期工程为在分水堤的尾部、靠近山口处，修建平水槽和"飞沙堰"溢洪道，堰顶做到合适高度，内江水位过高时，洪水经平水槽漫过飞沙堰流入外江，作为内外江水量的第二次控制分流。同时泥砂甚至巨石也会被抛过飞沙堰，减少泥石在山口周围的沉积。历经八年奋战，终于建成了这一史无前例的伟大工程——都江堰，使成都平原成为水旱从人的天府之国。

有学者认为都江堰的三大主体工程蕴含极大的科学价值和现实功用，其运用系统工程学原理山水兼治，具有整体原理、目的原理、分解协调原理、控制原理和协同原理，堪称人类系统工程的古典范例。从中国文化的角度而言，都江堰工程是国学思想的经典范例。李冰父子的治水思路，契合道家哲理，即所谓"道法自然""天人合一"。李冰时期，正是中国文化、学术、科技的繁荣时期，中国的先哲们完善了自身认识世界的思想哲学体系——"五行学说"，它更是一个有关天、地、人的"大系统论"，李冰父子治水何尝不是从中得到启发呢？"水来土掩"本来就体现出五行理论所阐述的"土"与"水"的相互关系。

当然，真正的系统论科学的出现，是在都江堰工程之后两千多年的事情。直到1937年美籍奥地利理论生物学家贝塔朗菲首先提出"一般系统论"初步框架，1945年他发表《关于一般系统论》，成为系统论的奠基人。1957年美国麻省理工学院福雷斯特首次提出"工业动力学"，其后又从工程系统发展到社会系统，建立国家模型和世界模型，但采用的基本方法没有改变，乃于1972年定名为"系统工程学"。"系统工程学"研究的对象是复杂系统，它必须从整体出发，合理设计，综合应用自然科学和社会科学的有关思想、理论和方法，达到最佳目的，而不是各个部分的机械组合。系统论既具备系统科学的个性特点，又拥有哲学属性，意蕴世界观和方法论。它把所研究和处理的对象作为一个系统，分析其结构和功能，研究系统、要素、环境之间的相互关系和变化规律。系统论使人类思维发生深刻变化，扭转了几百年来着眼于局部或要素的单项因果决定论，为复杂问题的研究提供了新的思维方式。

所谓的新思维方式，主要是"整体观念"。其实，这种宏观把握、高屋建瓴的科学方法自古就有。"系统"一词就是来源于古希腊语，是由部分构成整体的意思。而春秋战国时代进一步成熟和完善起来的"五行学说"，把人与自然看成是有机的整体，构筑了一个超大系统，进而又分为五个子系统，深刻阐明了子系统之间相互联系及其途径，作用方式及其效果，控制方法及其策略，充分说明中国古贤早已具备系统论的思路。而都江堰之所以能于2000年被联合国世界遗产委员会确定为世界文化遗产，固然因为它是巧夺天工的千古奇观，是历经两千余年而恩泽不竭的庞大水利工程，更因为它具有天、地、人、水之超然契合的哲学理念和科学设计之完整体系。反而是几百年来由于科学技术的深入和分化，导致科学思路和方法从全局向局部偏移，引发一系列科学方法问题，逐渐暴露了重视局部、忽略全局之思维模式的缺陷，才促使系统论科学应运而生、异军突起，形成了专门的学科，推动科学思维的变革。从科学思维的角度而言，"系统论"既是科学方法的又一次提高，也是科学方法的重新回归。

"五行学说"历史悠久，酝酿漫长，发展曲折。它是华夏民族观察世界，阐发变化，揭示规律的传统方法和系统理论。尽管其内容极其丰富而繁杂，亦可一言以蔽之为"四五"，即五物→五性→五类→五行。可以肯定，在五行学说的研究和发展过程中会相互交错，未必一直是以上的次序，只是循着以上的次序表述可以呈现一种较为清晰的逻辑思路。

1. 五物确定。在万象纷繁的事物中寻找出人们最常见、最熟悉，同时又最有明显个性、最有自身演化特点，最有事物代表性的事物。也可以称作"五最原则"。之所以恰好选定"五"这个数字，而不是其他数字，主要有三大原因：首先是大自然给人类的启发，地球虽大，若论方位，无非是东西南北中。其次是人类自身的启示，手有五指，脚亦五趾，还有和人类最接近的灵长类动物也是五指（趾），这就是大自然的造化。另外一个极为重要的原因是，如果所有元素按照一定顺序排定之后，依次单向循环一种作用，需要的最少元素是三个；如果按照一定间隔单向循环一种作用，需要的最少元素是五个。五就是能够完成所有元素间隔单向循环的最小数字，由二、三或四分别组成的元素单元太少均不能实现，难以展现事物之间既互相促进、又互相抑制的复杂关系和变化。

2. 五物特性。它不是一物的描述，而是通过相互比较而言；也不是全面的阐发，而是特征的概括；更不是单纯就五物而论五物，关键在于从万事万物当中找出共性，从而让五性具有普遍的代表性。因此，五性之中的每一性既反映同类事物之共性，也体现区别于其他四性之个性。经过中华民族几千年的观察、分析、比较、总结和提炼，将其归纳为五句话："水曰润下，火曰炎上，木曰曲直，金曰从革，土曰稼穑。"它不仅揭示了五物的特性，也反映了五物各自演化的趋势，同时预示着五行之间的相互关系和相互作用的特点。

3. 五类归纳。将世界万物按照五种特性取象比类，进行归纳。要点有三：其一无论事物大小远近；其二只求相近或相似，不是强求相同；其三不宜对每一事物全面苛求，而是撷取其关键特征，如结构、功能、演化、方位、时间等。完成了五类归纳，也就建立起五个子系统，并由这五个子系统构成五行大系统。这就是中国古贤把握全局，提纲挈领，分析事物，研究世界的整体观念。

自然界							五行	人体						
五音	五味	五色	五化	五气	五方	五季		五脏	五腑	五官	五体	五志	五声	变动
角	酸	青	生	风	东	春	木	肝	胆	目	筋	怒	呼	握
徵	苦	赤	长	暑	南	夏	火	心	小肠	舌	脉	喜	笑	忧
宫	甘	黄	化	湿	中	长夏	土	脾	胃	口	肉	思	歌	哕
商	辛	白	收	燥	西	秋	金	肺	大肠	鼻	皮毛	悲	哭	咳
羽	咸	黑	藏	寒	北	冬	水	肾	膀胱	耳	骨	恐	呻	栗

4. 五行演化。分为两个方面：其一是五行按照各自的特性和规律进行自身的运动变化；其二是五行之间的相互联系和相互影响，内容丰富，生动精彩。

若论五行之间的作用效果，无非两种，即滋生或克制。所谓五行之间的滋生，是指某一行对另一行具有滋生、助长的作用；所谓五行之间的克制，是指某一行对另一行具有克制、减弱的作用。正所谓有生有克，维持平衡，保证五行的运化既不枯竭、亦不泛滥。如果在平面上画图示意，可将五行以木火土金水的顺序，按顺时针方向，均匀地摆在一个圆周上。循着顺时针方向，其相邻的两行之间便是滋生作用，即木→火→土→金→水，形若环状；而相隔的两行之间便是克制作用，即木→土→水→火→金，形若星状。

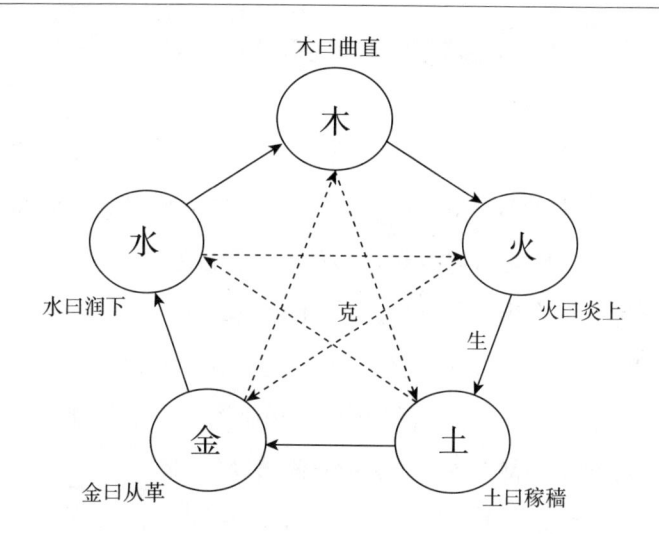

```
              木曰曲直
               木
          ↗         ↘
        水             火
    水曰润下   克    生   火曰炎上
          ↖         ↙
        金  ←——  土
      金曰从革       土曰稼穑
```

　　若论五行之间的联系方式，也可看作是三种方式，即直线方式、曲线方式和网络方式。

　　A. 直线方式：每一行既发出一个滋生的作用，也发出一个克制的作用，分别到达相应之行。同时每一行既接受一个滋生的作用，也接受一个克制的作用，亦是分别来自相应之行。每一行都有生克它行的功能，也有接受它行生克的机制。如此每一行都与其他四行发生直接联系和影响。

　　B. 曲线方式：一则是环状依次循行的滋生作用，最后回到自身；二则是星状依次循行的抑制作用，最后也回到自身。曲线方式的开始是直线方式，实际是直线方式的延续，其后是折线运行，达到对其他各行和自身的间接作用。

　　C. 网络方式：五行的运行不是同一时刻只有一行发出两种信号和接受两种信号，而是五行都在同时发出和接受信号。也就是说在同一时刻，共发出五种滋生信号和五种克制信号，也接受五种滋生信号和五种克制信号。这些信号会被及时处理,及时反馈,从而对五行系统进行及时调节。

以上的五行联系方式和作用效果,只是多数情况或主要情况,并不是五行演化的全部。五行中的每一行都和其他四行发生联系,不一定仅是单向作用,也可以是双向作用。其作用效果也不一定是固定的滋生或克制,亦会出现性质完全相反的作用。这样就形成了一个相互联系与相互影响的、极其复杂多变的体系。

"五行学说"深入而广泛地渗透于中医学中,对生理功能、病理机制、治疗策略等都发挥着十分重要的指导作用。

喜鹊飞来病魔降

在中国古代,苍生疾苦,百病丛生。而医生治病疗伤、解危救命,每到一处就给百姓递上安康,犹如携着佳讯飞临的喜鹊一样驱散阴霾、送来吉祥。于是人们把德技双馨的医生尊称为扁鹊。曾有这样一位医生,不但在当时、而且在今日也被称作扁鹊,却很少有人知道他的本来姓名,他便是春秋战国时期的神医秦越人(前407—前310)。

扁鹊当年路经虢国,适逢太子暴亡。他到虢宫门下,向一个喜好方术的中庶子打听:"太子何病?以至于全国的驱邪祭祀如此隆重而压过其他事情呢?"中庶子回答说:"太子的病是气血失常,阴阳交错,突发体表,内脏受伤。人体之正气无力驱逐邪气,邪气瘀积而不得疏泄,阳脉迟缓,阴脉急迫,所以突然昏仆而亡。"

扁鹊又问:"何时而死?"

中庶子回答:"鸡鸣至今。"

"收殓没有?"

"尚且没有,太子死了还不到半天。"

"请你去告诉虢君,我乃渤海郡的秦越人,家在郑地,以前不曾拜见,未仰神威,无所侍奉。今日听说太子不幸病故,我能将他救活。"

中庶子不信:"先生岂不是在骗我?你怎么说太子可以复活呢!我听说上古有大医俞跗,治病不用汤剂、药酒、镵针、砭石、导引、按摩、药熨等办法,一解开病人的衣服诊视,便知道病之所在,他顺着五脏腧穴,剖开皮肉,疏通血脉,结扎经筋,按摩脑髓,触动膏肓,梳理膈膜,清理肠胃,洗涤五脏,修炼精气,改变形神。那是何等的神奇。如果先生之医术果能如此,那么太子就可再生;如果先生之医术不能如此,却说想要让他再生,就连刚会笑的婴儿都不会被你欺骗。"

扁鹊闻言,不以为然,但也无可奈何。过了良久,才仰天叹息:"你所说的方法,就像以管窥天,以郄视文。若以我的方法,无需给病人切脉、察色、听声、观形以言病之所在。我闻病之阳,便论得其阴;闻病之阴,可论得其阳。凡体内之病必定会在体表反映出来。如果你不相信,可以前去诊视太子,你可以听到他耳有鸣响,看到他鼻翼翕动。如果顺着两腿摸到阴部,应该尚且温热。"

中庶子听完扁鹊之言,立刻惊呆,两眼直瞪而不能眨,舌头上翘而不能下。他诧异之后,才把扁鹊所说禀报于虢君。虢君闻言大惊,立即赶到宫廷中门来见扁鹊:"我久闻先生大德,然而没有机会前去拜见。今日先生路过小国,是我等的荣幸。只要有先生在此,便能救活我的儿子。如果没有先生在此,只能将他抛尸野外,填塞沟壑,永远死去,不得复活。"话未说完,他就悲伤难抑,气郁胸中,哽咽抽泣,眼泪涟涟,沾满睫毛,神情恍惚,哀痛不已。

扁鹊告诉他:"太子之病,叫作'尸厥'。因为阳入阴中,扰乱胃气,冲击经络,下注于三焦和膀胱,所以阳脉下坠,阴脉上争,阴阳之气阻绝不通,阴气向上,阳气内行,上有绝阳之络,下有破阴之枢,破阴绝阳,导致面无血色,脉象紊乱,形体静如死状。其实太子未死。因阳入袭阴而阻绝脏气者能够治愈;但阴入袭阳而阻绝脏器者不可治愈。凡此情况皆在五脏厥逆时暴发。碰上良医可以救治,遇见庸医恐怕就会耽误病情。"扁鹊让弟子子阳磨砺针具，刺头顶百会穴位。稍等片刻，太子苏醒。扁鹊又让弟子子豹以五分熨药与八减之方混合煎煮，交替在其两胁下熨敷，太子便能坐起来了。此后再调理阴阳，仅仅服用汤药二旬，身体就完全复原了。

从此，天下之人都认为扁鹊能使死人复活。扁鹊却说："不是我能使死人复活，而是他本来就能活过来，我所做的只是帮助他恢复而已。"

尔后扁鹊路过齐国，齐桓侯以宾客之礼待之。入朝相见，扁鹊说："君王有病，但尚浮浅，只在腠理之间，如果不及早治疗，恐怕病情加重。"而齐桓侯却固执地说："寡人无疾。"待扁鹊离开宫廷后，桓侯和左右的人说："医生好利啊，想以没有病的人来故作治疗，从中获功牟利。"五日后，二人再次相会，扁鹊说："君王的病进入血脉了，如果不治，就会深入。"桓侯又说："寡人无疾。"扁鹊出宫，桓侯略显不悦。又过五日，两人第三次相见，扁鹊说："君王的病已经到了肠胃了，再不治疗的话，恐怕就要严重了。"桓侯依然不理。但扁鹊走后，他更加不悦。再过五日，两人第四次相会，扁鹊看见桓侯，返身便走。桓侯派人去追问缘故，扁鹊告诉来人："病在腠理，汤熨可及；病在血脉，针石可及；病在肠胃，酒醪可及；病在骨髓，无可奈何。就连掌管生命的神仙也无计可施。桓侯之病深入骨髓，我已经无话可说了。"此后五日，桓侯发病，立即派人去召扁鹊。扁鹊早知会如此，已经离去，桓侯不治而亡。

扁鹊名扬天下，游医四方。在邯郸听说当地尊重妇女，他便做妇科医生；在洛阳听说当地敬奉老人，他便做老年医生；来咸阳听说当地人喜爱儿童，他便做小儿医生。扁鹊医道精湛，技术全面，入乡随俗，因地而异。彼时秦武王与武士们举鼎比试，伤了腰部，疼痛难忍，服用太医令李醯之药，也不见好转，反而更加严重。有人将神医扁鹊来到秦国之事禀告给武王，武王立刻传令扁鹊入宫。扁鹊给武王察色按脉后，在他腰间用力推拿了几下，再让武王自己活动，武王当即感觉好了许多。扁鹊接着又给武王服了一剂汤药，症状就基本消失了，武王大喜，有意重用扁鹊。太医令李醯是一个胸襟狭窄、阴险狡诈之人，他自知技不如人，心生妒忌，暗中派人刺杀了扁鹊。技压当世、名扬千古的中华神医就这样死于非命。

扁鹊深谙诊法，把"望、闻、问、切"应用得娴熟自如，登峰造极。尤其是望色和切脉出神入化，令人赞叹。他精通针灸、砭石、汤液、醪酒、方药、按摩、内治、外治，可根据病人情况和病情需要将各种治疗手段和方法综合施用，随意化裁。他擅长内科、妇科、儿科、五官科，还在外科方面卓有建树，彪炳青史，是名副其实的临床大师。但他却十分谦恭，从不自夸。传说魏文王曾经求教扁鹊："你家兄弟三人都精于医术，谁为最好呢？"扁鹊回答说："长兄最好，中兄略次，我为最差。""长兄治病，皆在病情未发之前。虽然病人不知有病，但长兄就已下药，铲除了病根。但是他的医术并不能被外行所认可和了解，因而在社会上没有太大名气，只是在我们家中被推崇。中兄治病，皆在病情初发阶段，症状还不十分明显，病人也尚没有觉得十分痛苦，他就药到病除。但人们错以为他只是治疗一些小病，因而也没有造成太大的名声。我治之病，皆在病情严重之时，患者万分痛苦，家属心急如焚。他们看到我针刺、用药、按摩、手术，最后控制病情或者治愈。因而我在社会上的名望最大。"扁鹊关于自家兄弟医术的比较，充分反映了他未病先防的医学理念，同时也体现了中医对于人体的健康与疾病、亚健康状态的久远认识。

扁鹊虽然医术超凡，但也有不治之病，他自己归纳为如下六种：

1．骄横放肆，不讲道理。

2．轻身重财，惜金如命。

3．衣食不适，生活无能。

4．阴阳错乱，脏气不定。

5．形疲体弱，不能进药。

6．笃信巫术，不信医学。

《汉书·艺文志》记载，扁鹊著有《内经》和《外经》。但均已佚失，无从考究。也有传说《难经》为扁鹊所著，但经学者的研究，认为只是托名罢了。扁鹊没有传世之作，如同他被同行残杀一样，可悲可叹！

大约比扁鹊早五十年左右来到世界的希波克拉底却要幸运得多。他出生在小亚细亚克斯岛的一个医生世家，从小跟随父亲学医，很早就能独立行医。父母去世后，他四处游历，博取众长，进一步丰富了自己的专业知识，提高了诊治疾病的能力，也被当地民众称作神医。他还不畏瘟疫威胁，全力投入到防病治病当中。他抵制"神赐疾病"的谬说，积极探索人体生命特征和疾病成因，为医学界留下宝贵的专业思想和医学著述。这位古希腊的著名医生，成为欧洲医学的奠基人，被西方称为"医学之父"。彼时的华夏，中医理论基本形成，但最终的权威著作还在酝酿之中。希波克拉底所提出的四种体液和四种体质学说，其古老的思路和逻辑与中国医学存在某些类似之处。虽然他的这些理论，都被后来的医学体系所抛弃，但这并不影响他在医学历史上的地位。

扁鹊远没有希波克拉底在全球的医学地位和显赫声望，但他深入于华夏人民的心中，家喻户晓，老少咸知。他当年所应用的四诊方法、针灸方药，还在今天的华夏大地上流传，也在向世界各地传播。扁鹊作为春秋战国时期的名医，代表了当时中国医学的最高水准，救治了无数的危急重症患者，赢得了黎民百姓的由衷敬仰，他自己本来的姓名逐渐被社会淡忘，而人们出于爱戴赠予了他"扁鹊"这样一个美名，殁而不朽，他也成为历代中医学者心中的丰碑，万古长青。

五脏核心非实体

若论世间万物的奥妙幽邃，人类自身盖过其他事物；若论人间的兴味浓厚，了解人类自身胜过了解其他事物；若论人类的探赜索隐，研求自身器官早于研求其他事物。但对人类自身器官的研究却又受到人类自己思想的约束，而远比对大自然的研究更加困难。所以，尽管人类对自身器官的形态和实体解剖研究的历史极为久远，但受到伦理、宗教、政治等因素的影响而长期停滞、进展缓慢。

早在春秋战国时代，中国的医学家们就有人体解剖的知识，《灵枢·经水》云"若夫八尺之士，皮肉在此，外可度量切循而得之，其死可解剖而视之"。《灵枢·肠胃》对人体消化道的各个部分，包括唇、口、舌、咽、胃、回肠、广肠的位置、长度、重量、形状和递接关系等作了具体描述。《黄帝内经》所提出的器官名称，也一直沿用至今。

差不多与此同时，古希腊名医希波克拉底也进行了动物尸体解剖，并有相关论著，对西方医学的发展影响甚大。而比较完整的解剖学著作是数百年后古罗马医学大师盖伦的《医经》，书中对体内诸多器官、神经分布、血液运行等都有详细而具体的记述。但由于当时处于宗教统治之下，解剖人体被禁止，《医经》的相关资料多是来自动物解剖的观察所得，与人体器官还具有相当差距。然而用这些从动物身上得来的数据来说明人体器官的医学理论，竟然统治西方医学一千多年的漫长时间。从历史学角度来看，这是一个十分滑稽又无可奈何的研究进程。盖伦被西方医学界公认为是仅次于希波克拉底的第二个医学权威。在盖伦以后的一千多年里，西方医学对人体器官的解剖研究几乎处于停滞状态。

与受到西方宗教干扰相类似，同期的中国也几乎没有关于人体解剖研究的重大进展，但中国医学理论的发展，没有停滞在人体内部器官的形态学上，而是采用了另外的模式和方法，进而与精确的人体解剖学分道扬镳。

到了十三世纪末叶，随着奥斯曼对东罗马帝国的不断侵略，东罗马人民在逃难的同时，将大量的古希腊、古罗马文化典籍和艺术珍品带到了意大利商业发达城市，由此引发了文艺复兴运动，宣扬人文精神，反对神学思想，摆脱教会束缚。文艺复兴时期的代表人物达·芬奇不单是最负盛名的画家、雕塑家、科学家、哲学家，也是杰出的解剖学家。他进行了认真深入的人体解剖，所绘的人体解剖学图谱精确细致、清晰明了，即使在今天看来也足以令人叹为观止。进入十六世纪，解剖学界涌现出一位巨匠，他执着地从事人体解剖实验，终于完成了《人体构造》一书，系统完整地记述了人体各个器官的形态和构造，纠正了盖伦的许多错误，成为现代人体解剖学的奠基人，他就是比利时人维萨里。维萨里后来被教会迫害，宣判死刑。经国王干预，才免于死罪，改判他去耶路撒冷朝圣，但在归航途中遇险而亡，最终未能逃出教会的魔掌。

中国医学突破社会与思想禁锢，进行人体解剖学研究，共有三次大的成果，分别是十一世纪的《欧希范五脏图》、十二世纪的《存真环中图》和十九世纪的《医林改错》。前两次发生在宋朝，早于西方医学，为全世界人体解剖学的杰出成就。后一次发生在清朝，晚于西方医学，其水准远不如西方医学。然而这些人体解剖学的成果，始终没有被中医理论体系所接纳。中国医学的发展，走了与西方医学完全不同的道路。从《黄帝内经》开始，中国医学淡化了对人体内部器官形态学层面之精细观察、探索和研究，而把思考的重点放在了器官的功能上，从而形成了"藏象理论"。

所谓"藏"者，经常被人解释为"藏匿"之"藏"，是所谓的"藏于内，象于外"之意。其实，"藏"即指储放东西之处，是"宝藏"之"藏"。这是"藏"之其一。"藏"之其二，古字同"脏"，即人体内部之脏腑。但中医所说之脏腑，并不等同于西医所称之器官，它不主要指形态学而言，更多的是指其功能而言，它是在形态学结构框架的基础上，更多地复合了功能性结构的成分，所以称作"藏象"。

所谓"象"者，多数学者认为是内在之脏腑表现在外的生理之象、病理之象和与大自然的比类取象。而从今天看来，"象"的含义应该更多，至少具有以下十种含义：

1. 位象。虽然中医学并不追求十分精确的解剖学位置，但对人体内部的脏腑也要有一个大致的空间定位，至少要明确脏腑上下、前后、左右的三维立体区域。

2. 形象。即使中医不循证详尽的脏腑之解剖学形态，但有必要弄清大体的形态结构和模样，这与各脏腑的功能结构是不可分割的。

3. 体象。中医认为各脏腑都与人体外表相应的器官具有密切而特殊的联系，通过这些部位可以了解相联系的内在之各个脏腑的功能情况和病理情况。而这些相互关系更多的体现在功能方面，是中医学

"以外测内"的思路和方法的结构基础。

4．神象。中医认为五脏皆有情感、精神、意识活动而各自表现不同。各脏所藏之神亦不相同，故而也把五脏称作"五神脏"，与西医学的理论大为不同。

5．正象。即脏腑功能正常生理状态的体象表现和神象表现。中医往往又用反象来说明或论证正象。

6．反象。即脏腑病理状态的体象表现和神象表现。中医经常采用的方法之一，就是通过病理表现的描述，来反证脏腑正常生理状态下的表现是什么。即以反象来论证正象。

7．时象。即五脏分别与春、夏、长夏、秋、冬之气相通应，随着季节的变化，五脏功能亦发生生理变化和病理反应。

8．地象。五脏分别与东、西、南、北、中五个方位相通应，在不同地域生活，会引起脏腑功能的强弱不同，和疾病规律的演化各异。

9．相象。其一是五脏分别与六腑相合，组成一个系统；其二是脏腑之间功能上的相互联系和影响，如心为"君主之官"，肺为"相傅之官"，肝为"将军之官"，肾为"作强之官"，脾胃为"仓廪之官"等。

10．行象。肝、心、脾、肺、肾分别归属木、火、土、金、水五行。五脏系统之间的相互关系，符合五行之间的相互关系之规律，同时体现了人体生命运动的特殊内容。

"藏象理论"是以五脏为中心，构建五脏系统。五脏与相应之腑相合，并不是机械地结合，而是统属关系。譬如肝和胆的关系，胆的功能主要是储藏胆汁，并不能生成胆汁和排泄胆汁。而胆汁的生成与排泄功能皆由肝气来完成。在五脏系统中，五脏分别联系相关的形体组织、五官九窍及精神魂魄，首先在人体内部构成一个完整的相互联系的整体，再按照五行的规律，与大自然构成天人一体的大系统，以此来阐述人体的生理情况和病理变化。这种整体、宏观、恒动与气化的思维，正是中医的特色与魅力所在。

"藏象理论"所提出的有关脏腑的理解，并不限于在医学领域使用，而且渗透到了中国文化和生活的方方面面，如"心花怒放""肝胆相照""痛彻肺腑""柔肠寸断"等都体现了中国医学思想。人体五脏皆有情感和神志活动，这与现代医学将情感和精神活动归于大脑的功能不同。

自出现文字和医学以来，中国的医学就和汉字及传统文化息息相关、相辅相成、密不可分，几千年来华夏子民也已经习以为常。到了明末清初，西方传教士把基督教带入中国的同时，也把西方医学带入中国。从那时起，在医学名词的翻译上，就不采用音译的方式，而是采用意译的方式，几乎把所有的西医器官的名称都按照中国医学的传统名称翻译。但是在翻译后，中医和西医中同一名词的专业内涵大不相同。当然，现代西方医学完全沿用了古代西方医学的专业名词，有些也推翻和抛弃了古代西方医学相关名词的内涵，发展成为了全新的医学词汇。

如果西方医学名词在新老医学之间存在什么矛盾的话，那只是历史问题或医学名词的历史沿革问题，并不存在现实的矛盾，因为西方古老医学已经退出了今天的医学舞台，完全由现代医学所替代。但是在中国情况有所不同，中医并没有被西医所取代，中医在当今现实世界中仍然生机勃勃。这就给当代的医学名词造成很大的混乱，对人民大众的卫生服务带来极大麻烦，甚至出现混淆视听的结果。如果当初对西方医学名词采用音译的方法，就没有了现在的麻烦。当西医成为医学主流时，这种麻烦就几乎完全成了中医的麻烦，而西医却很少受到拖累。确实，医学名词的问题已经无法更改，就如当初把中国翻译为"China"、把澳门翻译为"Macao"一样。

全身联系或无形

这是一组特殊的人体绘图，千古不磨，风骨奇伟，它展现的不是秀美的形体、光滑的皮肤、结实的肌肉、隆起的骨形、飘逸的头发，而是在人体的表面布满的密密麻麻的"长线"和"圆点"。从头到脚，前后左右，无处不在，斫雕为朴，举世独绝。这些"长线"基本上呈上下纵行，在四肢部位更为整齐，内外各有三条。头面部位虽有所弯曲，但总体上也是纵行趋势。腹背部位，在正中央又各多出一条。腰腹部还有一条水平环线。这组人体绘图就是人体经络穴位图谱，它作为华夏的遗芬余荣而传遍全球。而那些不同部位的"长线"和"圆点"就是不同的"经络"和"穴位"。循行于四肢的长线被称为"十二正经"；循行在腹背中央的长线分别为"任""督"二脉；循行在腰腹的环线为"带脉"。由此共同构成人体经络最主要的组成部分。当然，这些还不能代表经络的全部，除此之外，经络还有许多组成部分。在经络上用圆点标记的是属于这些经脉上的"穴位"，主要有三百多个。人体经络穴位图谱，就是由这些经络和穴位构成的点线图形。

根据中国古籍的记载，除人体经络穴位图外，也有动物经络穴位图，包括牛、马、犬、羊等，现在台中的自然科学博物馆就有类似的动物模型。当年我被这个博物馆深深吸引而迟迟不愿离去、至今依然没有忘怀的原因，就是博物馆里的那些动物模型。我曾在它们面前震惊和沉思，感叹祖先对经络和穴位的深刻研究与广泛应用。至少在祖先看来，经络和穴位不但存在于人类身上，也存在于许多被人类所驯化的动物身上。从这个角度而言，经络学说并不仅仅是关于人体生命和疾病的理论，也是关于许多动物之生命和疾病的理论。在今天，为了进行经络或腧穴研究，也针对大鼠之类小动物确定了某些腧穴的部位，但它毕竟不是传统记载，不宜与中国正宗的经络穴位图谱混为一谈。再者，由于大鼠体积过小，难以将三百多个穴位标识准确。也许相关的实验研究所需要的穴位数目不是很多，但穴位的准确位置亦会受到影响。当然，由于大鼠在实验研究中的高性价比，也可姑且用之。

虽然经络的完整记载首见于《黄帝内经》，距今两千余年，但中国经络的起源时间却要比《黄帝内经》早许多。经络不仅与中医理论基础密切相关，还与中医传统针灸治疗紧密关联，也与中国古代按摩、导引、气功和砭石治疗直接联系。可以肯定，早在中国的石器时代，就开始了有关经络的探索和积累，经络理论在中华民族与人类疾病的搏斗中，逐渐进步和完善，其历史之悠久，远远不止跨越五千年时光。按照这样的逻辑推测，也许中华民族首先发现的并不是经络，而是穴位。古代先民首先知道了某些穴位对人体的生理作用和病理影响，发现了某些穴位与人体内部器官的关联性，再把各个穴位之间的相互关联、穴位受到刺激后的传播路线等综合归纳而成为经络。

经络究竟是什么？这成为千百年来一直在研究的问题，从来没有中断过。它是千古课题，也是现代课题。不少中外学者曾以人体解剖学的方法，用肉眼去努力寻找它；也曾以组织细胞学的方法，借助显微镜、电子显微镜的手段去寻找它；还曾以分子生物学的方法，利用最新的仪器设备去寻找它。虽然也得到一些收获，但都远远没有发现经络的形状。近年来，经络的研究者们不断提出新的观点，包括神经论、体液论、能量论、调节论、分形论、细胞群论、自由基说等，但所谓的"经络之谜"仍然没有被真正揭开。学者们自然要问：古人言之凿凿的经络循行路线和部位从何而来？经络的分布规律是何使然？经络规律循行之中的不规律曲折有何缘故？经络在人体内部的复杂往返有何依据？归根到底还是一个问题：经络是否真实存在？

回答一个事物是否真实存在，有时简单，有时复杂，有时难有定论。例如人类所在的宇宙是何模样？宇宙之外是什么东西？这本来就是一个最基本而又难解的问题，所以人类几千年来总在不断地推翻或修改着自己的看法，尽管取得的伟大科学成果目不暇接，但仍然远远不能够把它阐述清楚，以致使其成为永恒的问题和永远的课题。再如人类自己究竟来源于何处？也是一个最基本而又难解的问题。是唯一诞生地，还是多源诞生地？总有不断的考古发现、不断的研究证据、不断的最新观点，而资料越多，说法也越多，倒让人们莫衷一是。真理从来就不是绝对的，科学也往往需要时间、耐心和定力。

虽然《黄帝内经》完整地记载了经络的部位和循行，但并没有描述经络的形状、大小或粗细。众所周知，《黄帝内经》在记述脏腑的同时，除了阐述其功能之外，也描述了它的形态和位置；而对于经络，《黄帝内经》更多的是强调它的循行次序、循行路线和联络关系。在《黄帝内经》中很难找出提示经络"看得见"的证据。

而人们能够看得见的东西，未必已经"看得清楚"；人们目前"看不见"的东西，也未必不真实存在。以往"看不见"的东西，也许在今天已经"看得见"了；今天还"看不见"的东西，可能在将来会被"看得见"；用某一种方法"看不见"的东西，也有可能用另外一种方法就能够"看得见"。就我们使用的交通工具而言，道路对车辆的支撑作用是人们一开始就看得见的，水流对轮船的支撑作用是人们后来才慢慢知道的，而空气对飞行器的支撑作用人们明了的时间还不算太长。往往是这种"看不见"的事物最考验人类的智慧，是人类智慧超越其他动物的显著标志。

有关经络的形态学研究由来已久，并不少见。每有些许发现，便能惊骇世人。但几十年来无论从人体，还是相关动物研究的整体水平、器官水平、细胞水平、分子水平，都未能做出令人满意的新诠释。当然，分子生物学自身还在快速发展，我们有必要等待将来更加深入的研究。就目前人类掌握的科学前沿技术，也需要用时间来说明问题。或许将来科学技术水平大大提高之后，关于经络形态学的研究才会得出更加准确的结论。如果只观照截止到二十一世纪初的关于经络之形态学的研究状况，并对照《黄帝内经》中的有关阐述，我们能得出的结论是，经络确实属于"看不见"的东西。

然而，"看不见"的东西有时却是非常重要的东西。譬如，苍鹰为何展翅高飞终将回落？彗星为何瞬间闪逝不再遨游？月亮为何忠心耿耿围绕地球旋转？地球为何念念不忘追逐太阳脚步？它们之间都有一种无形的力量互相牵引。这种无形的力量由伟大的英国科学家牛顿发现，称之为"万有引力定律"。任意两个质点之间都有相互的吸引力存在，这个吸引力就在它们连心线的方向上。该吸引力的大小与它们的质量和距离有关，即与它们质量的乘积成正比，与它们距离的平方成反比。这个引力的大小与两个物体的化学组成和其间的介质种类并无关联。而万有引力不能用肉眼看见，也不能用"解剖"的方法发现，至少目前还不能用什么方法去"探测"，而必须由相关的

全身联系或无形

两个物体间的相互作用来证明。进入十九世纪末，牛顿的"万有引力定律"在一些领域的应用显示出其局限性，进而爱因斯坦提出"相对论"，他发展了牛顿力学，推动物理学到达了一个新的高度。

其实，"看不见"的、也"解剖"不出来的相互之间的联系方法和途径，在当今世界随处可见，只是大家已经习以为常罢了。无线通讯早已进入人们的日常生活，卫星传播家喻户晓，卫星导航无处不有，更有登月行动，火星探测，何止是"运筹帷幄之中，决胜千里之外"，简直是运筹帷幄而遥控万里、数十万里、数百万里。事物之间的联系何须非要"看得见"，"解剖得清"呢？诚然，这些联系的媒介十分清楚，经络自然不能与之相提并论，但它总能启发人之思维。何况在宇宙万物中，能够发现相互关联而尚不知其关联途径和方法的情况也并不少见。

对宇宙的研究是人类最重要的科学研究的前沿之一，而天文学的研究方法与中医学的思维方法颇有相像之处。在其研究过程中，不大可能去直接剖析某个天体，而只能用肉眼、天文望远镜、射电望远镜去观察对象，观察它们之间的关系，从而得出科学的结论。人们已经能够到达的地球以外的天体极少，更多的还只能通过遥远的观察。

经络如同网络，它联系全身各处，沟通人体内外，传递信息和能量，从而调节机体功能。有形也好，无形也罢，留给时间去仔细甄别；媒介也好，机制也罢，交付历史去从容推敲。而中医学的灵魂是把握功能和与之相互的关联，调控变化，消除疾病，焕发生机。

人命全在精气神

"精气神"是书法家们非常钟情的三个字，浑涵古韵、寓意深湛，相关作品车载斗量、屡见不鲜。在一幅作品上，除了这三个大字外，还时常附有一些小字，最多见的是这样一些辞语——"天之三宝日月星，地之三宝水火风，人之三宝精气神，会用三宝天地通。"由"精气神"所承载的中华传统文化的丰厚内蕴涌溢笔端。"精气神"也是中国道家内丹修炼着眼的三个方面，所谓"以神化气，以气化精，以精化形"，抑或"养形炼精，积精化气，炼气合神"，从而实现"精""气""神"三者之间的相互转化、相互增强，促进人体功能协调，达到健康长寿之目的。"精气神"三个字还时常在社会、生活、政治等领域使用。"精气神"在艺术、文化、宗教、哲学上的五光十色和深邃道理，均与中国传统医学密切相关，体现了中国古代医学与人文思想的融合和交汇。

一个有悖常理的现象是，中国哲学对医学、人文、宗教的影响以及中国医学对哲学、宗教、人文的反影响。"精气学说"这一哲学思想发轫于先秦时期，本指气之精者而已，被认为是构成世界万物的本原。中医学理论引入了这一观念，认为它也是构成人体和生命的本原。这里可以看出，医学理论和哲学理论发生了有机融合。中国哲学至汉代以后发展为"气一元论"，而"精"逐渐退出了中国哲学范畴。由于中医理论基础的形成主要在春秋战国时期，而"精气学说"在中医学理论当中并没有随着哲学思潮的演化而演化，反而留下擦不去的印记。中医关于"精"的认识，大大超出当初影响中医理论形成的哲学涵义，进一步得到深入和提升，丰富了原来哲学上关于"精"的理念。从此，医学理论和哲学理论出现既交融又分离的情况。正是这种新的医学认识，回荡于中国哲学、宗教、人文乃至生活之中，跨越了汉代以后的哲学轨道，飞扬出"精气神"的光彩。道家之所以在修炼中继续坚持在精、气、神三方面下大功夫，也是源于中国医学理论与实践的支撑。

中医学坚持"精"的理念，既切合人体医学的实际情况，也为中医学理论带来一些困扰。就构成人体的本原而论，从哲学的角度看，可以一言以蔽之为"气"。但中医学认为"精"也是构成人体和维持生命活动的精微物质。因此，又把"气"定义成非常具有活力的精微物质，以示区别。但在人体的物质本原方面，医学家的解释并不如哲学家那样唯一而圆满。

而中医学关于"精"的概念，更是相当复杂。人们能够直观理解的"精"，是狭义之精，即男女的生殖之精。也许能直接被肉眼看到的男性精液，正是中医学关于精之概念形成的最初来源，而其他涵义的"精"，可能是由此衍化、推展而成。其实，中医生殖之精的真正而准确的涵义，并不是指肉眼可见的有形之"精液"，而是指肉眼所不能看见的无形之"精气"，它才是精微物质，更具有活力，从而符合"精"的概念。男女生殖之精分别是男女"天癸"形成后才产生的，是由先天之精和后天之精合化而成。然而，这种狭义之精，远不能完全代表"精气神"中所涵盖之精。虽然不能把狭义之精从"精气神"之精中完全排除出去，但狭义之精在"精气神"之精中所占的位置并不十分重要。其原因有六：一是狭义之精的功能非常单纯，只是繁衍后代而已；二是狭义之精不能单独产生新的生命，必须是两性之精的结合才能孕育新的生命，因而狭义之精在男女各自身上的独立存在不能发挥更多的功能；三是即使是两性之精的结合，也需要在特殊的环境之中才能成功，它离不开女性的胞宫，当然现在的科学技术条件有了进步，也可以提供类似环境；四是狭义之精是在人体到达一定年龄后才出现的，而在狭义之精还没有产生的十几年当中，人体生机勃勃，生长很快；五是当人体到达一定年龄之后，狭义之精又会消失，但人体的生命活动还远远没有结束；六是有一些人的狭义之精不良而不能繁衍后代，但他身体的其他功能并无问题。当然，狭义之精和广义之精之间也有联系和影响，广义之精的变化有时也会在狭义之精方面反映出来，这时的狭义之精的状况，就成为了广义之精变化的信号。狭义之精在一定条件下，也会发生转变，而当男女之精媾和形成人之胚胎时，又变成了新生命体的先天之精。正如《灵枢·决气》所云，"两神相搏，合而成形，常先身生，是谓精"。

先天之精才是人体最为重要的"精"。之所以称之为先天之精，既是说它不是在人出生后才产生的，也是说它并不是在母体中的胚胎时期才产生的。先天之精直接禀赋于父母的生殖之精，是形成新的生命、形成胚胎的物质基础。父母各自的生殖之精，在没有相互结合之前，并没有这种活力。只有两性之精的结合，才具备了创造新生命的活力，从而成为了新的生命体的先天之精。先天之精又称作"元精"，它也蕴含着"元气"和"元神"，分别是人体的先天之气和先天之神。这种先天之精既生成胚胎，也藏于胚胎之中。随着胚胎的成长，逐渐发育出脏腑，其中包括肾脏。此时，藏于胚胎之中的先天之精便主要储藏至肾脏之中，也有一部分分藏在其他脏腑之中。先天之精是构成人体和维持人体生命的精微物质，它不但维持和促进胚胎、胎儿的生长、发育，而且在人出生之后维持和促进人体的生长和发育，也关乎人之衰老和死亡。先天之精也不是一经形成便能源源不断，永不枯竭。先天之精并不能永远单独地具有无限活力，无论在形成新的生命体，还是胚胎、胎儿的发育过程中，都需要母体血液的濡养，从而使先天之精不断地充实和滋长。而人出生之后，这个先天之精不断充养的源泉，就变成了后天之精。

后天之精主要是指水谷之精，即由所饮食物消化吸收后所形成的营养物质。这些营养物质供应全身各个器官，以维持其正常的生理功能，而将盈余的部分藏于肾脏，以充养先天之精。虽然人体之精主要是先天之精，但它必须在后天之精的滋补下继续充实，才能不至于枯竭。人身之精的储藏方式，如同胎儿时期一样，主要储藏在肾脏，也分藏于五脏。藏于脏腑的精，也称作"脏腑之精"。中医学通常所称之精，不是单指狭义之精，而是广义之精，它包括先天之精、后天之精、生殖之精和脏腑之精。广义之精既能滋养脏腑和形体，也能生髓、化血、充气、养神。

而从精气神三者的角度而言，"精"的含义还不限于通常概念之精，这个"精"的概念还包括血、津液、髓三大方面，是为最广义之精，成为除气之外，一切构成人体、滋养人体、维持生命活动的最基本物质的总和。

"气"也是构成人体和维持生命活动的基本物质。单单如此去做定义，便不能与"精"区别，这就是中国不同时期哲学思想演化对中医学术影响之结果，其导致在人体构成的本原认识上出现矛盾。后期的中国哲学家既有能力吸纳前贤的理论，进而改写前贤的理论；而和这些哲学家同期的、甚至于其后的中国的医学家们，只有能力吸纳前贤的理论，却没有能力并且也不愿意去改写前贤的理论，他们宁可吸收不同时期哲学家的学术。因为前贤的理论已经在中医学术中形成了体系，它不仅局限于中医基础理论学科，更涉及药物学、方剂学、治疗学等，是一个庞大的系统理论工程。所以中医学关于"气"的定义，是"活力很强，运动不息"的精微物质，以此与"精"区分，由此也构筑了精与气两个相辅相成的关联事物。二者相对而言，精更偏重于物质，气更偏重于功能，精更多的是濡养和滋生之作用，气更偏重于推动和化物之功能。精可以生气，气也可以化精，二者相互依存、相互促进。

人们日常所言之"精气神"，首先以神色而论，多略于精与气。而"神"是中医学中最为抽象的概念。它既是生命的外在表现，也是生命的内控力量。恰如《素问·移精变气论》所言，"得神者昌，失神者亡"，但"神"的表象却非一则信息而能判定。通常在临床上识别得神与失神，需要综合人之诸多表现，至少包括意识、表情、呼吸、目光、面色、语言、反应、肌肉、动作、体态等内容。凡意识清楚、表情正常、呼吸平稳、目光迥然、面色荣润、语言清晰、反应迅捷、肌肉不削、动作灵活、体态自如者，可谓得神；而意识模糊甚至昏迷、表情淡漠乃至木然、呼吸不顺或窘迫或微弱、目光呆滞或无神、面色无华、言语不清或不语、反应迟钝或丧失、肌肉瘦削、二便失禁、动作失灵或失却、被动体态者，称之失神。元神不明，则不能调控人体的生命活动，使之陷入紊乱状态，甚至沦灭。

元神为先天之神，在其统领之下还有后天之神，称为"识神"，即认识、见识、知识之谓。主要分为两个方面，一是主管精神意识思维活动，二是主管人之情志活动。因识神的具体内容不同，而分属五脏，与西医统一归为大脑之理论不同。

神可以驭气统精，精气又是神之物质基础。精气神三者之间相互联系，相互影响，由此维系和推动人体之生命活动。

古人养生有法门

秦始皇扫平六国、一统天下后，幻想长生不老、与世永存。于是乎，两度派员远洋东渡，去寻仙药，甚至不惜携带数千童男童女礼送海神而丧尽人伦。但最终却是往者不返，弥留他国；而秦皇自己也寿终正寝，无可奈何；就连他所建立的王朝大厦亦紧随其后，二世坍塌。不论是个人生死，还是皇家兴亡，都成了千古笑谈。其后，汉末曹操也是一代枭雄，挟天子而令诸侯，自拥江山，但他对人生长短并不苛求，只是感叹"对酒当歌，人生几何？譬如朝露，去日苦多"！若问"何以解忧"，便是"唯有杜康"了。曹操的确能够看清生死，正如其诗所言："神龟虽寿，犹有竟时。腾蛇乘雾，终为土灰。"他也能够参透健康长寿的秘诀："盈缩之期，不但在天。养怡之福，可得永年。"其诗里字外，哲思明澈，散发出文学家和养生家之胸臆。曹操的生死观、长寿观和养生观堪为借镜。而在汉末这一时期，真正具有深厚专业学养、拥有独到养生方法而泽被后世的，就是曾给曹操治病的名医华佗。华佗认为人体需要适当运动，但不宜过度劳累。运动可以促进食物的消化吸收和血液的全身流畅，因而能够预防疾病的发生，就像"流水不腐，户枢不蠹"一样。他创立五禽戏，传于弟子吴谱。吴谱一生享用，年至九十余岁，仍然耳目聪明、齿牙完坚。即使是在二十一世纪的今天，五禽戏仍然广为流传、练法百出，是中国民众养生保健的一种有效方法。

炼丹术是道家的养生秘法,自古以来,别具一格。他们早年费尽心机,坚持不懈地炼制灵药,欲图长生不死,化羽成仙,背离了其祖师老庄的虚无精神和无极理念,空耗数百年岁月,徒劳无功,最终抛弃外丹,告别熔炉,改炼内丹。他们以人体自身为鼎炉,以人之精气神为药物,与天地相合,在人体内部凝炼结丹。其后又吸纳儒释精华,性命双修。道家独特的内丹实践,形成了生命顺逆升降理论。

老子原本并没有创立道家,更不曾设立道教,他写完《道德经》就隐身世外,不见踪迹。若论养生智慧,也许老子要比他的这些后世信仰者们更高一筹。恐怕老子根本不会去苦思冥想研究不老"仙丹",也不会赞成道士们执着于"长生久视"。一是老子提倡自然法则,顺应天地规律,在茫茫宇宙之中找寻和谐,自然而然地去维持生命平衡。二是老子坚持纯朴意识,反对奢华、雕饰、妄为,尽量保持赤子之心。三是老子推崇无为主义。如同在治理国家方面,反对过多的干预而扰乱自然运行秩序一样,在对待人体生命活动方面,也推行无为主义,保持人体的正常生理活动。他反对暴饮暴食,肥甘厚味,偏食挑食。正如《道德经》所言,"为无为,事无事,味无味",独具匠心。四是老子强调不争理念,保持心境平和、淡泊名利,正所谓"致虚极,守静笃"。在老子的眼中,养生之法与治国之道可以互通,他说"我好静而民自正""清静为天下正",可谓一语双关,既是养生之境界,也是治国之方略。

而在儒家看来,虽然治国与养生相关,但治国方为头等大事,养生只是旁枝末节,这与道家的观点刚好相反。孔子首先提出"仁者寿"的观点,孟子又说"存其心,养其性,所以事天也",《中庸》中言

"唯天下至诚，为能尽其性；能尽其性，则能尽人之性"。后来汉代董仲舒解释说"仁人之所以多寿者，外无贪而内清净，心和平而不失中正，则天地之美以养其身"。儒家养生，为的是修身、齐家、治国、平天下。

中国养生的实践和方法，有直接文字记载者，可以上溯至商、周时期。而养生一词最早见于《管子》。在春秋战国诸子中，不少学者都对养生提出高识远见，尤以道儒两家最为突出，成为中国养生发展的第一个高峰阶段。在秦汉时期最终成书的《黄帝内经》吸收了前贤的养生经验和学术观点，而着重在医学角度深入阐述，形成了中医养生的基本思想，大致可总结为以下七条：

1. 美食不是大吃大喝，营养无须调味过度，健康不在高昂花费。关键要合理搭配，达到均衡。所谓节制，就是防止暴饮、暴食、偏饮、偏食、过饥、过渴、过热、过凉、过时等不良做法，尤其是一味肥甘厚味、烟酒过度。同时，又要根据不同性别、年龄、工种、特殊情况，调整饮食结构，保证合理营养。

2. 安逸过度也能致病，劳伤太甚不止一端，心力交瘁更损健康。脑力与体力，既不宜过劳，也勿使过逸，无论长年累月，或是一朝一夕，养生所要追求的是劳逸平衡。

3. 忙碌并非问题关键，休闲不必过分追求，关键在于生活节奏。大凡工作、学习、休息，切忌杂乱无序。《素问·上古天真论》云"上古之人，其知道者，法于阴阳，和于术数，食饮有节，起居有常，不妄做劳，故能形与神俱，而尽终其天年，度百岁乃去"。

4. 情绪关乎人体健康，养性在于增加涵养，处事淡然利于养生。古代有"独立守神"的精神修炼功夫，其核心是入静意守，充实元气。

只有心态平静，情绪稳定，人体气机的运行才能顺畅。《素问·上古通天论》云"恬淡虚无，真气从之，精神内守，病安从来"。

5. 保养不止自身之事，天地运行更有规律，人合自然才是上策。所谓的高人就是能够根据自然界的阴阳之气消长规律，调养人体自身的阴阳之气，顺应季节变化，保持身体健康。譬如"春夏养阳，秋冬养阴"，这种天人一体的理念是中医养生最具特色之处，也是极为重要的思路和方法。

6. 既病方治为时已晚，见微知著当先注意，未病先防才是善计。《素问·上古通天论》云"夫上古圣人之教下也，皆谓之虚邪贼风，避之有时"，同时还要注意疫疠之气的传染，做好防护措施。养生的实质就是防患于未然，正如《素问·四气调神大论》云"是故圣人不治已病治未病，不治已乱治未乱，此之谓也"。虽然大部分人未患明确之病，但真正完全健康之人很少，更多的人群处于亚健康状态，这些正是相应的干预措施之线索。

7. 养生不是随心所欲，项目并非越多越好，方法更要恰到妙处。凡按摩、导引、吐纳、散步、运动等都应力求平和协调。操之太过则反伤身体；操之不足则难以奏效。各种方法都要把握合适之度，循序渐进，维持平衡。其最终的目标都是增强人体自身的正气，提高抗病能力，从而达到健康与长寿的目的。

时至今日，科学发展，迷信破除。虽然没有长生不老已成为共识，但渴望延年益寿亦理念不一。让人嗤之以鼻的是，一些人对寿数的企望太高，而脱离了长寿的轨道，自欺欺人，想入非非；也有人把人类或某个人群或某个地区的长寿纪录作为自己的养生目标，孜孜不倦，小心翼翼，精诚贯日；还有人把养生的实践和努力与增加的寿数联系起来，以为得道，沾沾自喜，乐此不疲。也许很多人在年岁较大而死神逐年逼近的时候，战战兢兢，凄凄惶惶，难舍红尘，终日不安；他们不敢正视衰老，缺少面对死亡时的坦然心态。

何为长寿？既是医学与生物学问题，也是哲学问题。其一，寿数是有限度的，不能总是谋求"稍微"延长一点。寿数也是一个大概的时限，不能精确到究竟是多少年或多少天。其二，寿数还会受到时空环境的影响和干扰，因而它并不是一成不变的。寿数也不能超越各种"意外"事件的冲击。其三，寿数也会受到自身各种精神情绪影响，无论是连绵不断的"温和"刺激，还是突如其来的猛烈冲击。其四，寿数更会受制于各人不同的禀赋。基因不同，结果不同。总而言之，长寿只是相对而言，没有绝对数目。

基于以上认识，养生也未必就能长寿。养生可以解决某些能够解决的问题，但它不能解决力不能及的问题，譬如禀赋的制约、时空环境、"意外"事件等。养生只能使自己原先的状况有所改善和提高，切实地达到一些效果，特别是与不进行养生相比可以取得明显进步，而不是与别人相比可以获得绝对的寿数优势。

养生最根本的目的在于促进健康和预防疾病。只要身体健康，就有可能达到长寿。养生并不单纯，除医学之外，它还涉及民族、文化、科学、技术、经济、社会、伦理、哲学、政治等诸多方面。

本草尽在自然中

　　一味草药在中国人看来,并不奇怪,也许早就习以为常。倘若把它呈在外国人面前,或许就不知何物了。如果你说是药物,恐怕他们会因难以置信而惊诧不已。因为中药与现代药物完全不同。它没有华丽的"外衣",没有白净的"容颜",没有小巧的"身段",相形之下,它显得粗糙、笨拙,甚至还带着少许剥脱的碎屑,散发出植物的气味。它多为片状,故称作"饮片",根本不能直接用水冲服,还需要煎煮成汤液方能服用,故也叫作"汤剂"。这些饮片具有多种颜色,如白色、黄色、褐色、黑色等,都是植物原本的颜色,某些还会受到炮制工艺的影响。那些未经炮制的原植物,被称作原药材,炮制后才能成为中药的饮片。这种炮制并不是提取制作,而仅是对原植物稍加"修饰"而已。即便切成片状,也不改变植物的原本面目,故又被称作"草药"。即使煎煮成汤剂,也不澄明,并不是现代药学所称的溶液,其颜色多为棕色、或偏褐色、或呈土黄,随饮片的不同,各有偏色。如果仅把山花野草、柔枝嫩叶、熟果落蒂之类融入一锅,煎煮取汁,从现代药学的角度而言是很难想象的。何况中药并不限于植物药,还有矿物药和动物药,一剂之中,可能还会有金玉石卤、虫鳞介禽,纷纷纭纭、沸沸扬扬,丕变为药,只是寻常之事。

　　而用草药治病,几乎是世界各国民族医药最初阶段的共同之处。

但是经过几千年的变迁、发展和进步，除中医之外，其他国家的民族医药，基本上退出了本国医疗的历史舞台，用草药治病仅仅作为这些民族的医学历史去回味，因不具现实的功效而没有了踪迹。只有中药治病流传下来，独领风骚。虽然不像风华少年，容颜鲜亮，神采飞扬，却也携着古韵，与时俱进，别有丰姿。这位几千岁的"不老寿星"，之所以敢与各位后起之秀同台竞技而从容不迫，稳占一席之地，全在于它自身拥有的"盖世奇功"。

中华民族远自进化为智人起就开始了对草药的探索。他们在旧石器时期的采摘生活当中，辨别植物的有毒和无毒、可食与不可食，逐渐发现了可提供营养和能量的食物与可防治疾病的药物，进而通过口耳相传的方式，祖祖辈辈传承下来。进入农业时代，此类经验更加丰富。有了文字以后，知识传承愈发广博。约在东汉最终成书的《神农本草经》，便是整个民族药物学经验和理论的第一次全面整理、总结和提高，它结束了口耳相传的历史，开启了文献传承的时代。

书名虽为"本草"，但所载药物并非只限于草药。书中植物药252种，动物药67种，矿物药46种。之所以冠以"本草"之名，学界一致的看法是中药的组成以植物药最多，动物药和矿物药相对较少。但还有一个重要的原因，往往被学者们所忽视，中华民族的药物探索起始于植物，几乎与食物的甄别同时进行。鉴别植物的食用或药用价值是中药形成的最重要方法和途径。

《神农本草经》载药共计365味，但当时医生实际使用的药物数量远远不止这些，该书只是从中选取了365种药物，意在与一年365天相对应，示人以法度，让人参悟其奥妙。但从今天看来，完全可以嗤之一笑，不值效仿。古人如此故弄玄虚，囿于冥蒙之风气，却带来两方面的遗憾,一者没有全面地将当时的药物学知识传承后世,造成损失;二者致使我们今日无法知晓当时真实而客观的药物学史全貌,实在令人扼腕叹息!

虽然名为"神农",却也绝非神农所作,只是托名罢了,这既是由于当时尊古贱今之风气使然,也是对神农卓越贡献之纪念。该书内容丰富,源远流长,可谓中华民族医学文化之结晶。整理该书的主要人物也不限于一个朝代,可能春秋、战国、秦汉的诸多学者都为此书的整理、修缮、提高、定稿付出了辛勤努力,它凝聚着无数仁人志士的心血,最终在汉末从容拉开了中国药物学文献的历史大幕,毫不羞涩地昂首登上舞台,精彩亮相,一举成名,流芳百世。

《神农本草经》别出手眼,认为人在天地之中,所患之病也在天地之中,药物亦生长和存在于天地之中。药物所以能够治疗人身之病,就是因为药物和人都与天地之气相通。药物进入人体发挥作用也与天地之气相呼应。这是中国药物学最为独到的理论,它与《黄帝内经》的理论一脉相承。

道地药材是中药的优良药材,它在特定的区域、环境、气候条件下生长而成,具有比其他产地的同种药物更好的疗效,特别体现了中药与天地相通的特点。中药是天然药物,具有自然习性,与现代药物的化学合成之来源不同。

《神农本草经》首先重视的并不是药物的作用,反而是它的副作用。该书"上、中、下三品"的分类方法,除了与"天、人、地"三才匹配外,另一个重要因素就是药物的安全性,以药物的有无毒性和毒性大小来进行分类。如《神农本草经》云"上药一百二十种,为君,主养命以应天,无毒。多服、久服不伤人。欲轻身益气,不老延年者,本上经。中药一百二十种为臣,主养性以应人。无毒、有毒,斟酌其宜。欲遏病补羸者,本中经。下药,一百二十五种,为左使。主治病以应地。多毒,不可久服。欲除寒热邪气,破积聚,愈疾者,本下经"。当今世界新药研发的相关法规,虽然对药效学的要求不尽相同,但对药物安全性的要求却十分明确,无论是动物实验,还是人体试验,药物的毒性研究都不能减免。《神农本草经》把药物的毒性放在篇首,赫然醒目,示人以准绳,足见其对生命的关注、对药物副作用的重视,也与当今药物学安全性的理念相契合。这本来就是人类最初鉴别食物、药物、毒物时已经形成的天然理念,它关系人之性命安危,是人类祖先思考的头等大事和首要问题。只是随着时代的进步,人类反而忽视了这一基本问题。在现代药物学突飞猛进之际,重温《神农本草经》中这一药物学的基础思想,不禁让人肃然起敬。当然,《神农本草经》书中对具体药物的毒性之认识还停留在中国药物学初期阶段的水准,其后逐渐有了更深入的认识和研究,从而有了更加明确的结论。这只是具体问题而已,瑕不掩瑜。

《神农本草经》对所载药物之功效和主治的描述大部分准确而可靠,许多药物迄今仍在临床应用。该书所涉及的临床病症亦十分广泛,达170余种,包含内、外、妇、儿、五官等科。在现代药学家的眼里,每一味中药都含有多种成分,其本身就是一个超大复方。中国和世界的药学家们几十年来对中药进行了系统研究,取得无数研究成果,但还不能说对某一味中药的化学成分、药物活性的研究已经完全透彻,更何况中药之间的相互配伍更加复杂。与中药的现代化研究相比,同样任重道远而并行不悖的是中药的传统临床使用,其更是超越本土、席卷寰球。服用中药的民众,早已不再局限于华夏民族,而是延伸到了世界各个民族。

由此而产生的中药紧缺问题已经彰显，尤其是中国的经济发展和工业化、城镇化，已使中药的野生、栽培空间大为压缩，同时中国人口成倍增长，中药资源已经捉襟见肘。再加之世界各国民众对中药饮片的需求增多，更使中药产地不堪重负，也影响了中药的生产质量，尤其是道地药材的生产质量。中药野生、种植、生产面临巨大挑战，或许将催生中药产业革命。

与中药如此生机勃勃、全球蔓延的繁荣景象相反，其药物学理论却是非常简朴和原始，可以一言蔽之为"四气五味"。"四气"即寒、热、温、凉；"五味"即酸、苦、甘、辛、咸。《神农本草经》就是以这样的理论来阐述中药治病的道理，在其后的本草著作中，"四气五味"的理论得到进一步的发展和提升，使得中药理论在世界医药领域当中别具一格。《神农本草经》把中药之间的相互作用和影响称作"七情"。凡一药独行，便可奏效，无须其他药物辅助者，是谓"单行"；凡两药配合，功效类似，增强疗效者，是谓"相须"；凡药有共性，主辅配合，辅药增强主药功效者，是谓"相使"；凡一药之毒副作用被另一药减轻或消除者，是谓"相畏"；凡一药可以减轻或消除另一药之毒副作用者，是谓"相杀"；凡两药合用而降低或丧失原有功效者，是谓"相恶"；凡两药合用会产生或增强毒副作用者，是谓"相反"。凡相须、相使，宜在组方中充分利用；凡相畏、相杀，宜在组方中考虑选用；而相恶者，应在组方中避免使用；其相反者，要在组方中禁止使用。《神农本草经》把组方的原则称作"君臣佐使"，即主辅佐使，药物比例有一君、二臣、三佐、五使或一君、三臣、九佐使等，用以保证方剂的配伍章法。《神农本草经》还规定了某些剂型，如丸、散、水煎、酒渍、膏煎等。尽管该书古老、行文简捷,但有关中药学的基本理论、思路及方法已经大致齐备,因而成为中药学的经典。

总之,《神农本草经》登上中国药物学的舞台中央,揭开了精妙绝伦、波澜壮阔的历史大剧。进入二十一世纪以来,伴随着回归自然的思潮,全世界研究中药的热情空前高涨。上一幕的高潮过后,经过一段平淡的过渡期,新的锣鼓已重新响起,精彩的表演将接踵而来。

医圣不灭是灵魂

公元二世纪，大约相差二十年左右，世界上先后诞生了两位医学巨星。他们分别是古罗马的盖伦（129—199）和东汉末年的张仲景（约150—约219）。

盖伦出生于小亚细亚爱琴海边的一个建筑师家庭，他从小对建筑、天文、哲学等很感兴趣，十七岁开始跟随一位精通解剖学的医生学习医学。父亲去世后，他曾外出游学，后来返回故乡派迦摩，在当地的一个角斗士学校当医生，获得了治疗创伤和外伤的经验，他把"伤"称为"进入人体的窗"。后来他到首都罗马城行医，逐渐在文化界和医学界获得很多荣誉。盖伦认为一个好的医生，也应该是一个哲学家。拥有哲学家的头衔才能出入上流社会，改变当时医生地位低下的状况。当众演示动物解剖和生理实验，加之犀利的言辞和严密的逻辑，让盖伦名满全城。后来他又担任宫廷医生，一改以往锋芒毕露的风格，低调工作，专心事业。他善于研究，勤于著述，一生竟然写成数百部医书。而张仲景的传世之作本来只有一部，但由于流传变故，被后人分成了两部。就著作的数量而言，张仲景远不能和盖伦相比，但其学术的绵延却比盖伦久远，这两部著作至今依然是中医高等院校的经典教材。

盖伦最重要的理论是生命来自于"气"，脑中的"动气"决定运动和感觉；心中的"活气"控制体内的血液和体温；肝中之"气"控制营养和代谢。他还对多种动物进行了深入研究,包括猪、山羊、猴和猿,取得了解剖学、生理学、病理学方面的诸多发现。也许他的"气"之理论,与张仲景所言之"气"略有相似之处,但他的解剖学成就却与张仲景的医学理念相去甚远。

当时的中国医家在人体解剖学研究方面遭到极其严格的禁锢,张仲景转向了一条与盖伦完全不同的医学道路,从中正好折射出东西方医学发展的不同轨迹。

张仲景生于东汉末年。此时皇权衰落,外戚和宦官交替专权,互相倾轧,政局飘摇,社会动荡。他目睹了桓、灵、少、献四帝之无能与败落,见到了奸臣当道、群雄逐鹿的乱局与征战,看清了朝廷和官府的腐败和暴敛,体察了黎民百姓的艰难和困苦,这些让他重新思考怎样才能解救民众的疾苦,真正裨益于社会。他在《伤寒论》自序中写道:"当今居世之士,曾不留神医药,精究方术,上以疗君亲之疾,下以救贫贱之厄,中以保身长全,以养其生。但竞逐荣势,企踵权豪,孜孜汲汲,惟名利是务,崇饰其末,忽弃其本,华其外而悴其内。"

与社稷昏乱相伴而来的还有两大祸害:一是天灾,食物锐减,饿殍遍野;二是瘟疫,全国流行,老少相染。根据后世历史学家统计,张仲景时期的一百年左右时间里,发生过几十次瘟疫大流行。东汉末期三十年间,爆发全国性瘟疫十二次。有人估算,建安年间的瘟疫流行,造成的死亡人数超过一千万。比此稍早的古罗马也发生过两次瘟疫大流行,分别死亡五百万人以上。这些均属世界级的瘟疫大流行。当年曹操率军与孙刘决战赤壁,他那些北方远来的士兵也因感染瘟疫而影响作战。曹操作诗一首《蒿里行》:"铠甲生虮虱,万姓以死亡。白骨露于野,千里无鸡鸣。生民百遗一,念之断人肠。"后来曹植还专门撰著过一篇文章《说疫气》，"建安二十二年，疠气流行。家家有僵尸之痛，室室有号泣之哀。或阖门而殪，或覆族而丧"，可谓疫情之真实写照。文学史上著名的"建安七子"中，就有四人同在这一年感染瘟疫而死去。张仲景家族二百余人仅在建安十年间就死亡一百三十多人，其中死于伤寒者九十余人。面对社会乱局和百姓疾苦，张仲景选择从医，冀解民于倒悬。

张仲景拜同郡名医张伯祖为师，学习医术。张伯祖个性沉稳、行医严谨，每看一个病人都十分精心、一丝不苟，对弟子也从严要求、毫不放任。张仲景更是认真学习、刻苦从业，无论诊室抄方、店铺抓药、外出巡诊、上山采药、回堂炮制、接送患者，他从不嫌累、任劳任怨，深得老师喜爱。他对专业的学习更是精益求精，优游涵泳，尽得老师一生行医之宝贵经验。同时他也博览医书，广泛吸取各家之长，一彻万融，其医名很快传遍四野，同仁评价他是"青出于蓝而胜于蓝"，"视用精微过其师"。

由于张仲景德才兼备，远近闻名，在灵帝时被州郡举为孝廉，建安年间又被朝廷指派为长沙太守。但他并不看重官场，仍然心系苍生，一直坚持为民治病，传为美谈。

建安十年，张仲景五十多岁，通过几十年的殚精竭虑、钻坚研微，他对于中医如何临症、怎样治病已经形成完整构想，尤其是对于伤寒病的诊治更是炉火纯青，他这才滴露磨珠、著书立说。张仲景在撰用《素问》《灵枢》《难经》《阴阳大论》《胎胪药录》等古籍的基础上，广泛借鉴各位名家的治疗方法，结合自己的临床经验，历经五年时间，终于写就了千古不朽的医学名著——《伤寒杂病论》。《伤寒杂病论》一书共计十六卷，由于战乱等原因，此书一度失散，经后人收集整理变为《伤寒论》和《金匮要略》两本书，流传至今，光芒不减。其主要贡献有五：

1. 开启署名历史。此前的《黄帝内经》《难经》《神农本草经》等都是托名著作。本来这些长期流传而最终成为系统的巨作，在其各个时期或阶段都可以拥有不同的作者，但在中医学术著作的撰写长河中并非如此。也许这是中华民族尊崇祖先的传统使然，学者们均不自己署名，而是借用古代公认的伟人名字世代相传。并不是中国在秦汉之前没有医学大家和理论大家，这些先贤完全能够成为我们今天敬仰的医学史上的伟大人物。虽然在中国古代学术历史上个人署名的作品不计其数，而医学著作却一直托名流传，直到《伤寒杂病论》，才是完全属于张仲景的个人独创，前无古人。《伤寒杂病论》得以个人署名，翻开了中医学术繁荣的新篇章。

2. 构筑临床体系。此前的中医临床实践都在各位医生的个体传承中延续和进步，多为零散状态，没有完整的体系。即便有了一些体系，也没有完整的著述。众医家彼此各有所长，各自发展，各据一方。在基础医学成书之后，张仲景《伤寒杂病论》的面世，是临床医学成熟的标志，它第一次把临床实践、经验、理论、思路、方法融为一体，使临床医学有了极大的飞跃，开辟了一个新的时代。它不但为伤寒等外感热病的治疗提供了新鲜思路和方法，也为内伤杂病的治疗确立了基本的临床思路和方法，示范后人，功在千秋。

3. 确立关键技术。《伤寒杂病论》以六经论伤寒，以脏腑论杂病，体现了中医临床医学的灵魂，这是与古代其他国家民族医学的显著区别，也是与现代医学的显著区别。中医治病，既看到表象，更注重本质，认为证候是疾病的病因、病机、病性、病势的综合体现，只有针对证候下手，方能取得最好效果。辨证论治是中医学的独门诀窍，是中医学生命力的根源，是中医学自立于当今科技飞速发展、现代医学日新月异的严酷竞争环境下的核心技术。

4. 示范组方法度。《伤寒论》和《金匮要略》两书共载方269个，不但数量较多，大大超越以往，而且组方奇妙，法度森严，足堪典范，被后世称为"方书之祖"。就连目前中医高校方剂学教材之选方，很多都是来自仲景方剂，足见其方剂学术影响力之久远。

5. 造就"仲景学派"。《伤寒杂病论》的问世，引起此后历朝历代中医学者的高度重视和不断研究，形成绵延不绝的"仲景学派"或"伤寒学派"。这一学派有关《伤寒论》和《金匮要略》的研究著作及论文层出不穷，激荡出中医学术历史长河中的汹涌波涛，蔚为大观。这些后学以张仲景的医学思路和所制定方剂为主要的临床治病方法和手段，自成体系，匠心独运，闻名医界，至今不衰，这是其他任何一个中医学术流派所不能比拟的。

盖伦和张仲景在公元二世纪的世界历史上，都是最为杰出的医学大家，分别为东西方医学的发展做出过巨大贡献。而在世界医学史上的地位和影响力，盖伦明显大于张仲景。但到了今日，盖伦只是作为医学历史上曾经的辉煌而被人们所追忆和尊敬，他的具体医学理论早已被近代医学理论所取代。而张仲景的理论和他所创制的方剂，仍然被今天的中医所遵循和使用，这可以称为医学史上的奇迹。由此也反映出东西方医学的巨大不同，即西医理论和实践的日新月异与中医学术的长期稳定或停顿形成鲜明对比。尽管中医理论古老，药物粗糙，方法陈旧，手段纯朴，但中医还是确有疗效，今天也正在向世界各国拓展，其发展势头更为几千年来之前所未有，耐人寻味。

外科鼻祖在东汉

众所周知，在中国四大古典文学名著之一的《三国演义》中，有一段生动感人的故事：一代神医华佗为中箭的蜀国第一大将关羽刮骨疗伤。书中描述华佗用刀割开关羽中箭部位的皮肉，直至于骨，骨上已青。华佗用刀刮骨，悉悉有声。刮尽箭毒后，再敷上药物，缝好皮肉。书中还附诗一首，大加赞扬华佗："治病须分内外科，世间妙艺苦无多。神威罕及惟关将，圣手能医说华佗。"这当然是小说家罗贯中的虚构之景，但他笔下的二人都是历史上的真实人物，也说明华佗（约145—208）医技高超、手术娴熟，为历代所传颂。这位东汉神医留给后人最深刻的印象，就是外科大师。也许外国朋友们会有所困惑，在他们自己的国度里，目睹的从中国传来的中医不是这种样子。中医治病，似乎根本不做手术，仅是煎药、针灸、推拿等。在异国民众眼中，是否开展手术，甚至成了中西医治疗手段的分水岭。尽管中医在手术治病方面具有悠久历史和卓越成就，但在当今世界，手术治病几乎成了西医的学术专利。而中医在自己漫长的发展进程中，随着国家的天翻地覆而饱经沧桑，逐渐把这一看家本领丧失殆尽，于今也只能喟然长叹。尽管历史是如此的真实和无奈，但华佗当年神乎其技的回春之术还是永远留在了华夏民族的文化史中，以致我们今天形容技艺高超的医生时，往往把他称作"华佗再世"。

曾有一危重病人求治于华佗，他患一侧腹痛，持续十余日，连鬓发和眉毛也脱落了。经过仔细检查，华佗告诉他："这是脾病，已经一半腐烂。需要剖腹治疗，然后调养。"接着，华佗先给他饮服麻沸散，再让他卧床，然后剖开腹部探视，果见其脾已经腐坏一半。华佗先用刀将脾切除，同时刮去边上的烂坏之肉，再缝好切口，擦抹膏药。手术后服用汤药调理，四五日创口愈合，一个月后完全康复。

李将军请华佗为妻子诊病，华佗切脉之后说："此病是由于怀孕时损伤了身体，而胎儿依然滞留在腹中。"李将军不信，他说："我妻子小产过，但胎儿已经下来了。"华佗坚持："按照我的判断，胎儿还在腹中。"过了一百多天，他妻子的病情继续加重，只好再请华佗诊治。华佗说："肯定是死胎滞留腹中。可能你妻子原来怀的是双胞胎，其中一个小产下来，另一个滞留腹中。"华佗先给病人服用了汤药，接着为她针刺，果然产出一个死胎，病人很快痊愈。

华佗在路上遇到一个病人，这人自觉咽喉堵塞，想吃东西却不能下咽，家人正用车载他去求医。华佗听到病人呻吟便去诊视，告诉家属："刚才我来的路上有卖饼的，他那里有蒜泥和醋，你向店主买三升来给病人喝，病痛就能好了。"他们马上照做，病人喝下蒜泥和醋后，立即吐出一条如蛇样的虫子。他们把虫子悬挂在车边，到华佗家去拜谢，进屋后发现在北面墙上悬挂着类似的虫子，多达几十条。

军吏二人发热头痛，前来求诊，症状几乎相同，但华佗的处方却不啻天渊，一人用发汗解表方药，另一人用攻里泻下方药，而两人服药后均很快痊愈。原来华佗诊查后确定，一人是外感风邪，另一人是内热燥结，虽然都有头痛发热的临床表现，但引发的病因不同，因而不能采用同一种治疗方法。

督邮之病经华佗诊治后，自觉痊愈。但华佗切脉后告诉他："病虽初愈，但元气未复，还当静养，切忌房事，以待彻底康复。不然，恐有性命之忧。"督邮之妻远在异地，闻知丈夫之病已经痊愈，异常高兴，特意从百里之外赶来团聚。而督邮见到妻子，也喜出望外，一时兴奋，忘了华佗的医嘱，当夜未戒房事。三日后果然病发身亡。

有一郡守得了重病，请华佗去诊治。华佗对郡守的儿子说："令尊所患之病，非比寻常，是有瘀积，血停在腹中，应当设法将他激怒，以便吐出瘀血，方能病愈，否则难保性命。请你把令尊平素所做错事告诉我，我再修书给他，严词斥责。"于是华佗收了诊金，并不施治，扬长而去，又传信痛斥，滔滔不绝。郡守看信，勃然大怒，喊来捕吏，捉拿华佗。人还没有捉到，郡守便吐出黑血一升余，而病痛消除。

华佗医术的神奇传说不胫而走，也让当时独揽朝政的曹操得知。他已患头风日久，苦不堪言。中年以后，更加严重，每次发作，心乱目眩，头痛难忍。诸医遍诊，收效甚微。曹操把华佗召去，为他疗疾。华佗在曹操背部胸椎附近的腧穴进针治疗，片刻之间脑清目明，头痛立止。华佗告诉曹操："此乃脑部痼疾，近期难于根除，只能长期治疗，逐步缓解，减轻病痛，延长寿命。"曹操不以为然，臆度华佗故弄玄虚，仗技邀功，故而心中不悦，却不行于色，竟把华佗留于府中，不让其离去。其实华佗不愿依附权贵，更想游走民间。他便向上呈报说，自己收到传书，家中有事，需要暂时离去，处理家务；回家之后又上报说，妻子患病，需要照料，不能及时返回曹府。如此多次请假，拖延不归。曹操数次催促，甚至下令郡县遣送。但华佗仍有托词，并不上路。曹操盛怒，派人察看，发现华佗说谎，命人将其递解许昌监狱，审讯定罪。荀彧（字文若）向曹操求情："华佗身怀绝技，关系人命，应该宽容。"曹操却说:"不用担心,难道天下就没有这种无能鼠辈了吗?"遂将华佗在狱中拷问致死。他临死前拿出一卷医书欲给狱吏,告诉他此书可以用来治病救人,但狱吏畏惧法律,不敢接受,华佗只好忍痛烧掉。

华佗之死,千古憾事。后来唐朝文豪刘禹锡亦专门撰文,鞭笞曹操,告诫世人,诚属公论。他在《华佗论》中云:"以操之明略见几,然犹轻杀材能如是。文若之智力地望,以的然之理攻之,然犹不能返其惑。执柄者之惑,真可畏诸,亦可慎诸。"

汉代之时,医生的社会地位卑微。同一时期的古罗马,医生也不被社会看重。西方名医盖伦凭借对哲学的修养,号称自己是哲学家的医生才被人高看一眼。而华佗早年曾在徐州游学,通晓经典,学富五车。那时就被举荐孝廉、征召任职,但均被他拒绝。他淡泊名利,不计富贵,而乐于行走民间,治病疗伤。其志向淳朴而高远,岂肯蜷缩豪门,依附权贵,安枕而卧?华佗的兴趣不在仕途,而是医学。他擅长养生、方药、针灸、手术,精通内、外、妇、儿各科,疗效超群,声名远扬。他组方精当,用药不过数味。针刺简捷,取穴不过几处。特别在外科手术方面取得卓越成就。

麻沸散是华佗自创的麻醉药,病人服用以后便会失去知觉,没有痛感,从而保证手术顺利实施,便于剖开腹部,切除肿物。如果肠子有变,就切去病变部分,再洗净伤口,缝合切口。麻沸散具有全身麻醉效果,是世界性的创举。直到十八世纪初,欧美才出现了全身麻醉的外科手术记录。但麻沸散的处方早已失传,据说由曼陀罗花等药组成。

麻沸散是医用麻醉药物,既要使病人短暂地丧失意识,没有痛感和知觉,保证手术的正常进行,又要能够按时苏醒而没有明显毒副作用。这在当时是一个很难两全的医学技术。而只使人丧失意识、不论是否苏醒、不论毒副作用大小的药物,在当时或以前也有,比如"迷药"之类,它多使用于战争、谋杀、盗窃、绑架等,不顾被麻醉之人的身体损害,与治病救人的麻沸散不可混为一谈。

中国的手术治病并非始于华佗,在华佗以前早有手术治疗方法,但手术层次低,手术范围窄,甚至没有麻醉或麻醉效果很差,手术的伤亡比例很大,毒副作用明显,许多情况之下也是迫不得已,姑且为之,缺乏人文精神和科学规范。到了汉末,华佗终于跨越了愚蒙阶段,而将外科手术技术和麻醉技术提高到一个崭新的水平,因此华佗也被尊为中国外科手术的"开山始祖"。

与华佗同期的盖伦本来手术能力很高,但为了迎合所谓的文明和高雅,跻身古罗马上流社会,曾经不得不停止手术,专做内科医生。而中医手术在华佗之后仍有发展,甚至达到过世界先进水平,但其后不久便逐渐被挤出了中国临床医学的主流。这不仅是一个单纯的学科、学术问题,更是因为它与中国社会伦理、礼仪、仁慈等思想难以相容。东西方医学及东西方社会,都对医学手术有过歧视和排斥。这也许不仅是人类文明进步史上的一段认识误区,也是人类科学技术能力的历史局限所致。但东西方医学的最终走向,却完全不同,西方医学重新恢复了医学手术,并且突飞猛进地发展,成为临床医学的标志;而中医却没有回到医学手术的道路上来,其理论更加注重器官功能,淡化器官形态,强调药物和针灸治疗,轻视手术方法,与西方医学形成巨大反差。当年华佗引领的中国外科医学之繁荣付诸东流,令人无可奈何。

华佗曾经把自己的丰富临床经验整理成书，取名《青囊经》，可惜未能流传下来。而现存的所谓华佗《中藏经》，经过学者的考证，断定其是托名而已，属于宋人作品。仅有华佗弟子所著的《吴谱本草》和《本草经》传世，后人尚能从中窥见华佗的一些学术观点。由于真实历史资料不多，而民间传闻甚广，加之中医学术轨迹变换，华佗成为中医发展史上盖世无双的外科大师。

杏林传说到如今

东汉末年，孙权治下，侯官县的长吏是一位年轻官员。董奉已过不惑之年，与其相识。后来这位长吏离官远去，五十多年后又因担任其他官职，而路经此地。故人相会，都已年老，唯有董奉容颜未改，还像当年一样，使他十分惊讶，几乎不敢相信。他问董奉：连我都已白发苍苍，而你却更加年轻，是何缘故？董奉只是含糊回答说：偶然而已。

董奉曾往交州，适逢刺史杜燮暴病而死，停尸三天。董奉将三粒药丸放在其口中，再灌少许水，让人把死者的头部捧起，略微晃动，使药丸溶化。须臾，杜燮的手脚微微活动，脸上也有了活人的气色，半天就可坐起，四天后便能与人说话。

后来董奉回到豫章庐山住下。有一人患疠疾而发热濒死，用车拉来。董奉让病人坐进一间屋内，用五层布单蒙住，让其勿动。病人起初感觉不知是何动物来舔他身子，好像舌头有一尺多长，喘息如牛，使他疼痛难忍。过了很久，病人觉得这个动物终于离去。董奉才把病人身上的布单揭下来，给他洗澡，然后让他回家，叮嘱不要受风，不久便可痊愈。十几天后，病人一身之皮全部脱掉，浑身通红，十分疼痛，只有洗澡，才能止痛。二十几天后，病人身上长出新皮，皮肤光滑，病痛彻除。

董奉住在山里，天天给人治病，不取分文。凡患重病而被治愈者，董奉请他去栽五棵杏树；仅患轻病而被治愈者，亦栽一棵杏树。如此数年，竟栽下了十万多株杏树，成了大片林子。董奉让山中的鸟兽都来林中嬉戏，树下便不生杂草，就像专门有人锄草一样。杏子熟后，他在林中用茅草盖了一间仓房，并告诉人们，欲来买杏，不必通报，只要将一罐粮食倒进仓房，便可装一罐杏子带走。也曾有人只拿了很少的粮食，却装了很多的杏子。这时林中的一群老虎吼叫着追了出来，吓得捧着满罐杏子的人仓皇逃命，把杏子散落一路。到家一看，剩下的杏子正好和送去的粮食一样多。还有人悄悄摸进林子偷杏，老虎更是不会放过，一直追到偷杏人的家中，把他咬死。死者家人知道缘由，便赶快把杏子拿出，还给董奉，磕头认罪。董奉再把死者救活。董奉把卖杏得来的粮食，全部救济了贫困之人和在外赶路而缺少盘缠的行人。一年到头，竟能捐出两万斛粮食。

县令之女被鬼纠缠，精神失常，众医无治，求奔董奉，并承诺如能治好，便将女儿许配与他。董奉召来一条数丈长的白鳄鱼，让它爬到县令家门口，再令随从把鳄鱼杀死，县令之女病愈。董奉娶了县令之女，但一直没有儿女，便收养了一个女儿。

董奉共在人间三百余年，当女儿长到十几岁后的一天，董奉腾空驾云而去。他的妻子和养女仍然住在家里，靠卖杏维持生活。还有那能辨善恶的老虎在她们周围巡守。

以上乃是东晋葛洪《神仙传》里所描述的董奉治病救人、种树济困的故事。尤其是那关于杏林的美好传说，风靡天下。从此"杏林"一词便成了医界的代名词。杏林美德也成了中华民族绵延不断的文化因子。

董奉（220—280）虽被葛洪所神话，但在历史上却是真有其人，他是建安时期的三大神医之一，与华佗和张仲景齐名。唐朝几位大诗人均有关于董奉与杏林的诗作，如李白的《送二季之江东》云："初发强中作，题诗与惠连。多惭一日长，不及二龙贤。西塞当中路，南风欲进船。云峰出远海，帆影挂清川。禹穴藏书地，匡山种杏田。此行俱有适，迟尔早归旋。"杜甫的《大觉高僧兰若》云："巫山不见庐山远，松林兰若秋风晚。一老犹鸣日暮钟，诸僧尚乞斋时饭。香炉峰色隐晴湖，种杏仙家近白榆。飞锡去年啼邑子，献花何日许门徒。"王维在《送张舍人佐江州同薛璩十韵》中也有"香炉远峰出，石镜澄湖泻。董奉杏成林，陶潜菊盈把"的诗句。虽然三位诗人在每首诗作当中，仅有一句提及董奉或杏林，但他们所给予的评价均很高。特别是这三位诗人在中国的知名度极高，故而他们对杏林文化的传扬作用很大。而明朝唐寅的《烧药图》则是专写董奉的作品，其诗云："人来种杏不虚寻，仿佛庐山小径深。常向静中参大道，不因忙里庆清吟。愿随化雨之春泽，未许云间一片心。老我近来多肺疾，如另紫雪把烦襟。"李时勉更是直接以《杏林》为题，作七言诗："山边种树绕林垌，几处曾看此独名。花近药栏春雨霁，阴浮苔径午风清。岩前虎卧云长满，树底人来鸟不惊。遗迹尚存仙路杳，只应怀古独含情。"清代征士放也作《杏林诗》，是五言体："吾亦知医术，平生慕董君。药非同市价，杏以代耕耘。山下虎收谷，溪边龙出云。芳林伐已久，到此仰余芬。"这三位明清诗人对董奉和杏林的描写与歌颂，更为专注、具体和深入。但限于他们在中国的名望远远不及李白、杜甫和王维，其对杏林传播的影响力并不如前辈。可以看出，这些诗人骚客们写杏林、颂董奉，赞扬的并不是他的医术，人们真正推崇的是他的品德、他的境界、他的文化。

　　正是这种品德、境界和文化的魅力，为庐山美景平添了意趣。庐山也是"神仙之山"，传说当年匡俗入山化仙而去，唯庐尚在，得名庐山。庐山雄奇险秀，鸾翔凤翥，风景如画，气候宜人，是历代道教徒们修炼和生活的圣地，被道家奉为"天下最胜福地"，是道家的第八洞天、第三十六福地。董奉信奉道教，他曾周游各地，独钟爱庐山，喜欢这里的自然气息和人文环境。庐山药材丰富，品种繁多，便于制药，开展诊务，造福百姓。于是他在山南的般若峰下隐居下来。董奉在这里居住的遗迹，被称作"董奉馆"，又称"董真人坛"。后来又在此处建杏坛庵，清代名为香泉寺，山北亦有杏林。在传说中董奉的升仙之处，建有太乙宫，纪念他成为天上的太乙使者。庐山的相关遗迹，表达了人们对董奉的崇敬之情。庐山是杏林文化的发源地，杏林文化也是当今庐山文化的一树奇葩。诚然，那大片的杏林已经无从寻找，但杏林所留下来的香意却没有耗尽，它还在庐山缭绕，能让专程前来沉思冥想的人们拥有一丝沁人心脾的感觉。

　　董奉在庐山的所作所为，也不仅仅是悬壶济世而已，他在庐山坚守和实践了道家的基本信念。

　　1. 注重养生。他追求健康，追求长寿，年过半百依然十分健硕，在寿数普遍较低的汉末建安时代实属难得，是道家独到养生方法的成功践行者。

　　2. 与世无争。董奉身怀绝技而远离闹市，隐居庐山，胸怀坦荡，心神淡然，安于世事，信守自己的理念，超群脱俗，实为得道高人，完全符合老子"无为而成，不争而得"的思想。他"无为"的是富贵繁荣，要"成"的是济世安民；他"不争"的是名誉利禄，要"得"的是心境安然。所以他能够专研医术，精益求精，救死扶伤，助人为乐，从不谋取钱财，从不坑害百姓，一切为了病人的健康和利益，成为医德高尚的楷模。

3. 崇尚自然。他在自己的居所附近，依傍山水之间，植树造林，美化环境。招来飞禽走兽，嬉戏其间。人与山水、草木、动物乃至猛兽之间息息相通，惺惺相惜，一团和气，其乐融融。这正是《道德经》强调的"天地人和"的道理。董奉深深明白人类只有尊重客观自然、尊重其他生物，维持生态平衡，才能换取大自然对人类的尊重和善待。董奉在他的杏林里倾心打造的正是自己的理想世界。

4. 和谐社会。董奉与病人为善，与邻居为善，与众人为善，和睦相处，彼此信任，诚实交往。取杏不必通报，自行办理即可，买卖公平，老少无欺。他在杏林塑造的是仁爱友善的诚信关系与和谐世界。这也正是老子所向往的"小国寡民"般的天堂生活。

5. 理想法度。为了达到和谐社会的目标，也需要惩恶扬善；同时也在引导人们遵守道德，好自为之。善有善报，恶有恶报。正如老子所说，"天网恢恢，疏而不失"。

6. 慈悲心怀。董奉用自己的高超医术治病救人，换来杏林；又用杏子换来粮食；再把这些粮食全部捐献给了贫苦百姓，体现了他救济苍生的大仁大慈之心。同时，这也是商品交易所得，正所谓"取之于民，还之于民"。它不是通过政府财政税收的调节来实现，而是通过民间义举来实现。邻里之间，人民之间，互相帮助，以富济穷，也是和谐社会所必需。如同孔子所言，"均无贫，和无寡，安无倾"，这就是董奉努力耕耘的世界。

杏林故事所体现的是医界的高尚情操、道德理念和价值标准。虽然时空遥远，但历久弥新、足资镜鉴。杏林文化就像一座灯塔，照耀了一千多年间数代中医人士勤奋向上、悬壶济世的人生历程。"杏林精神"在物欲横流的当今世界尤为可贵，它是鼓舞医生抱诚守真、造福苍生的强大动力。只有做到医术与医德兼备、医生与病人相通、人文与科技荟萃、个人与社会交融，才是真正的"杏林中人"。

神奇脉诊第一书

若论中医，人们往往会想到切脉。脉诊被人们看作是祖先留下的传家宝、考验中医临床技能的试金石、有别于西医诊病的标示牌。甚至在一些夸张而无稽的文学作品中，更是被大加渲染。无数部影视都有过类似描写，囿于中国男女授受不亲的束缚，为皇家女眷诊病时不能直接切脉，还需一根细绳牵线，美其名曰："悬丝诊脉。"人们对中医脉诊的好奇和误解管窥一斑。

其实，关于脉搏的检查，西医也很重视，它是检查病人生命体征不可缺少的项目。西医中，通常把呼吸、血压、体温和脉搏称为生命体征。测量脉搏，可以了解许多疾病的具体情况，特别是心脏疾病。在病情危重，尤其是临终前，脉搏的频率和节律都会发生明显变化。只是西医还拥有众多复杂的检查手段，脉搏的检查似乎被它们所"淹没"了，因而没有十分引人注意。

中医对脉象的认识和应用更加广泛和悠久。司马迁在《史记》中说："至今天下言脉者，由扁鹊也。"他把中国古代脉诊的发明归功于公元前五世纪的扁鹊，其实不然。传说中的上古医生都精于脉诊，到了扁鹊时期脉诊已经发展到了非常高的水平。虽然扁鹊之脉诊精妙，医技超群，但他并不是中医脉诊的发明人。中医脉诊是中华民族与疾病的长期斗争过程中逐步形成的一种诊断疾病的方法。至于具体由何时开始,何人发明,既难以分辨,也无从考究。脉诊的起源几乎与中医学的历史一样久远。中国人早就知道,血管与心脏相连,血液在其中运行而供养全身,须臾也不能停止。由人体表面所能够摸到的动脉搏动,可以推测全身的生理情况和病理变化,值得着力研究、深入发掘。几千年来,中医学探索出一条独特的诊病路径,发现了其他学界所没有发现的大量信息,形成了有别于其他学科的独特方法。

现在可以让人一睹风采的最古脉书,是张家界汉墓出土的简书和马王堆汉墓出土的帛书,二者均有《阴阳脉死候》《脉法》,其中提及盈虚、滑涩、静动三组六种脉象,其文辞古朴,言语简略,应是古老脉法。

《黄帝内经》的脉学内容非常丰富,有关脉诊的专论竟达六篇之多,包罗诊脉方法、时间、部位、脉象意义等内容,全面反映了当时的脉学水平。《黄帝内经》所载的脉象种类和名称,加之非典型脉象和复合脉象,将近百种,名目繁多,不但大大超越任何一位先人,也使芸芸后人所不能及。尽管庞杂、疏于清理,但资料丰厚、足资借鉴,成为中医脉学发展的奠基之作。

《难经》一书虽然篇幅不大,内容简洁,但脉诊内容异常突出,其专论脉学的部分共有二十二难,加之兼论脉学的部分,约占全书的三分之一。尤其是"独取寸口"的腕部诊脉方法,是对《黄帝内经》的突破和超越,为后世医家所采纳。

张仲景的《伤寒杂病论》以脉诊为辨证的重要依据,确立了脉证合参的原则。他以寸口诊脉为主,也结合诊察足背"趺阳"和踝部"太溪"两处脉象,称为"仲景三部脉法",对诊脉方法的改进多有贡献。与张仲景同期的神医华佗精通脉诊,独有见地,其临床之驾驭能力也许不在仲景之下,可惜他没有自己的著述流传于世,因此无从考究。

魏晋时代,脉学内容更为丰富,脉诊方法愈加实用,临床价值日益凸显。但医家诊脉,各持己见,互生偏颇,混乱不已。甚至连脉象的基本形态也描述不清,难以统一。中医脉学的发展到了一个关键时刻,它如一条疾驶在汪洋大海中的航船,被自己所溅起的浪花模糊了视线。此时需要的不再是高帆飞驰的速度,而应该稍微停顿一下,避免冒进,以便拨正航向,才能到达彼岸。王叔和(210—280)的《脉经》恰逢其时,应运而生。

王叔和从小勤奋好学,性格沉静。他特别喜好医书,阅读了大量典籍,尤其对脉学颇多积累。他刚开始行医时,还没有名声,身背药箱,走街串巷,四处漂泊。后来他凭借精湛的技艺、出色的脉诊逐渐赢得良好声誉,名震洛阳。上至官府,下至百姓,有口皆碑。在他三十二岁那年被选作魏国少府的太医令,为他深入研究医学和脉诊提供了前所未有的优越条件。原来在魏国少府中,藏有许多历代著名医籍和经验良方,使他的专业视野大为拓展,也为他攀登中医脉学高峰打下了厚实的基础。王叔和经过几十年潜心钻研,总结西晋以前脉学经验和理论,搜集了扁鹊、仓公、仲景、华佗等古代医家有关脉学的论述,结合自己临床实践的体会和见解,终于写成了我国第一部系统而完整的脉学专著——《脉经》。

若非拥有独到的眼光和思路,就不可能突破前贤的脉学架构。《脉经》之所以成功,就在于王叔和对脉象的研究策略,与以往不同而别具匠心。他的思路主要体现在五个方面:其一他不受困于纷繁的文献,而从临床脉象入手,既抓住了脉学的关键,也利于梳理相关理论;

其二是其有关脉象的探究，亦不以文献作为唯一依据，哪怕是最经典的文献和彪炳史册的名医论述，而要紧密结合临床实践，以客观结果决定取舍；其三是博采各家论述，兼容自己经验，从而达到真知灼见；其四是不尚空谈，着眼于临床应用，本于脉学之灵魂和价值所在；其五是临床应用需要执简驭繁、提纲挈领，不能故弄玄虚，不得要领。

因此，王叔和并没有被错综复杂的脉象名称所左右，也没有在近百种脉象名称的基础上再去试图增加更多的名称，当然他有绝好的文献资料积淀，可以轻而易举地做到这一点。相反，他进行了另外两项工作：其一是通过临床实践筛选脉象，减少了种类，提高了价值；其二是删减相同脉象所联系的不同名目，精简了称号，定立了名称。王叔和披沙拣金，劚山觅玉，最后确定了二十四种脉象。虽然脉象种类和名称的数量明显减少了，但它的真实性、可靠性、实用性均得到提高。同时，这种减少也符合他对历史文献深入研究后所得的结论和成果，他并没有丢掉宝贵的历代传承，而是去掉重复、合并同类、统一名称、理清头绪。

如果不是充分占有文献，没有深厚专业修养，不能跳出传统束缚，则难以删繁就简。也正是由于《脉经》旁征博引，纵横捭阖，包容古今，浑然一体，才使广大医者喜闻乐见，如获至宝。从来没有学者认为王叔和减少脉象种类是孤陋寡闻，学问不济，呈一孔之见。

《脉经》确立的二十四种脉象，经历了其后将近两千年脉学历史发展的检验。后人对脉象种类的增减极少，流传较广的二十七种脉象，也只是在《脉经》的基础上略有增加，没有突破《脉经》架构，并且不是主要种类，在整个脉象之中变化不大。由此足见当年王叔和脉理底蕴之无比深厚，而能驾轻就熟，挥洒自如，深谋远略，引领未来。

脉为何象？怎样获取？如何交流？几千年来，堪称难题。现代医学之脉图，反映的是心血管系统的相关数据和信号，不足以体现中医脉诊内容。近几十年来，对中医脉象的研究而形成的中医脉象图有了长足进展，但仍然不能取代中医临床传统脉诊。中医脉诊的可视性手段即使在二十一世纪初叶仍未完全成熟。王叔和所处的西晋时代，更不可能呈现给人们一个肉眼可见的清晰形状。其肉眼可以看到的只有个别的体表之动脉搏动，仅此而已，而这脉中之象只能依靠医生的指下感觉。

所谓脉象，就是一种触觉，即医生的手指触觉。现代医学的脉搏检查，亦是医生的指下感觉，对于获取脉搏的有无、强弱、频率和节律较为容易，并且这些信息还能从脉图当中反映出来，而它反映的心跳情况更可以从心电图中确认。中医脉象的指下感觉却十分复杂，乃中医四诊手段当中之最难掌握者。但在西晋时代，师承不同，说法不一，医者沟通，莫衷一是。王叔和以古验今，综合百家，确立标准，制定规范，使中医脉象的技术指标统一明了。他描述"浮脉"之象，不是沉按没有脉搏的触感，而是沉按之脉搏的触感不甚明显，以浮取之脉搏的触感最为明显；与之相反的"沉脉"，也不是浮取没有脉搏的触感，而是浮取之脉搏的触感不甚明显，以沉按之脉搏的触感最为明显。王叔和所确立的中医脉象技术标准，也经历了近两千年的历史检验而被尊崇。后世医家对脉象的描述，均未超越《脉经》的基本概念和技术标示。《脉经》还结合《内》《难》二经相关论述，提出新的"三部九候方法"，使寸口脉诊更加方便实用，也为后世学者所遵从。《脉经》也对不同脉象的临床意义作了大量论述，至今仍有非常重要的价值。

《脉经》的问世,是中国脉学发展史上的最灿烂篇章。它对西晋以前中医脉学资料掇菁撷华,保存了有关的诊脉方法、脉象病理变化和临床意义等诸多重要文献,贡献非凡。更为可贵的是,王叔和不只是脉学文献的整理者和综述者,也是脉学遗产的继承者和开拓者,更是脉象准绳法度的制定者。在其之后,中国脉学研究再也没有重大突破和明显进步,更多的是对王叔和的继承、补充,偶尔略有发展,也难望其项背。后世的脉学著作,主要分为两类:即通俗读本和提要读本,重点转向了脉学的传授和应用。

带病苦作《甲乙经》

《左传·定公十三年》有"三折肱,知为良医"之言,屈原《九章·惜诵》亦有"九折臂而成医兮"之说,二者所谈,均是"久病成医"之寓意,即患病日久,经历方药,用心体味,自然也就明白了医药之理。如果患病之后,不但明白了医药之理,而且还因此而撰写了医学巨著者,恐怕非皇甫谧(215—282)莫属了。皇甫谧文人出身,酷爱读书,勤于著述,时常废寝忘食,被人谓之"书淫",并不懂医学。他在中年不幸患了风痹,半身不遂,痛苦不堪。于是痛定思痛,开始揣摩医学,最终撰著了《针灸甲乙经》。因其个人之不幸,成就了中国医学之大幸。

皇甫谧所患风痹之症,也是针灸治疗之主要临床病症,他在接受治疗的过程中,亲身体会了针灸的疗效、方法和原理,并且认真学习、日积月累、久病成医,逐渐精通针灸,自治治人。同时他拥有极为深厚的文献学功底,能够超越常人之所知,具备广阔之视野,贯通古今之典籍,撷英拔萃,臻于大雅,卓尔不群。

《针灸甲乙经》是一本凝聚了皇甫谧心血的医学著作,同时也展现了他深厚的文献学功力。首先,本书的主要内容取材于《素问》《灵枢》和《明堂孔穴针灸治要》,后来《明堂孔穴针灸治要》佚失,只能从《针灸甲乙经》中了解相关内容,其保存历史文献的价值很大。而《素问》和《灵枢》虽然没有佚失，但在此后的流传过程中也出现许多错误，后人校勘二书的一个重要依据，便是《针灸甲乙经》。再者，即使在西晋，《素问》《灵枢》和《明堂孔穴针灸治要》三书也已在传抄过程中出现许多问题，诸如残缺、重复、错谬等，都由皇甫谧对有关问题进行了校正。古籍文献的考订，并不是任何人都能一笔而就的，只有像皇甫谧这样的文献学大家才能游刃有余、取舍适当。其三，他将《素问》《灵枢》和《明堂孔穴针灸治要》书中有关针灸的内容分门别类，去伪存真，重新编撰，逸韵高致，别开生面。《针灸甲乙经》不但能以一书而览三书之相关针灸学内容，而且条理清晰，研习方便。

有人认为西晋以前中医针灸的文献和实践已经相当丰富，就像正在筹建一座大厦，所需的建筑原料都已齐备，皇甫谧只是适时地应用了这些材料，把它搭建成一座富丽堂皇的大厦而已。其实并非如此简单。一座完美建筑首先需要精心构思，超凡设计；还必须选材得当，恰为其用。如果没有博览群书、洞悉古今的胸臆，高瞻远瞩、立意绝伦的雅量，亲身临床、验诸实践的真诣，就不可能达到《针灸甲乙经》这样的境界。《针灸甲乙经》之所以能够成为中国针灸学的第一部专著，充分说明作者具有独到眼光和超前思维，因而能对针灸学乃至中医学产生深远的影响。毫不夸张地说，《针灸甲乙经》的医学价值远远大于它的文献学价值。

就腧穴而言，由于《明堂孔穴针灸治要》佚失，难以直接考证其所载腧穴。其《素问》和《灵枢》之所载腧穴尚十分有限，共160个左右，还包括只有部位并无名称者。而《针灸甲乙经》所厘定腧穴总数达到349个，其中包括单穴49个，双穴300个，大大超越了《黄帝内经》的腧穴。这也许是《明堂孔穴针灸治要》充实了《针灸甲乙经》；也许是《黄帝内经》之后针灸理论和针灸临床的发展，涌现出了华佗等名医，也出现了许多医学著述，为皇甫谧撰写《针灸甲乙经》提供了积淀；也许皇甫谧本人在临床中亦有所发现。囿于我们今天所能掌握的历史文献有限，难以明断。单就针灸腧穴的发展而言，《针灸甲乙经》时期较之《黄帝内经》时期，数量成倍增加，可谓显著进步。《针灸甲乙经》关于穴位的分布并没有完全以经络循行来记述，而是采用分区记述方法，即头、面、耳、颈、肩、胸、背、腰、腹、四肢。头部分正中、两侧、脑后等记述，胸背腰腹亦分正中、两侧记述，四肢分三阴、三阳记述。这种记述方法体表位置明确，便于相邻穴位比较，穴位之间的相互位置关系清楚，利于学习，也便于临床取穴应用，为中外学者所沿用。《针灸甲乙经》对十二经脉和奇经八脉等的循行路线、发病情况、骨度等皆有论述，将针灸学理论整理得更加系统。

《针灸甲乙经》提出针灸治疗的疾病和症状八百余种，涉及内、外、儿、妇、五官各科，论述详尽，便于应用，同时阐明针灸的方法和临床禁忌。强调对病人施治，需要把握时机，根据不同体质、不同病情，采取不同的针刺、艾灸手法和技术，要求选穴适当，取穴准确，操作严谨，补泻妥当。《针灸甲乙经》还阐述了每日不同时辰的选穴、针刺补泻方法。这一时间医学问题至今还在临床治疗当中应用，值得进一步关注和研究。《针灸甲乙经》从理论阐述和具体要领上，对针刺手法进行了详细叙述，包括持针姿势、进针方向、针刺深浅、用力轻重、留针时间、艾灸壮数、针灸禁忌、事故预防、病人反应等，或集前人之精华、或发前人之未发、或补前人之不全。

皇甫家族曾是东汉名门贵族，皇甫谧的曾祖皇甫嵩因镇压黄巾起义而官至征西将军、尚书、太尉。后来皇甫氏族渐趋没落，皇甫谧的祖父皇甫叔献曾任霸陵令，父亲皇甫叔候仅举孝廉，家道衰落。皇甫谧出生后遂丧生母，家境困难，被过继于叔父，十五岁时随叔父迁居新安，在战乱之中度过了他的童年和少年。皇甫谧自幼贪玩，厌倦读书，不求上进，与村中儿童编荆为盾、执杖为矛，分队列阵，相互攻逐，以兵游戏。年满二十，仍然游荡无度，犹不思学，被人以为痴呆。有一次，他将所得瓜果敬献继母任氏。任氏对他说："《孝经》讲，以牛、羊、猪供养父母，也不算孝。你现在二十有余，仍然眼中没有教育，心里不谋正道，如何能安慰于我？"她继续感叹说："当年孟母三次迁居，终于把孟子教育成才，曾父为子杀猪，以保证教育的笃信，难道是我没有选择芳邻，还是教导无方？为何你鲁钝之极呢？修身好学，是你自己得益，与我又有何用？"她说得伤心，涕泪俱下。皇甫谧听此也觉惭愧，于心深痛，由是幡然悔悟，决意向学，遂拜乡人席坦，发奋读书。虽然家境贫寒，尚需自谋活路，没有很好的读书条件，但这并没有让皇甫谧感到沮丧，即便是去田间耕种，他也不忘背着书籍，抽空阅读。他精勤不倦，夜以继日，博览群书，无所不涉，终至知识渊博，学贯古今。

而此时的世界却在昏暗、倒退之中。全球文明的中心——欧亚大陆正经历浩劫，古希腊、古罗马、古印度文明尽被摧毁，刀兵四起，征战不绝。全世界处于古典文明时期已经结束、中世纪文明尚未到来的混乱时刻，中国也是如此。秦汉辉煌的古典文明刚刚落下帷幕，东汉末年皇权式微，群雄并起；三国时期，豪强鼎立，互相征伐；西晋王朝，关系复杂，难以久安。长期以来，社会动荡，生灵涂炭。皇甫谧生于东汉，长于曹魏，没于西晋，遭逢了一段动荡岁月，耳闻目睹了战乱年代的腥风血雨，亲身体验了苍生百姓的贫病交加，因而无意于仕途之飞黄腾达，厌恶了官场的尔虞我诈。在他四十六岁时魏相司马昭诏聘，五十一岁时晋武帝续诏，五十三岁时晋武帝又下诏敦逼，以后还有多次被朝廷征召做官，皇甫谧皆推辞不就。他安心治学，卓有成就，犹为可贵。

随着年龄的增长，皇甫谧变得性格沉静，清心寡欲，专于著述，笔耕不辍，撰写了许多名著。《针灸甲乙经》共十二卷，128篇，前六卷为针灸基础理论，后六卷为针灸临床应用，内容丰富，前无古人。《素问》《灵枢》《明堂孔穴针灸治要》流传到了西晋，由皇甫谧将其针灸学内容合三为一而扭转乾坤，于是山河新开，异峰突起，成为中医学历史上的一座丰碑，皇甫谧本人也被誉为"中国针灸学鼻祖"。皇甫谧的文史著作更有《帝王世纪》《年历》《高士传》《逸士传》《列女传》《郡国志》《国都城记》等。这些著作或博采广纳，珍藏文献；或纵论古今，畅抒己见；或循名考实，独有发掘。其文风犀利，言语铿锵而治学严谨；同时也风流蕴藉，处处珠玑而文采飞扬，成为中国历史上的著名学者。

皇甫谧生活简朴，不喜奢靡，他在《玄守论》中说："人之所至惜者，命也；道之所必全者，形也；性形所不可犯者，疾病也。若扰全道以损性命，安得去贫贱存所欲哉？吾闻食人之禄者怀人之忧，形强犹不堪，况吾之弱疾乎！且贫者士之常，贱者道之实，处常得实，没齿不忧，孰与富贵扰神耗精者乎！"显示出他坚强的意志和高尚的人格。皇甫谧以读书、著书为一生快事，高山景行，令人欣羡。

罗浮山上小仙翁

苏东坡当年被贬岭南，曾游罗浮山而倍加赞赏，写下了"罗浮山下四时春，卢橘杨梅次第新。日啖荔枝三百颗，不辞长作岭南人"的诗句。罗浮山是罗山和浮山之合体，方圆260多平方公里，为百粤群山之祖。其山区广大，峻拔峭厉，由七千万年前中生代侏罗纪和白垩纪时燕山运动形成。当时大量花岗岩侵入，挤压地壳，使地层褶皱而凸起为穹窿，构造山地，屹立于珠江三角洲边缘。南来的海风与北来的气流在此交汇，导致常年云雾缭绕，平添了它的神秘色彩。加之其独特的地形结构，"山山瀑布，处处流泉"，更加令人神往。罗浮山的森林动物也非常丰富，拥有五色雀等飞禽40多种，睡猪等走兽36种，爬行类、鱼类15种，昆虫类70多种。此处高温多雨，土层较厚，堪称南亚热带植物园，拥有各种植物3000多种，其中包括中药1200多种，是道佛两教信徒修行的风水宝地。公元311年（咸和六年），东晋葛洪（284—364）于赴任途中发现此地，毅然改变行程，放弃官职，登上罗浮山，炼丹、传道、行医、著书，成为道教南宗灵宝派之祖和著名中医学者。

道教，与佛教、基督教、伊斯兰教等由国外传入的宗教不同，它是地地道道的中国本土宗教，它的产生和发展与中医的发展拥有同一片土壤和文化氛围，二者关于生命的认识大有相似之处，足以互为借镜。

当然，佛教进入中国的时间远远早于基督教和伊斯兰教，因而与后二者有着显著区别。佛教刚入中国，也曾水土不服、停滞不前。后在隋唐时期完成了中国本土化，两宋时期与儒道合流，彻底融入中国文化，也与中医学术发生着千丝万缕的联系。正因为如此，佛教在中国的发展取得巨大成功，当十一世纪伊斯兰教入侵印度，逐渐使佛教寺院尽毁、僧徒星散，而于十三世纪初在南亚次大陆基本消失时，中国俨然成为全世界佛教的中心。

相比之下，道教在今天却不如佛教和基督教那样信徒众多。但道教发轫于中国，源远流长，深深地影响了华夏文化。

真正的道教创立应该是在东汉，张道陵开立五斗米道，道教徒们称他为"张天师"。比张道陵略早，由张角创立太平道，后因发动黄巾起义而被镇压，从此基本上销声匿迹。一般认为，道教以"黄老思想"为理论根据，承袭战国以来的神仙方术而衍化形成。许多道教领袖们把道教的始创大大提前至黄老时期，并把道家与道教混为一谈。其实，老子和庄子的道家思想和学说，与道教理念并不完全一致，老庄之学也代有传人。虽然道教把老子的《道德经》作为本教的第一经典，但道教的行为与老子思想还是相去甚远。

葛洪祖上曾为高官，其祖父历任吴国御史中丞、礼部尚书。其伯祖父葛玄师从炼丹家左慈学道，号葛仙公，将炼丹秘术传于弟子郑隐。葛洪父亲先仕于吴国，吴国亡后，又以原官仕晋，最后迁作邵陵太守，任内而亡。葛洪为家中三子，自幼备受娇宠，无忧无虑。当他长到十三岁时，父亲去世，家道中落，饥寒交迫，不得不下田耕种，以谋生活。他还得上山砍柴，卖些零钱，才能换回纸张和笔墨。葛洪只能在劳作之余抄书读书，然而却孜孜不倦，常至深夜。乡人称他为"抱朴之士",他索性自号"抱朴子",直抒胸臆。他性格内向,谨言慎行,不喜交游,只好读书,常常终日闭门,潜心探析,所涉深广,学问渐增。他在饱读儒家经典之余,尤其对"神仙导养之法"颇感兴趣,时常不辞远路,上门求教,一有所获便欣喜狂若。即便被人讥笑,也无怯色。

葛洪十六岁时拜伯祖父的弟子郑隐为师,学习炼丹。由于他专心致志,勤勤恳恳,加之天资聪颖,进步很快,深得郑隐赏识和器重,让他看了其他弟子均不能得见的炼丹真经和秘诀,将自己一生之学问传于葛洪。郑隐的神仙理论、遁世思想,也深刻地影响了葛洪的一生。自此,葛洪有意归隐山林,炼丹修道,著书立说。

太安元年,郑隐预感战乱将至,江南难安,乃背负书籍,携带仙药原料,率领入室弟子,东投霍山,唯有葛洪留在丹阳。后因参战有功,被封为"伏波将军",但葛洪无意居功,养尊处优,遂辞去官职,前往洛阳,搜寻炼丹制药之书,却因江东战乱,归途阻断,滞留广州多年。后来就在此地,谢绝世务,服食养性,拜鲍靓为师,继修道术,深得器重。鲍靓还将自己的女儿嫁于葛洪。葛洪于建兴二年返回桑梓,隐居深山,伏案创作。

东晋开国,念其旧功,赐爵关内侯,食句容二百邑。葛洪曾多次拒绝朝廷各种官职,执意隐居。终因生活所迫,违心出任咨议参军等职。他闻听交趾出产丹砂,便求为句漏令,率子侄同行。路经广州,刺史邓岳告诉葛洪,其辖地罗浮山有神仙洞府传说,曾有仙人在此服食九节菖蒲,羽化升天。同时邓岳表示愿意为他提供原料,在此炼丹。葛洪乃中止赴任行程,上山隐居。先在朱明洞前兴建南庵,由于慕名而来从学者日众,又增建东、西、北庵,修行炼丹,著书讲学,终老于此。

葛洪一生著述颇丰，但在沧桑岁月中多已佚失，现在能够看到的主要有三部作品，即《抱朴子》《肘后备急方》和《神仙传》。其中《抱朴子》现有《内篇》二十卷，《外篇》五十卷，已非原来《抱朴子》之完帙。

葛洪在罗浮山上将主要精力都用于仙丹的炼制和研究，这是道教早年极其虔诚的活动，也是道教追求长生久视的重要途径，亦是道教早期修炼的误区和弯路。道教的后世传人在前辈失败之后，终于觉醒，不再重蹈旧辙。也许人类对自己生死的认识，也需要一个历史过程才能彻底明白。虽然葛洪辛辛苦苦仍未能找到永世金丹，但他的心血并没有完全白费，也由此而开辟了其始料不及的另一片天地。那炼丹炉中被密封的矿物，在经火烧炼的高温高压状态下，就会发生化学反应，从而产生新的物质。尽管炼丹的动机和目标都十分荒谬，但炼丹的过程却是科学实验。总的来说，葛洪的炼丹术有三大贡献：

1. 烧炼中药。葛洪在炼丹过程中炼制成功几种中药，如弥陀僧（氧化铅）、三仙丹（氧化汞）等，都是中医外用药物的原料。这些已经不是天然中药饮片，而是由化学炼制而得，揭示了提炼中药之思路。

2. 化学实验。葛洪的炼丹术也是化学之先声，他在炼制水银的过程中，发现了化学反应的可逆性，如从丹砂（硫化汞）中可以炼出水银，而水银与硫磺化合又能变成丹砂。他也发现红丹（四氧化三铅）可以炼得铅，而铅也能炼成四氧化三铅。他还记载了雌黄（三硫化二砷）和雄黄（五硫化二砷）加热后升华，直接形成结晶的现象。

3. 制药先驱。中国的炼丹技术和方法，流传到国外，启迪了现代制药学的形成，葛洪的丹炉炼丹也是化学制药的先驱。

从《抱朴子·内篇》中可以领略更多的化学实验方法和结果，而

《抱朴子·外篇》却带我们走进了另外一个世界，它所展示的是一个人文天地。葛洪以敏锐的眼光、犀利的笔调、严谨的文风，纵论人间得失、世事臧否。其文章之锦绣、胸襟之宽广、哲思之深刻，足以说明他不仅是道教学者、科学家、养生家、医学家，也是文学家、思想家、哲学家。

葛洪反对言必称典、厚古薄今的思潮，坚持用现实客观的眼光看待事物，对今不如昔的论调严词痛击、酣畅淋漓。他也鄙夷那种只重"德行"、不重文学的流弊，而给予文质很高评价，因而与众不同、发人深省。他认为真正的鸿章巨著只能出自博学多才之人，需要视野开阔、胸有成竹，才能格高意远、切中要害而成锦篇绣帙。

葛洪在修炼的同时，从来也没有忘记医学研究，他认为修道必兼通医学，否则不但不能求得长生，而且一旦生病更是一筹莫展，影响修炼。葛洪的《肘后备急方》是我国现存的第一部临床急救手册，主要记述各种急性病症或某些慢性病症急性发作的治疗方药、针灸、外治等办法，也简略记述个别病症的病因和症状，其中一些描述尚属首创。

《肘后备急方》记述了一种"尸注"之病，它能互相传染，临床表现多端，千变万化。有时病人不知自己哪里不适，只觉得怕冷发热，全神疲乏，精神恍惚，日渐消瘦，病程迁延不愈，严重者甚至还会丧命。这就是我们今天的结核病，包括肺结核、骨关节结核、脑膜结核、肠和腹膜结核等。葛洪是我国最早观察和记录结核病的医学家。

《肘后备急方》记载了某年发生的一种奇怪的流行病，病人遍身生疱疮，起初为小红点，不久形成白色疱疮，容易碰破，疱疮边长边烂，伴有高烧，多数不能治好，侥幸治好后皮肤也会留下一个个的小瘢痕。小瘢痕起初发黑，一年以后变得和人的皮肤颜色一样。这就是后来所称的"天花"。西方医学家认为最早记载天花的是阿拉伯医生雷撒斯，他比葛洪生活的时代晚了五百多年。

《肘后备急方》记载有"沙虱毒"，是一种小虫"沙虱"，蜇人吸血时，释放"沙虱毒"，使人发热。"沙虱"比米粒还小，是传播疾病的媒介。这便是后来所称的"恙虫病"。葛洪比美国医生帕姆的记载要早一千五百多年。

《肘后备急方》还记述了狂犬病的临床表现和防治思路。人被疯狗咬后，非常痛苦，受不得一点刺激，哪怕是一点声音，也会引起抽搐痉挛，听到水声也会发病，但没有任何有效的药物治疗。葛洪采用特殊方法，捕杀疯狗，取出其脑子，敷在被咬的伤口上。这是免疫的思想萌芽。一千多年后，欧洲免疫学从法国的巴斯德开始，他用人工的方法使兔子患上疯狗病，再把兔的脑髓取出制成针剂，用来预防和治疗狂犬病。

《肘后备急方》的这些记述，既体现出葛洪深厚的临床专业素养，也反映了他对中国医学乃至世界医学的贡献。他隐于山中，着力炼丹，研习医学，完全契合道教"性命双修"的理念，由此走完了他的人生历程，也迎来了他生命中最为辉煌的时光，成为同时肩负道教领袖与中医大家的第一人。

别有天地华阳洞

南朝时期的一个十岁少年,读了《神仙传》后,心醉神迷,激动不已,对葛洪啧啧称羡,向往之至,由衷憧憬将来自己能够成为葛洪式的人物。他后来果然成为了"葛洪第二",是同时肩负中国道教领袖和中医大家的"第二人",他就是丹阳秣陵陶弘景(456—536)。

陶弘景出于江东名门,祖父陶隆南朝宋时封晋安侯,其父陶贞宝精通药学、博览子史,官至江夏孝昌相。陶弘景生于南朝宋时,自幼聪明,行为奇特,四五岁时就用荻干作笔,在灰中学习写字。他喜好读书,十五岁著《寻山志》,二十岁被引为南朝宋时诸王侍读,后拜左卫殿中将军,但十多年间仕途不顺、屈心抑志。中国的秦汉盛世已过,社会动荡不安,王朝更替频仍,战乱持续不断。陶弘景虽然精心竭力、日夜操劳,但是收效甚微、于事无补。中国的历史格局,正处于乱世阶段,尚未露出安定的曙光。他深感天下大势无可扭转,乃于齐武帝永明十年辞去官职,隐居茅山华阳洞,重拾其少儿时期之梦想。他也曾作诗一首,解释自己为何隐居:"山中何所有?岭上多白云。只可自怡悦,不堪持寄君。"

陶弘景的好友萧衍,推翻齐朝,建立梁朝。他深知陶弘景的才学和人品,称帝后便欲邀请陶弘景出山为官,辅佐朝政。陶弘景却作了一幅画,请来人回禀梁武帝。画中呈现两头牛,一头牛正在吃草,自由自在；另一头牛却戴上了金笼头，被手持鞭子的人牵着鼻子。梁武帝一看，便知其意，不再勉强他站班朝堂。但凡军国大事，朝廷疑惑，梁武帝总是派人前往茅山向陶弘景请益。陶弘景也尽臣友之宜，谋谟帷幄。虽然其隐身世外，却俨然是国家大事的决策人物。朝廷与茅山之间，音信不绝，使臣往来，快马穿梭，尘土飞扬。有感于如此情景，当时的人们都把陶弘景称作"山中宰相"。

尽管陶弘景被誉为"山中宰相"，受到梁武帝的极高礼遇，但有些关键事情仍要屈高就下，委身求全，知荣守辱。本来陶弘景是道教茅山派的代表人物，而在南梁时期举国崇佛，不容道教。陶弘景被迫远离茅山，出走他乡。最后还不得不以道教上清派宗师的身份，前往鄮县，礼拜阿育王塔，自誓受戒，佛道兼修。虽非出于本愿，但唯有如此才能维护茅山道众的生存。后来他借悼念好友沈约而作诗一首，以吐胸中块垒："我有数行泪，不落十余年。今日为君尽，并洒秋风前。"

心虔志诚于佛教抑或道教，是人们宗教信仰的选择。如果一个虔诚的信徒被逼去对其并不信仰的宗教顶礼膜拜，在他心中一定是奇耻大辱。但是作为一个学者，可以对任何一种宗教进行了解、研究和比较，甚至可以取长补短。陶弘景是大学问家，他不但精通本家道学，也对儒学和佛学深入研究，别有见地。他在儒学和佛学上的造诣非同一般，即使是当世的儒学大家和佛学大家也难以与他并肩。陶弘景是集儒、释、道于一身的历史天才。他能忍常人之难忍，不惜内心之痛苦，肯以一人之委屈，而保全教之生存，开创了茅山道教的新时代。

茅山即句曲山，自古就是著名的道教圣地，相传五千多年前就有世外高人修炼于此。先秦郭四朝真人、秦时李明真人、汉时茅盈、茅固、茅衷三兄弟、东晋葛洪等都曾在此修炼，或著书立说。东晋兴宁二年，杨羲、许谧、许翙来到此山，并撰著《上清大洞真经》，创立了具有江南特色的道教学派——茅山上清派。陶弘景隐居茅山后，成为上清派的主要传承者，他在茅山四十多年，使本派的教义教理更加完备。陶弘景《真诰·稽神枢》这样描述："金陵者，洞虚之膏腴，句曲之地肺也，履之者万万，知之者无一。句曲山源曲而有所容，故号为句容里，过江一百五十里，访索即得。江水之东，金陵之左右间小泽，泽东有句曲之山是也。此山洞虚内观，内有灵府，洞庭四开，穴岫长连，古人谓为金坛之虚台，天后之便阙，清虚之东窗，林屋之隔杳，众洞相通，阴路所适，七涂九源，四方交达，真洞仙馆也。"其低山丘陵，资源丰足，也是天然药物宝库，后世《本草纲目》收录的茅山药材竟达380多种。

山清水秀之地，既陶冶了陶弘景的情操，也成就了他的道袟。他以"真人口授之诰"而寓意的《真诰》一书着重介绍了上清派道教的历史、传记、方术等，也略及道教的其他派别。他将上清道奉为"上道"，以别于旧天师道，反映出与其他道教学派的信仰之不同。可见他自视甚高，出手不凡，志在中兴道教，弘扬学问。该书还提倡佛道兼容，互相学习，和平共处。此可谓正途，意义深远。而《真诰》一书内容庞杂，涉猎甚广，并非只言道佛而已。其文辞典雅，人物生动，堪称大师手笔，文学佳品。但该书也常常语言隐晦，以示秘传，令人费解，从而披上了神秘的面纱，而在北周、元代先后遭禁。

陶弘景在炼丹方面也拥有别人所没有的条件，梁武帝保障了他的原料供应，所用黄金、朱砂、曾青、雄黄均不发愁。陶弘景的丹炉实验亦有进步。他记载了硝酸钾的火焰分析法，言说一物与朴硝色理大同小异，用火强烧，紫青烟起。这"紫青烟起"便是钾盐的特性。陶弘景的这一记载，是世界化学史上钾盐鉴定的最早纪录。他发现汞可与某些金属形成汞齐，如水银可以消化金、银为泥，而可作镀料。他还记载了胡粉（碱式碳酸铅）和黄丹（四氧化三铅）不是天然产物，而是由铅制得，新辟药源，以促进炼丹术的发展。

陶弘景治学严谨，一丝不苟。《诗经·小宛》言："螟蛉有子，蜾蠃负之，教诲尔子，式谷似之。""螟蛉之子"也就成了"义子"的代称。但他读此诗句，却不以为然。再查阅其他几本书籍，都和《诗经》的旧注一样。陶弘景来到庭院，找到一窝蜾蠃，仔细观察，终于发现蜾蠃捕捉螟蛉幼虫，并非用来变化蜾蠃，而是把螟蛉幼虫放在巢里，等自己所产之卵孵出幼虫时，作为它们的食物。

陶弘景治学的最大成就还是在医药领域，他编撰了《本草经集注》，也由此成为中国医药学之大家。其主要成就有六：

1. 大扩容。《神农本草经》问世的时候，其所载药物仅为365种，本来就有所保留，没有把当时医生所使用的药物完全收入其中。陶弘景再次整理编撰时，又从《名医别录》之中选取365种药物，增加其中，使中国本草学著作所载药物达到730种，有了显著进步。也许两个365不是巧合，可能是陶弘景故意为之，以便形成如此的对称格局。尽管如此，从《神农本草经》到《本草经集注》，中国药物学著作的药物种类大幅增多，为临床医生学习、掌握、使用药物提供了更大的空间。此后历代的本草专著，所载药物不断增加，但再也没有出现像陶弘景这样一次成倍增加药物种类的盛况。

2. 七分类。陶弘景没有沿用《神农本草经》上、中、下三品的分类方法，而是改用玉石、草木、虫兽、果、菜、米食及有名未用七类划分。《本草经集注》的这种新的药物学分类方法，比之三类分法，更为科学、方便，展示了陶弘景的渊博学识和专业功力。另一方面，经过《神农本草经》之后的临床实践，医家对药物的毒性更加了解，也可以对所使用药物的毒性进行有效控制，已经不需要再以有无毒性或毒性大小来对所有药物进行分类。从此，中国药物学理论和临床应用进入了新的历史时期。

3. 新水准。对于药物性味、产地、采集、形态、鉴别等各方面的论述水平，《本草经集注》都比《神农本草经》大为提高，整体水平跃升，由此也体现出中国药物学的进步。而中国医学界同时也在对中医基础理论《黄帝内经》进行深入研究，却很难取得如此巨大的进步。

4. 专用药。《本草经集注》首次提出"诸病通用药"的概念，如防风、防己、秦艽"治风"；茵陈、栀子、紫草、白薇"治黄疸"等，为临床医生提供了极大方便。

5. 两支笔。陶弘景撰《本草经集注》就是要对《神农本草经》进行修订，但他十分尊重原作，并不随意改动，而是在完全保留原文本来面目的前提下，再增加自己欲要添写的内容，严格地把原书的说法和自己的说法区分开来，再一次体现了他严谨的治学态度和方法。为此他采用了极为有效而且醒目的方法，凡《神农本草经》的内容使用红字书写，而自己增加的内容使用黑字书写，以致后人将此称作"本草赤字""本草黑字"。他所开创的这种严谨做法，为后来的注释家们所津津乐道而争相模仿。

6. 修《本经》。陶弘景还对《神农本草经》原有的365种药物进行了订正、补充和说明。例如对有名无实、没有价值者，包括石下、长卿、屈草、扁青等列为"有名无用"类。这些订正都是基于临床实际，客观调查，深入研究，绝没有随心臆断。

句曲山风光俊美，华阳洞形胜别致。这里山不甚高，而有雅秀；水不至深，却贯清澈；森林幽幽，似发腾飞之势；谷气沉沉，暗飘道家仙曲。《神农本草经》正是在这里经过陶弘景的再次整理而推陈出新，焕然夺目，其《本草经集注》已经不是单纯地就医药而论医药，而是从更宽阔的科学和人文视野来审视和论说医药，使中国药物学发展成为包罗万象的博物学。

说病究源一部书

　　以古希腊、古罗马、古印度和古中国为代表的世界古典文明衰落后，全球进入了长期的混乱时期。而中国则是在秦汉辉煌过后，历经三国、两晋、十六国、南北朝的长期动荡和战乱浩劫，终于随着隋朝的立国，在开皇十年（590）趋于稳定。隋是上承南北朝，下启唐朝的重要朝代。隋朝国祚很短，只有三十八年。它与秦朝极为相似，都是一统天下，确立新制，为中华民族的发展做出重大贡献，但其皇朝的命运也都是随着开国君王的逝去，二世而亡。然而，隋朝的建立，对于中国的历史却是十分关键。它再一次实现了中华民族的团结，为迎接中国的又一个辉煌时期奠定基础，同时也抢在了世界各国的前面，引领中世纪文明的到来。

　　公元610年，穆罕默德还在麦加郊外的希拉山洞里独立沉思。正当他考究宇宙、探索人生时，突然接到造物主安拉通过天使而传达的启示，命他作为人间使者。他由此创立了伊斯兰教，主张买卖公平，施救平民，善待孤儿，解放奴隶，制止复仇，实现和平，并于631年统一了阿拉伯半岛。穆罕默德真不愧是世界巨人，他所创立的伊斯兰教，在其死后更加强盛，穆斯林四处扩展，战无敌手，取得空前胜利。伊斯兰教的洪流淹没了北起伊比利亚半岛和欧洲大陆之间的比利牛斯山脉，即法国和西班牙的界山；南至东邻印度、南濒阿拉伯海的信德，即巴基斯坦境内；西起摩洛哥，东至中亚的所有地区。但欧亚大陆核心区进入中世纪文明，却比欧亚大陆东端的中国晚了一步。

中国文明的脚步曾经赶上了世界古代文明和古典文明，走在了世界发展的前列。但在这两次世界文明中，中国的脚步都不算最快。在世界古代文明到来时，以美索不达米亚的脚步最快；在世界古典文明到来时，以古希腊的脚步最快；而在世界的中世纪文明到来时，是以中国的脚步最快，这正是由于隋朝的兴起。杨坚成功统一了数百年来严重分裂的中国，政治清明，社会安定，民生富庶，人口增加，国力强盛，史称"开皇之治"。杨广继位初期，隋朝步入盛世。中国不但率先进入了中世纪文明，而且在其后一千年左右的时间里，尽管也有波折，还是创造了无数辉煌，其中包括三大发明和领先的医学技术。相反，在这一时期，欧洲的中世纪文明之旅步履蹒跚、跌跌撞撞，其科学技术和生产力发展均较为缓慢，甚至被一些史学家称为"黑暗时代"。

中国的情形"是风景这边独好"，从隋朝的开端就可以看出眉目。这其中的一个侧面，就是医学的发展，而最有标志性的进步就是中医学校崭露头角。太医署这一机构早在南朝时期便已出现，但它的主要功能还是负责医疗。而在隋朝，太医署的职能发生了变化，它除了负责医疗之外，医学教育的任务大大加重。太医署也是中国历史上最早的官办医学教育机构，旨在规范医学传授，促进医学研究。巢元方（550—630）担任隋朝太医署的太医令，兼管医疗和教学。也是在公元610年（大业六年），隋朝太医令巢元方奉诏编撰《诸病源候论》，成为中国第一部病因学和证候学的专著。中医学的文化长河又涌出一条新的支流。

《黄帝内经》《神农本草经》《伤寒杂病论》的问世，标志着中国基础医学、药物学、临床医学逐渐走向成熟。汉朝以降,逮至隋朝,对以上三部经典都有学者进行研究整理,推出新作,如全元起著《素问训解》,王叔和编次《伤寒论》,陶弘景著《本草经集注》,激起了中国医学在基础、临床和药物三大洪流中的新风巨浪。也有学者就医学经典的某些专门内容进行研究整理,撰为专著,如皇甫谧的《针灸甲乙经》,王叔和的《脉经》,形成中国医学奔腾向前而冲开的澎湃支流。而《诸病源候论》的出现,是中医学术发展的又一次深入和分化,开启了中医病因学和证候学的专门领域。

《诸病源候论》一书的编撰,与以往所有医学著作的撰著均不相同。以往都是学者行为,没有政府组织,尽管《内经》和《本经》并没有个人署名。自然,汉朝的开明政治、科技进步、文化发展都为这一时期的中国医学在基础、临床和药物学科的成熟以及经典著作的诞生提供了良好环境,但由政府直接关注的书籍还仅在政治、思想、社会等方面,并没有对医学著作给予更多支持。而本次《诸病源候论》的编撰是由政府组织,学者完成,为有史以来中国官方主持的第一部医学理论著作,开了官颁医理之书的先河。

编撰《诸病源候论》的诏令虽然出自隋炀帝杨广,但隋朝移风崇教源自隋文帝杨坚。隋朝初建时,由于长期战乱,书籍散佚严重,杨坚下诏全国求书,凡捐献一书,奖缣一匹,一两年后图书大增,达三万余卷。隋朝还广泛收集中医药资料,特别是历代方剂,民间验方,编撰了大型方书《四海类聚方》2600卷。隋朝注重文化,发展医学的风气甚浓。

巢元方博通经籍,医术超群。传说,隋朝负责督造运河的大总管麻叔谋患了"风逆"症,头晕恶心,不能行走,只能卧床。巢元方为他诊病后认为是风邪侵入腠理造成,病在胸臆之中。让他用嫩肥羊蒸熟,再掺上药粉同食,麻叔谋很快痊愈,以后亦常用此方将养身体,可见巢元方施治之灵活。他不但以小药治大病出神入化,而且防治兼顾、标本同谋、食药并用,如顺手拈来、天衣无缝。

巢元方编撰的《诸病源候论》全书五十卷,67门,1720论,并不列法载方,而着力阐述疾病的发生原因、症候变化,寻根究底,剖毫析芒,成为"源""候"专论。

《诸病源候论》对寄生虫病的病因和发病的记载颇为深入。关于血吸虫病,巢元方认为该病的发病具有地域性、季节性和传播性。江浙以东的山洞溪水、水泽沼地为流行区域;春秋两季为好发季节。巢元方观察到血吸虫生活习性为冬月蛰伏土内,夏月在水中。其传播方式是人与疫区水域接触,人行水上或以水洗浴时患病。雨水过大时,也会随水流入人家。血吸虫病初起的表现为发热恶寒、头痛、目眶痛、腹痛、心烦、腹泻、齿龈出血,继而饮食不入、神识恍惚等等。该病独特的诊断方法是:以大蒜数升捣碎放入温水中,使患者在水中洗浴,出现遍身赤色斑纹者即为血吸虫感染。此法在今天看来过于落后、不值一提,但在当时而言却属创举,诚为可行手段。关于恙虫病,巢元方认为人被感染多因在疫区的山洞水泽中洗浴,或阴雨天行涉于草丛中,"沙虱"便着于人身、钻入皮里。其预防发病的方法是用微火熏燎可疑接触者全身,以期"沙虱"畏热而自行坠地。巢元方还提出可在冬季将"沙虱"研为细屑,合麝香末涂于周身,以预防日后发病,可谓以毒攻毒的免疫学思想。关于疥疮,巢元方认为是疥虫感染,其感染途径是身体接触,好发部位是手足之间,以后渐及全身。在疥疮溃烂处可用尖细之物挑出疥虫。该病的预后与疥虫侵入人体的数量和浅深程度有关，其治疗的关键是虫死病除，可以采用艾灸疮面的简易办法来杀灭疥虫。巢元方还对绦虫、蛔虫进行了深入观察，在没有观察检测仪器的条件下，其对各种寄生虫病的论述大都切合临床实际。今天重温《诸病源候论》的这些内容，让我们深深感受到一千多年前巢元方的严谨治学态度、科学思维精神和逻辑推理能力。

《诸病源候论》对"漆疮"的记载十分仔细，巢元方观察到同样接触到漆，有人安然无恙，有人陡然发病，这是由于秉性差别所致。"秉性畏漆"者，一旦接触到漆，立即面痒，继而胸、背、臂、腿及全身瘙痒肿起。以手搔之，红肿迅速蔓延，重者通身疮毒如豆或大如杏枣，红肿热痛。再次接触，依然发病。"秉性不畏漆"者，甚至终日烧煮漆，也不为害。人不分男女，均有耐漆和不耐漆者。巢元方对接触过敏性病变和个体差异的认识，十分正确。

《诸病源候论》对不孕症的认识，并不只是究因于女性，还提出了男性不育症，其原因在于精冷精稀，精不射出所导致。这一论述不但有科学意义，更有社会意义。

《诸病源候论》认为"真心痛"是由心之经脉所伤导致。心之正经受伤，则朝发夕死，夕发早死。心之别络受伤，或轻或重。受伤的心脉大小主次不同，预后不同。

《诸病源候论》还记载了肠吻合术，它适用于腹部创伤而致肠管断裂者，取断肠两端可见者，迅速以针缕缝续断肠，再用鸡血涂于缝口上，勿令气泄，推入腹中。术后二十日内饮食米粥，不可饱食，术后百日方可正常饮食。《诸病源候论》亦记载了腹部大网膜切除术。巢元方的这些描述，恐怕是人类公元七世纪腹部外科的最高水准。

巢元方《诸病源候论》的问世，是中医病因学和证候学理论自成体系的标志,虽然该书并不涉及方药,但它对疾病和症候之病因学和证候学的深入阐述,为治疗法则和方药选择奠定了基础,其后在唐宋出现的大型方书,包括著名的《千金要方》《外台秘要》《太平圣惠方》《普济方》等,其中有关病因病理分析,大多依据《诸病源候论》,可见其对后世的影响极其深远。

精诚方为药王心

何谓"药王"?如果单从字面理解,似乎是比喻药学大家。其实不然,"药王"一词的出现,有着特定的历史背景,因而有其特定的含义。"药王"一词最早见于东晋佛经译本中的药王菩萨。他善施良药,救治众生身心两种病苦,为阿弥陀佛二十五菩萨之一。与药王菩萨一起见诸经文的还有药上菩萨,他们本为兄弟二人,都是慈悲为怀,解人病苦。这佛经中的"药王",并不是精于制药的药学大师,而是乐于救人的施药菩萨。如果以"药"的角度而论"王"者,此"药王"并非"制药"之王,而是"赠药"之王。苍生百姓有感于此,就把德艺双馨而救人危难的医生比喻为"药王"。民间所称的"药王",不是药学家,而是医学家。

药王被民间奉作医神,最迟出现于宋代。到了明清时期,中国各地的药王庙已经很多,庙中的药王不尽相同,非止一神。清代以后,民间所供奉的药王大多为唐代名医孙思邈(581—682)。他成为人们祈求健康、祛病解痛的精神寄托,民间对他的缅怀和崇敬千年之间从未中断过。

孙思邈也是中国道教史上的重要人物,但他与葛洪、陶弘景不同,是独以医学而闻名于道教的大师。由于其医术超群绝伦、贡献巨大,而被誉为道教中的"药王",在道教的宫观中为其建有药王殿。孙思邈的医学大作《千金要方》和《千金翼方》也被收藏在道藏中。虽然尚未见到孙思邈有关道教学术的高论大作，但当时他被公认为是得道高人，在道教之中享有崇高地位，千百年来不曾改变。

孙思邈生于农家，世代清贫。他幼年多病，经常吃药而罄尽家产。但他自小好学，聪明过人，七岁时就已认识一千多字，每天可以背诵上千字的文章，被人称作"圣童"。十八岁时立志学医，凡周围邻居患疾厄者，多得到他的救治和帮助。二十岁时已经饱读经典与百家之说，即使佛道理论也已通晓，而他尤为钟情于《老子》和《庄子》。谈起学问，往往滔滔不绝，独有见地。

鉴于孙思邈的高德大才，隋文帝请他去做国子博士，但他以病婉辞。唐太宗即位后专门召见他，并想授予他爵位，也被孙思邈拒绝。唐高宗继位后又邀他去做谏议大夫，亦不应允，转而推荐了自己的徒弟去应职。孙思邈归隐时，高宗又赐他良驹和宅邸。当时名士和文学大家如卢照邻等都十分尊敬他，均以师长之礼相待。但孙思邈却信仰老庄，喜欢随意，看淡官场，不入仕途，他所念兹在兹的就是医学事业。

孙思邈数十年隐居在太白山、终南山、峨眉山、五台山，将自己的心血倾注于四个方面：一是潜心研究中医典籍和历代名医精华；二是全力为当地百姓治病；三是精心采药制药；四是研究相关的各门学问，如天文、地理、物候等，也包括儒道佛。经过长期的临床实践和理论研究，孙思邈的中医知识更加渊博，成为唐代最伟大的医生，其代表作《千金要方》和《千金翼方》各三十卷经过数十春秋的冶炼，最终在其步入晚年、正当学术顶峰的时期出炉。

孙思邈认为，"人命至重，有贵千金，一方济之，德逾于此"，故将自己的代表作冠以"千金"二字。《千金要方》是中国第一部医学百科全书。虽然汉代的《伤寒杂病论》是中国临床医学成熟的标志，但它所涉及的临床病种主要是热病和一部分杂病，其杂病范围尚不够宽广。而《千金要方》与《伤寒杂病论》不同，它并不是热病的专著，而是面向整个诊疗领域，所涉病种极为广泛，包含了当时医学所涉及的全部疾病。《千金要方》收集的资料十分全面，囊括了医学典籍、名医精华、民间经验，博采众长，雅俗共赏，具有很高的学术价值，成为中医文献宝藏。

《千金翼方》收录了张仲景的《伤寒论》，并以医学大师的眼光对《伤寒论》进行审视和研究，提出了独到的见解。孙思邈从医方入手，并以此作为突破，而统领全局，创立了从方、证、治三方面诠释《伤寒论》的方法，而开以方类证研究之先河，为后世研究《伤寒杂病论》提供了新鲜思路。

《千金要方》和《千金翼方》开创了分证列方的体例，便于查找。两书共载方6500多首，既有前代著名医家用方，也有各地民间验方，亦收入了不少少数民族医方，甚至载入了国外传来的医方，对唐以前中医方剂进行了全面总结，体现了当时的最高成就，是中医方剂文献史上迄唐为止的最完善记载。

《千金翼方》载录药物800余种，详述了药物的采集时间和加工炮制方法，体现了中国药物学的研究进展。孙思邈非常重视道地药材及其疗效，共计载道地药材519种。同时他还对一些药物进行了修订。这成为孙思邈之所以被称作"药王"的第三个侧面。

《千金方》还体现了孙思邈重视妇科，强调养生，针药并用等多方面成就。唐太宗李世民赞其为"凿开径路，名魁大医。羽翼三圣，调合四时。降龙伏虎，拯衰救危。巍巍堂堂，百代之师"。

孙思邈对医学的认识非同常人，他所撰写的《大医精诚》，是中国医学典籍中论述医德的重要文献，被千百年来的中医学人视为座右铭和行为准则，也是今天全国各地中医医院和中医学校文化教育的必备课程，它也为国际学者称作东方的"希波克拉底誓词"。

孙思邈关于医德阐述的核心为"精""诚"二字。其"精"是要求医生精通医术，这是治病救人的前提，它既是医学技术问题，也会涉及医学道德问题。如果医术不精，便会草菅人命，从而转化为道德问题。其"诚"是要求医生真心真意为病人服务。如果没有赤诚之心，不仅不能很好救人，也难精通医术，亦会转化为医学技术问题。"精"与"诚"二者虽然不同，但也互相影响，互相转化。

孙思邈对医生之"精"的认识非常深刻。他赞同晋代学者张湛"经典医方难以精通，由来已久"的观点。诸如有的疾病内在的原因相同而外在的表现不同，也有的疾病内在的原因不同而外在的表现却相同。而五脏六腑之虚实，经脉气血之通涩，本来就不是单凭人的眼耳所能确定，而需要审查形候来综合判断。然而寸口三部脉象有浮沉弦紧的不同，腧穴气血流注有高低浅深的差别，肌肤有厚薄之分，筋骨有强弱之异，唯有用心精细之人，才可与之谈论这些道理。孙思邈认为，如果对精妙入微的医学道理，仅用粗略浮浅的思想去探究，那将是很危险的事情。例如本属实证再用补法，本属虚证再用泻法，气血流利还用通法，气血不畅还用涩法，对寒证更用凉药，对热证更用温药，这些治疗都会加重病情。由此可见，医学确实是一门难以精通的技艺。孙思邈也常感叹，世上有些刚开始学医的人，只读了三年的方书，便以为天下没有什么病他不能治愈。等他治了三年病之后，方才知道天下真正可以解决疾病的方子实在是太少了。孙思邈强调，学医者必须深究医理，精勤不怠，切不可道听途说，一知半解时就说已经明白医道而耽误自己。

孙思邈对"诚"的要求较多，主要包括心境、风度、行为三方面。

关于心境：孙思邈强调医生看病之时，必须安神定志，无欲无求，要有大慈恻隐之心，普救众生之志，对每一个来求诊者，不论贵贱、贫富、长幼、美丑、亲仇、远近、华夷、愚智，一律同等视之，就像对待亲人一样，不能瞻前顾后，考虑自身得失，而要尽量理解和体谅病人，不计艰险、寒暑、疲劳，全心全意地救护病人。即使病人带有疮疡、泻痢、污臭，医生也不能回避，不能产生一丝不快的念头，而要同情病人，并给予关心和照顾。

不但孙思邈对病人的恻隐之心令人感佩，他对某些动物的恻隐之心也许会让动物保护者们更加感佩。例如他认为人畜都是生命，不能以为人类命贵而畜牲命贱，不可任意伤害它们而利于自身。如果由此而不能利用某些动物来制作药物，恐怕对大多数人而言未必都能苟同。而他那种"虻虫、水蛭之类市上已经死了，可以买来使用，不在此例"的说法，一语道出这位慈悲大师对动物的怜悯胸襟与对病人的菩萨心肠之间的矛盾和纠结，也让人忍俊不禁。

关于风度：一是仪表庄重，目不旁视；二是专心致志，仔细诊务；三是临证不乱，镇定自若；四是出言谦逊，不能自夸。这些都是大医风范。

而在一些具体场合的风度亦要注意：例如去病家诊病，纵使琳琅满目，也不能左顾右盼；即使管乐充耳，也不能喜形于色；如遇美味佳肴，也不能得意忘形。一切都要站在病人的角度思考问题，不能置病人之痛苦而不顾，却自我尽兴，这是医生的基本品德。

关于行为：一是谨慎言语，不能道说是非，议论他人；二是和睦相处，不能炫耀自己，诋毁同事；三是戒骄戒躁，不能治愈一病，傲视天下；四是专心治病，不能恃己所长，经略财物；五是恰当处方，不能敲诈富豪，乱用贵药。

孙思邈的《大医精诚》是千古名篇，其蕴意属前哲箴言，发人深思；其行文如高山流水，精妙绝伦。它是珍藏在中医学人心中的一面明镜，能映照出在专业旅途中由大千世界散落于自己身上的尘垢秕糠，从而洗却污渍，永葆清范。

十二年光释作臻

虽然《黄帝内经》作为中国医学的第一经典而备受珍惜，无论医学界还是文化界，均是如此，但在成书初始，便因战乱动荡，而传抄多谬。其历代流传，更是命运乖舛，就在其问世后不久便踪迹难觅。又不知何时，竟然一分为二，沦落为《素问》和《灵枢》两部。而南朝全元起只著《素问训解》，隋朝杨上善仅作《黄帝内经太素》。其《灵枢》更是销声匿迹很久，直到南宋史崧校正家藏旧本，方才使其重见天日。全元起的《素问训解》，又至南宋亡佚。杨上善的《黄帝内经太素》，也早在国内杳无音信，直到清朝光绪年间才从日本影抄回国了一个残缺藏本，其后再于1979年又有人在日本发现其散失的一些残卷，携带回国，但仍然不能将其补全。在此之前，在中华大地流传的《素问》版本，全赖唐朝王冰（710—805）所著的《增广补注黄帝内经素问》。《黄帝内经》这部医学宝典，在中华民族之历史波涛的冲击下，多少浮沉，庶乎淹没，而史崧和王冰的杰作功在千秋。尤其王冰，得见《素问》，爱不释手，反复研读，夙夜不怠，历十二春秋，熬费苦心，著就《素问》注本，意义非凡。

大凡经典，尤其古代经典，后人学习，均需注释。主要原因有三：一者，年代久远，语言变迁，字义生异，后世之人不能望文知义，需要拥有古文字学功力者剖解词义，此非各类专业学者力所能及；二者，经典著作,微言大义,寓意广博,哲理深奥,必须深入发掘,着力阐发,诸如《易经》注者如云,唯孔子师生的见识经过历史的洗涤,也随之成为经典;三者,时代不同,环境不同,文化不同,意识不同,也需要与时俱进,用进步的眼光回眸古典,发掘奥意,更新观念。此三者仅就完好无损的古典而言,如果加之古典版本损害,其整理的意义与难度更大。王冰如获至宝的《素问》,所呈现的情况正是如此,其版本损害严重,存在如下诸多问题:

1. 重出。即一篇内容,另立两名;
2. 误并。即两篇内容,合为一处;
3. 错起。即问答未完,另开题目;
4. 缺如。即内容不全,自称世阙;
5. 乱文。即经文混乱,相互矛盾;
6. 丢失。即篇目短缺,不合原数。

以上这些问题都给中医的传承带来极大影响。由此也印证了华夏文明的绵延与发扬并不顺利,而是历经劫难。

与此同时,以古希腊、古罗马医学为核心的西方医学传统,随着罗马帝国的衰落也在中世纪出现转变。由于政治、经济、宗教等因素,盖伦的继承者们思想僵化,学术贫乏,放弃了科学的态度和自然哲学方法,丧失了原来医学文化的核心精神。紧随欧洲古典医学的衰败,代之而起的是阿拉伯医学,呈现出另外一番景象。阿拉伯医学的代表作是《医典》,由阿维森纳(980—1037)用尽一生心血而完成,很大程度上传承了古希腊、古罗马的医学成就,同时也略微吸收了一些古印度和古中国医学知识,并结合了个人的临床经验,直到十七世纪末都是西方各国医生心中的权威著作。

而在中国，唐朝的兴盛再一次撑起了中华文明。世界上唯有阿拉伯帝国能与大唐帝国并驰。此时的中国空前强盛，经济发达，人民富裕，国都长安堪称当时世界上最大的城市之一，成为中华文明的象征。经济和文化的发达，带动了医学的振兴。唐朝太医署也在隋朝的基础上进一步充实，形成了颇具规模的国家医学教育机构。中医在唐朝迎来又一个发展高峰，进入了中国医学史上第二次大总结时期。围绕着对中医经典的整理研究，不仅全面继承和保留了经典医学文献的优秀成果，而且也使本时期的医药理论得到了很大的发展。王冰的《增广补注黄帝内经素问》便是这一时期的杰出代表。他针对《素问》的具体问题，首先确立了如下的整理编次方法：

1. 迁文。用于简脱文断、意不相接者，搜寻所有经文，找出合适辞文，迁移至该处，使经文完整如初。

2. 加字。适用于篇目坠缺、指事不明者，根据上下文原意，参考全篇及全书旁证，恰当添加文字，使经文连贯流畅。

3. 分篇。适用于篇论错并、义不相涉者，将不同的内容，分作不同的篇章，并标立适当的名称，使经文每一篇章都是独立内容。

4. 归礼。适用于君臣问答、礼仪乖失者，通过辨别尊卑关系，理顺相关用语，使经文的君臣对话符合规范要求。

5. 删繁。适用于错简碎文、前后重叠者，通过全书比较，确定冗赘，删除重复，保留精要，使经文言简意赅。

6. 别撰。适用于辞理深奥、一言难尽者，不在《素问》注本中浅说，另撰一书，取名《玄珠》，专门详论。可惜《玄珠》早佚，无从考究。

另外，凡王冰所加之字，均"朱书其文，使今古必分，字不杂糅"。可见他治学态度之严谨。但到了北宋林亿等校勘时，已经朱墨不分，古今杂糅了。可惜王冰注本之红文在流转之中化为乌有，后人无缘一瞻。

至于训诂解惑、阐明经义，王冰更是高手。他曾为唐朝太仆令，具有上好的文学功力和渊博的历史知识，对于《素问》的诠释堪为后世注家之楷模，略举三例如下：

《素问·至真要大论》云："诸寒之而热者取之阴，热之而寒者取之阳。"王冰注曰："壮水之主，以制阳光"，"益火之源，以消阴翳。"简明扼要，生动形象，阐明了《素问》关于阴虚证所引起的虚热，诸如五心烦热，不可使用清热法，而要采用滋阴法的治疗原则；而关于阳虚证所引起的虚寒，诸如形寒肢冷，不可使用散寒法，而要采用温阳法的治疗原则。王冰的这两句注语，也成为后世中医学者阐释阴虚和阳虚之病机、治法、选药、组方的格言，而随《素问》原文一并成为经典。

《素问·至真要大论》云："气有高下，病有远近，证有中外，治有轻重，适其之所为故也。"王冰注曰："脏位有高下，腑气有远近，病证有表里，药用有轻重，调其多少，和其紧慢，令药气至病所为故，勿太过与不及也。"他抓住用药的关键点在恰达病所，既不太过，也勿不及，而一语破的。

《素问·五常政大论》云："大毒治病，十去其六；常毒治病，十去其七；小毒治病，十去七八；无毒治病，十去其九；谷肉果菜，食养尽之。"王冰注曰："大毒之性烈，其为伤也多。小毒之性和，其为伤也少。常毒之性，减大毒之性一等，加小毒之性一等，所伤可知也。故至约必止之，以待来证尔。然无毒之药，性虽平和，久而多之，则气有偏胜，则有偏绝，久攻之则脏气偏弱，既弱且困，不可长也，故十去其九而止。服至约已，则以五谷、五肉、五果、五菜，随五脏宜者食之，药食兼行亦通也。"十分清楚地阐明了药物治病的作用与副作用的关系，阐明了有毒药物和无毒药物的使用要点，阐明了食疗与药物的配合方法，充满哲理。

王冰《素问》注本也有自己的独到之处：首先，他以养生、阴阳五行、藏象、诊法、病证、经络、治法等为序，条理清晰，逻辑缜密。其次，他用《易经》思想注解多处《素问》理论，开将《易经》引入《内经》研究之先河。再次，他以道家思想开篇，也将道家理论融入了《内经》的注释之中。复次，他把养生列为第一，突出了人体生命的规律与健康理念。最后，他重视疾病预防和治未病的思想，凸显了预防为主的卫生观点。这些学术思路与医界重视治疗、轻视预防的传统流弊迥然不同，而赫然显现在中国医学第一经典之中，醍醐灌顶，蕴意深远。然而，当今全国中医高校之《内经》教材，往往以阴阳五行作为开篇，而把养生内容置于最末章节。虽仁者见仁，智者见智，学者所著，各有千秋，但他们确实不是王冰之知音。

王冰编次《素问》时，第七卷已佚，他自称从老师那里得到这卷佚书，全部补入，而成为第十九卷、二十卷、二十一卷、二十二卷中有关"五运六气"的七篇大论。至于这七篇大论是否是《素问》之原文，历代学者说法不一。无论怎样，王冰将其纳入《素问》之中，便使运气学说得以保存和流传。"五运六气"是我国古代研究天时气候变化以及对生物影响的一种学说。它把自然气候现象和生物的生命现象统一起来，把自然气候变化和人体发病规律统一起来，以宇宙的节律来探讨人体健康和疾病发生的关系，体现了"天人相应"的中医生理病理与治疗理念。

　　王冰弱龄慕道,信仰老庄,但他并没有把后世道教的炼丹之术和长生之说引入注文,难得明白,不失学者水准。他以老子的超凡智慧和哲理,以庄子的脱俗气度与妙笔,注解《素问》,抉奥阐幽,引人入胜,文采盖世。

出世超凡两铜人

提起北宋，人们总以为它不如汉朝和唐朝强大。首先它从来就没有像汉唐那样真正统一中华民族，而是与大辽、西夏、大理等长期对峙，华夏疆土瓜分豆剖。再者，北宋在与大辽的对峙中，还得靠送礼纳贡来维持局面。宋朝虽然拥有庞大的军队，但因其战力不强，在对抗中长期处于劣势，勉强守得残山剩水。北宋尽管经济发达，但经常国库空虚，入不敷出。由此被史学家视为中国历史上最软弱的朝代之一。虽然北宋给后人的印象不佳，但它在许多方面还是前无古人。就经济和文化而言，北宋都远远超过汉唐，是中国有史以来最繁荣的时期。公元1000年，北宋的国民生产总值占据世界经济总量的20%以上，人均国民生产总值大大超过当时已经完成第一次工业革命的英国。汴京作为全国的首都，人口超过100万，店铺林立，无所不有，是世界上最大的城市。张择端的《清明上河图》描绘了这一胜景，将近600个人物惟妙惟肖、千姿百态，成为不朽佳作，反映出北宋文化之发达。著名的唐宋八大家，北宋就有六人。宋词也足以和唐诗相媲美，名篇迭出，而晏殊、欧阳修、晏几道、范仲淹、柳永、苏轼、周邦彦等大家如云。北宋几位皇帝喜好中医，朝廷对中医的支持胜于前朝。由北宋朝廷组织编纂的《太平圣惠方》100卷，载方16834首；《太平惠民和剂局方》5卷，载方297首；《圣济总录》200卷，载方近20000

首；《开宝本草》20卷，载药983种；《嘉佑本草》21卷，载药1083种。而北宋政府大力弘扬中医的最显著标志是宋仁宗诏令、王惟一（987—1067）领衔铸造的"针灸铜人"。

针灸疗法的关键在于取穴是否准确。为了让人明了腧穴在人体表面的位置，古人费尽心思，包括运用文字描述、绘图说明、实体指认等方法。到了唐代，出现了彩色图谱，首先由孙思邈绘制了三幅大型彩色针灸挂图，继而王焘又绘制了十二幅大型彩色针灸挂图，都对针灸教学大为裨益。但它们还是平面视教，缺乏立体效果。直到公元1027年，即北宋天圣五年，乾坤旋转，由王惟一主持的铜人经络腧穴针灸模型浇铸成功。它的精彩亮相标志着中医针灸教学迎来了划时代的进展。

王惟一是北宋太医局翰林医官，夙嗜方药，精于针灸。他对针灸文献错讹甚多、学者不宜掌握的情况深为忧虑，多次上书皇帝，请求编绘规范的针灸图谱和铸造标有经络腧穴的铜人，以统一诸家之说。宋仁宗亦认为：针灸之法，人命所系，用时紧急，不容有错。应当思考纠正谬误，以利人民。他又说：古经的训诂已经至精，但学者仍然多有偏失。纸上空谈，不如实际一看。文辞再多，何若制作模型？遂下令创铸铜人，作为规范。王惟一奉旨后，竭心尽力，事必躬亲，参与了从设计、塑胚、制模、铸造的全部过程，与工匠一起吃住，克服各种困难，解决技术难题，终于将针灸铜人浇铸成功，引来中医同仁的齐声喝彩，并轰动各界，名扬四海。

针灸铜人之所以在北宋铸造成功，其主要原因有四：

1. 政府高度重视。针灸铜人的铸造由皇帝诏命而行，成为国家最高行动，各行各业通力合作，经费富裕，材料齐全，人员充足，体现了北宋政府大力支持医学发展的态度。

2. 领军人物多才。针灸铜人脏腑布局合理，经络循行分明，腧穴位置精准，体现了王惟一的专业水准。同时他能够与相关技术工程人员有效协同，解决相关技术难题，也展现了他一专多能的旷世才华。

3. 学科协作攻关。北宋时期，不但中医得到发展，而且其他科学技术也很发达。铸造针灸铜人，也是中医与相关科技和衷共济的多学科合作成果。

4. 工业技术先进。针灸铜人的青铜铸造工艺精美，技术水准很高，体现了北宋工业与科技水平占据当时世界的领先地位。宋仁宗验看后非常满意，把它当作艺术珍品。

尽管针灸铜人受到历代学者和政府的高度重视，视若国宝，但由于朝代更迭和内外战乱，天圣铜人并没有能够保留至今。后世为了接续天圣铜人，又铸造了仿制天圣铜人，但其保存和传承同样凄惨。据史料记载，天圣铜人及历代仿制天圣铜人的流变主要有：

1. 天圣针灸铜人。共有两具，一具藏于医官院，供太医局针灸教学使用；另一具藏于大相国寺，供百姓参观欣赏，成为汴京著名八景之一。其后由于宋、金、元之间的战争和动乱，一具下落不明，一具为元朝拥有。但岁月久远，坏损明显。公元1260年，忽必烈广招天下能人，最后由尼泊尔工匠用四年时间，修复如新。1264年，天圣铜人与《新铸铜人腧穴针灸图经》石碑一同由开封移至北京三皇庙。1443年，即明朝正统八年后铜人不知去向。

2. 正统针灸铜人。只有一具，身高175.5厘米。明代正统八年，英宗鉴于天圣铜人之穴位已经模糊不清，遂下令复制铜人，一切严格依照天圣标准。它是目前现存最早的针灸铜人，是了解天圣铜人和考察针灸铜人源流的重要依据。甚为蹊跷的是，就在正统铜人铸成后，天圣铜人却不翼而飞。而正统铜人一直放置在明、清两代的太医院内。1900年八国联军入侵北京时，被俄国军人掠走，现存放在俄罗斯圣彼得堡艾米塔吉博物馆，不能回归故土。

3. 嘉靖针灸铜人。共铸三具，分男、女、童子各一具。由明代医生高武在嘉靖年间所制。高武擅长天文、兵法、骑射等，但仕途不顺，遂专攻医学，精于针术。此为中国历史上第一次私人铸造针灸铜人。

4. 乾隆针灸铜人。铸于1745年，即乾隆十年，是清政府表彰大型医学著作《医宗金鉴》的编撰人员的奖品。该铜人是小型铜人，身高46厘米，其形状为一位裸体老妇，全身刻有经络和穴位，但未标穴位名称。

5. 光绪针灸铜人。鉴于正统铜人于1900年被侵略军窃取，乃于1902年，即光绪二十八年，重新铸造一具铜人，身高213厘米，是为最高的针灸铜人。

6. 民国针灸铜人。由北京同济堂药铺制作，于1956年赠予中国中医科学院。

7. 其他针灸铜人。诸如日本针灸铜人、蒙医针灸铜人，以及现代各种仿制和新制的针灸铜人。

近千年来，天圣针灸铜人是中医学人的骄傲，也是中医学人的心结。他们一代接一代地珍惜它，守护它，仿制它。它所传递的是辉煌，是文化，是实在。它实实在在的是一种教学模型，开辟了针灸教学的新路径。针灸铜人不单是针灸教学模型，也是世界上最早的人体医学模型，它的外壳可以打开，其身体里面装有木雕的五脏六腑，活灵活现，还可以做解剖教学。

王惟一铸造针灸铜人的作用主要在三个方面：

1. 示教。天圣针灸铜人与成年男子高度一般，在铜人体表刻着经络的分布和循行路线以及各条经络上的穴位。共刻穴位657个，除去双穴，有腧穴354个。穴位的名称在其旁边加以标注。太医局里对学生的授课，终于超越了千余年来平面化、文字式的局限，达到了立体化、形象化和直观化的要求，大大提高了针灸教学层次和效果。再者，针灸铜人胸腔和腹腔内还有五脏六腑模型，其大小、形态、位置基本准确，也是人体解剖学的直观教学模型。

2. 考核。天圣针灸铜人也是考试模型。将铜人表面涂蜡，遮盖铜人上所刻的经络和穴位及其标注，并用腊堵塞穴位的针孔，再向铜人体内注入水银或水。学生接受考试时，根据考官所出题目，用针扎向铜人。如果取穴不准，其针就不能刺入铜人体内；如果取穴准确，其针便可刺入铜人体内，拔针之后，水银或水就会从针孔流出。学生的取穴是否正确，可以非常清楚而直观地考察出来。天圣针灸铜人模型应用于学生考试，也使中医针灸的取穴与进针考试，从单纯的书面文字方式增加到立体操作方式，开了实际操作考核的先河。

中医针灸教学到了今天，病人的权利受到更大的尊重，学生的取穴训练不能随便地在患者身上练习。而现在学生的针灸取穴训练、进针训练与考核，都未必能达到宋朝太医局学生的优良条件。

3. 规范。天圣铜人的经络和穴位的体表标刻，也使中医腧穴位置标准化、统一化，避免了不同老师的不同教授，避免了不同书籍的不同说法，起到中医针灸教学规范化的作用。同时，天圣铜人也是政府颁布的标准，对全国针灸医疗具有示范和行规的作用。

王惟一在针灸铜人制作完成后，又将自己编绘的《新铸铜人腧穴针灸图经》献给宋仁宗，作为对针灸铜人的注解。仁宗看后非常高兴，又下诏令：御编图经已经完成，把它刻在石上，以便传于后代。于是，《新铸铜人腧穴针灸图经》石碑奉旨立于开封相国寺仁济殿内。但石碑的命运也与铜人一样不幸，它后来被元朝迁往大都，又在战乱中被劈毁而填于城墙之中，无人知晓。1965年、1973年、1983年，北京市在拆除明代城墙的考古过程中，陆续发现《新铸铜人腧穴针灸图经》残石，一时惊骇学界。

《新铸铜人腧穴针灸图经》碑文，意义非凡，仅从元朝皇帝忽必烈将其从开封迁址北京，就可见一斑。它不仅是一篇可供人欣赏的典雅艺术作品，也不只散发出浓郁的历史文化气息，亦不限于昭示人体及其经络与腧穴的奥秘，它更是朝廷之公告，向学界和世人颁布中医经络和腧穴的标准，成为有史以来第一个中医经络和腧穴的国家标准。

王惟一的《新铸铜人腧穴针灸图经》原书也由北宋医官院木板刊行。全书三卷，同时补入《穴腧都数》一卷。卷上主要记述十二经脉与任督二脉的循行部位、走向、主病及其所属经穴的位置；卷中主要陈述每一经穴的部位、主治疾病、针刺深浅、灸疗壮数和针灸禁忌；卷下载列经脉气血多少与五腧穴等；《穴腧都数》主要记述各部经穴等。该书的主要作用有三：

1. 订正错谬。宋时针灸盛行，但前朝流传下来的针灸学书籍版本问题较多，脱简错讹比比皆是。中医学者和政府官员共同认识到其对针灸事业的发展和对黎民百姓医疗的严重影响，事关重大，亟待解决。当此之时，身为翰林医官的王惟一责无旁贷，他上奏皇帝，得到圣旨，精心撰写了《新铸铜人腧穴针灸图经》，阐发古籍经典，清除传本纰缪，结合太医经验，以拨乱反正、切中时弊，恰为壮举。

2. 确定腧穴。针对当时流传的不同版本，甄别真伪，厘定腧穴，而《新铸铜人腧穴针灸图经》较之《针灸甲乙经》，只增加了三个双穴位和两个单穴位，排除了各种无稽之说。

3. 统一标准。这是王惟一最重要的工作，无论铜人、石碑、著作，三者共同的目标都是要建立一个全国统一的针灸取穴标准。《新铸铜人腧穴针灸图经》以图书的形式发行全国，是世界范围内第一个由中央政府颁布的针灸穴位文字标准。

天圣针灸铜人虽然不知去向，但它所留下的遗产却是无比丰厚。针灸进入二十一世纪的今天，虽然国际国内制定了各种各样的腧穴标准，但人们不会忘记天圣针灸铜人才是最早的腧穴标准、最早的取穴验证器。

千点万滴汇成河

中国药物学在唐宋时期得到空前发展，尤其是受到了朝廷的高度重视，开始由中央政府组织编撰大型药物学专著，并形成药典，作为国家法度。与此同时，民间学者也致力于药物学的整理与研究，撰写了大量专著。尤其是到了宋朝，印刷术广泛推广应用，结束了手工传抄的历史，中医药文献大量涌现。一般而言，就人力、财力、物力、资源等，个人作为远不能和国家作为等量齐观。但事有例外，人有奇才，由北宋唐慎微（1056—1136）个人所撰的《经史证类备急本草》，便是一株奇葩，惊艳天下。而冠冕堂皇的国家《本草》，也在它的面前黯然失色，只能算作是寻常"花草"而已。

也许人们会以为，国家所为之所以不如个人所为，是由于中央政府重视不够、财力不足或是选人不当等原因导致。但事实绝非如此。只要简略扫视一眼如下情况，便能一目了然。

1. 国颁《本草》概况。《新修本草》于公元659年颁行全国，是世界上第一部由国家政府发布的药典，比欧洲最早的药典《纽伦堡药典》提前八百余载。全书54卷，载药844种，新增药物114种，首创通过绘图来描记药物的形态和颜色标准。一经问世，传播迅速，影响深广。《开宝本草》于974年刊行，全书20卷，载药983种，改进了分类方法。《嘉佑本草》于1061年刊行，全书21卷，载药1083种。与此相伴刊行的还有《本草图经》，全书 20 卷，载药 780 条，绘制 933 幅药图，成为中国第一部刻板药物图谱。1092 年由陈承将这两部著作合为一书，名曰《重广补注神农本草并图经》，全书 23 卷。

2. 中央政府作为。《新修本草》由唐高宗李治批准，命太尉长孙无忌等领衔，诏令全国各地征集道地药材，绘制药图。《开宝本草》是由宋廷诏令重修本草而成，后又经两批学者两次校勘，方才颁行。《嘉佑本草》也是宋廷诏令重新编撰而成，同时征集全国药材标本和实物图谱，共收集到 150 多个州郡的标本和药图，堪称是全国药物普查、世界药学壮举。

3. 编撰人员水准。三部国颁《本草》的编撰人员都是当时的顶级学者。《新修本草》由苏敬等二十余人集体完成，其中包括掌管文史书籍的专员、管理药物的官员、还有太医令等医药学者。《开宝本草》由刘翰、马志及其他翰林医官共九人撰写，后经翰林学士扈蒙、卢多逊等勘定初稿，次年再由翰林学士李昉等重新校勘。《嘉佑本草》是校正医书局成立伊始所承担的项目，主要参与人员有掌禹锡、林亿、张洞、苏颂等书局人员和秦宗右、朱有章等医官，最后由光禄寺丞高宝衡审校。正是由于囊括了相关的行业专家，方使得三部药书具有至高的权威性。

唐朝的《新修本草》颁行三百多年后，宋朝着手修订颁行《开宝本草》；《开宝本草》颁行八十多年，宋朝再次修订重新颁行《嘉佑本草》。国家层面的这三次修订，都使新的《本草》取得了明显进步，具有绝对权威。但仅过了四十多年，唐慎微的个人著作《经史证类备急本草》（简称《证类本草》），于 1108 年峥嵘露面，睥睨官本。它的学术价值和技术权威，在其问世后不久便显现出来。

就在同年，艾晟将《本草别说》加入《证类本草》中，改名为《大观经史证类备急本草》，简称《大观本草》。

1116年，即《证类本草》刊行不到十年，宋徽宗诏命医官曹孝忠将《大观本草》重加校订，改名为《政和新修经史证类备用本草》，简称《政和本草》，由政府颁行，比《大观本草》流传更广。

1159年，南宋政府组织医官王继先等，在《大观本草》的基础上重新校订，改名为《绍兴校订经史证类备急本草》，简称《绍兴本草》。

1249年，民间医家兼刻书家张存惠将寇宗奭的《本草衍义》随文散入《政和本草》，改名为《重修政和经史证类备用本草》，也简称《政和本草》。此《政和本草》是宋代药物学的最高成就，一直作为后世本草范本，流传五百余年，直到明朝李时珍的《本草纲目》诞生。

若论在当时的社会地位、知识结构、工作条件、周围环境，以及能够动用的国家资源，唐慎微和《新修本草》《开宝本草》《嘉佑本草》的作者们相差甚远，不能并称。然而他以一人之力，完成鸿篇巨著，居然独占鳌头，其原因何在？

1. 唐氏另有绝招。他作为一名医生，深知自己诊务繁忙，无暇沉入浩瀚古籍而搜集有关方药文献。再者，检索资料也需要一定方法，如果不得门径，也会事倍功半。而读书治学之士大有人在，倘若能让他们协助自己，必定众擎易举，大有裨益。于是他公告学者文人，凡来看病者，一律不收诊费，只要将自己读到的有关方药文献，抄录下来便可。

这是一个奇妙的做法，也是一个难以实现的梦想。他先构建了一个蓄水深潭，但他要收集的不是应时而至的豪雨，更像湿雾过后残留在树叶上的露珠，要等它慢慢地滴下来，而且不能错过机会。这需要耐心、意志和定力。就这样，一天，一月，一年，数年，十年，数十年，终于积水成渊，汩汩漾出，滚淌成一支清澈的河流，一泻千里。

无数读书治学的人，甘愿为唐慎微提供文献资料，绝非单纯是缘于他为这个群体免除诊费，而最主要的原因在于，他是一名非常杰出的医生。他出身中医世家，芳名远扬。应蜀帅李端伯慕名之邀，来到成都行医。他曾经治疗一个风毒患者而愈，但此病不易断根，可能复发。唐慎微便写了一封信给他，并在信封上注明开封日期。到了日期，风毒果然再次发作，患者打开信封，里面写着三个方子，第一个方子治疗风毒再发，第二个方子治疗风毒疮疡，第三个方子治疗风毒上攻。依法治疗，半月痊愈。唐慎微拥有比其他同行更好的临床疗效，真正能够为人民提供一流的专业服务，解除苍生病苦，他是当地平民百姓的健康守护者。正因他具备了如此显赫的名声，才拥有足够的号召力。如果他是一个平庸的医生，不能获得民众的信任，自然也就失去了话语权。

文人学者之所以愿意协助唐慎微整理医药文献，还在于他以苍生为念，不仅医术超群，而且体贴患者，关爱贫民。他有召必往，不论贵贱，风雨无阻，是一个德艺双馨、品行兼备的卫生使者。其大医风范，深得人心。

据说唐慎微长相不佳，又不善言谈，与病人交谈更是简明扼要，寥寥数语。但他作为一位学者，钻研业务，精益求精，也治学严谨，一丝不苟。他还对医学以外的学问多有修养，是一个知识渊博的儒医。因此，他与文人墨客气味相投，惺惺相惜，容易沟通。他们互相交流，切磋文献，既是顺理成章的事情，也是彼此之间之义举。

2. 常年精心准备。虽然《新修本草》《开宝本草》和《嘉佑本草》

的作者们都常年关注《本草》，但他们从奉诏编撰到完书颁行的时间均不算很长，其中《嘉佑本草》所费时间最长，约为三年。而唐慎微从立志重修《本草》开始，倾力准备、筹划、积累、撰写，长达数十年，其所耗之心血，谋划之缜密，远胜过他的前辈。

3. 视野更加宽阔。国颁《本草》的作者们或许太过专注，或许眼见甚高，或许对散在的文献不屑一顾，从而丢失了许多宝贵的资料。而唐慎微则眼光锐利，动员文人，广征博采，无所不收，终至琳琅满目，五彩斑斓。

4. 临床实践助力。唐慎微与国颁《本草》的作者们不同，他行走于民间，诊治疾患无数，积累了大量的临床经验，因而对药物学具有最真切的实践体会，也对药物学理论拥有真知灼见，所以能够跳出陈规，另有高论。

5. 利用后发优势。唐慎微的《本草》也不是平地而起，而是在继承以往成果的基础上百尺竿头，更进一步。这就是后发优势，他是站在嘉佑年间大师们的肩上伸展大笔，尽情挥洒，雕章缛彩。

《证类本草》共32卷，六十余万字，载药1580种，新添药物400余种，较之先前《本草》著作大有进步。全书附方3000多条，分别列于有关药物之下，开创了方药对照的先例，成为后世《本草》著作的编写模式。《证类本草》规模浩大，内容丰富，资料翔实，结构严谨，层次分明，价值巨大，是中国药学宝库的一颗璀璨明珠。英国学者李约瑟博士认为：十二、三世纪的《大观本草》的某些版本要比十五世纪和十六世纪早期欧洲的植物学著作高明得多。

孤儿长大为儿医

北宋仁宗年间，在山东郓州农村发生了一起离奇事件。一天上午，天气晴朗，农夫们都去了田间干活。而在一家之中，尚有父子两人。父亲是个中年人，儿子只有三岁。这是一个可怜的孩子，他的母亲已经过世，没有兄弟姐妹，只与父亲相依为命。这天，三岁的孩子十分迷蒙、惶恐、手足无措。他没有哭泣，只是睁大了眼睛，盯着父亲的一举一动。尽管他还不会明白将要发生什么样的事情，这对他而言又将是什么样的灾难，但在他幼小的心里却已经感觉到了危机。当然他不知如何是好，也根本无力应对，只能任由父亲作为。

他的父亲是一个针灸医生，常年嗜酒，笃信神仙，喜欢游玩，平日里经常做出一些不靠谱的事情。他今晨起来又特意喝足了酒，并借着酒性做出了非比寻常的决断：向东远行，寻仙成仙。为此，他正在整理行装。而他要将自己年仅三岁的亲生骨肉交付何人照管呢？完全没有安排！也许他不是丧尽天良，而只是寄希望于自己很快就能找到仙人，或者自己不久便能成仙，那时候就会只手擎天，为孩子带来真正的幸福。对于丢弃孩子，也许他曾经矛盾过、痛苦过、反复过，但终究要在今天离别，也许就是生离死别。面对孩子，又该如何述说呢？当然，三岁的孩子根本不能理解他的决定，不会明了他的永别，无力支持他的远行。或许他对孩子说了千言万语，或许他对孩子没有片言只语，而在这个三岁孩子的脑海里并没有留下父亲临别时任何话语的记忆。

这个被丢弃的三岁孩童，没人照管，没有吃喝，他饥饿难耐，蹒跚出门，举目无亲，流落街头，只能听天由命。

多亏有邻居发现了这个孤儿，使他幸免于难，并从外乡找来了他的姑母。

这个孩子就是钱乙（约1032—1117），他的父亲叫钱颢。钱颢的姐姐嫁于外乡吕姓。姑父姑母可怜钱乙，就把他领回自家收养。

吕家没有儿子，只有一个女儿，比钱乙略大。姑父姑母也把钱乙当作自家儿子一样看待。这对一个三岁孩童已是天大的幸事。刚开始，姑父姑母非常担心钱乙离别亲生父亲而不能适应，总觉得他受了刺激，缺少其他儿童的天真、活泼、快乐。但随着时间的推移，钱乙逐渐成长，终于在他的脸上有了一些笑容。应该说，三岁以前的伤心记忆伴着岁月的流去而被钱乙慢慢忘却。就这样，钱乙在姑父姑母家中度过了他特殊的童年，既有亲人的关爱，也有内心的隐痛，这造就了他忧郁矛盾的个性。

钱乙的姑父也是一个乡村医生。当钱乙到了合适年龄，姑父就让他去私塾读书，有空时便随自己出诊看病，欲把自己的医术传授于钱乙。正是这位不起眼的乡村医生，培养出了宋朝的一代名医，甚至还被皇家敬为上宾。少年时期的钱乙学医认真，也有天赋，其看病治病的本事已经显露苗头。他也随姑父上山采药，回来炮制。他很快就对药物的生长环境、形状、习性、采集时间、炮制方法、药味药性等烂熟于胸中。姑父发现钱乙在随诊中尤其对小儿患者格外倾心，对患儿病痛如同身受。于是，他把自己珍藏的《颅囟方》交给钱乙，让其深入研习。所谓《颅囟方》，就是取小儿颅囟未闭之意而作书名，它是儿科医学专著。儿科疾病难治，首先是患儿不能准确表述自己的病情，儿科甚至也被世人称作"哑科"。另外，患儿既不配合检查，也不配合治疗。故有人言，宁治十个成人，也不治一个儿童。但钱乙对儿科情有独钟，他拿到《颅囟方》一书，如获珍宝，反复攻读，临症验对，持之以恒，乃至终身不怠。尽管钱乙此时已经不能回忆起三岁被弃而成孤儿的过程，也许在他心灵深处仍有难以抹去的痕迹，触发了他对患病儿童的同情和对儿科医学的执着。这是来自心底的呼唤，乃至成为人生的信念，最终化作一世的追求。

钱乙二十多岁时，成为了当地小有名气的儿科医生。他的姑母已经过世，姑父也已年老卧床。一天，他把钱乙叫到床边询问："还记得你父亲吗？"

"你们不是说他早已去世了吗？"

"那是你姑母骗你，怕你伤心。我即将不久于人世了，再不说就来不及了。其实你父亲并没有过世，而是在你三岁时寻仙去了，现在我们也不知他的生死啊！"

钱乙听说自己还有一个父亲后，如雷轰顶，出去抱头痛哭。这是他二十多年来第一次明白自己的身世，但他却回忆不起幼童时期的事情。这是他成年后、事业稳定发展时所面临的一道突如其来的心灵考题，他需要痛哭的宣泄，还需要深入的思索，也必须有所决断。他通过对人生的一次认真思考，终于擦干了眼泪，和他姑父说："既然我还有父亲，他现在一定已经衰老，需要我来照顾他。无论他在哪里，无论路途多远，我都要找到他。他以前可以不抚养我，但我现在不能不侍奉他。"

这是两个医生之间的一次对话，对话的内容已经超出了治病的范畴，而是关于人生的哲学。但自古以来，能称得上大医者，绝不是仅仅倚仗聪慧过人就能成就的，而往往最不可或缺的正是懿德高风。

吕老先生完全有资格得到后人的尊敬，因为他抚育和培养了中医儿科的稀世之才，但他却没有在历史上留下自己的名字，我们只能把他称作"吕医生"。

钱乙按照对待父亲的礼仪，为其姑父送终安葬。其后又认真妥善地办理了他表姐的婚事。然后离开了他长大成人的地方，按照姑父临终前告诉他的线索，去寻找自己的父亲。

这是一个近乎不能完成的事情。钱父当年"东游海上"，现在搜寻起来，实在范围辽阔，就像大海捞针一般。钱乙用了好几年的时间，五六次出海往返，终于探得他父亲的下落，把他接回原籍。真是苍天不负苦心人啊！当地的人们看到钱颢父子回来，轰动一时。他们为钱颢能从海外归还而惊奇，更为钱乙的一片孝心所感动，也有文人墨客作诗称颂。这时钱乙已经三十多岁，他如愿以偿地有了父亲，从此也开始了他稳定的行医生涯。

七年后，钱颢去世，他安度了一个幸福的晚年。钱乙为父亲举行了隆重的葬礼。钱颢早年抛家弃子而东去，没有寻到仙山琼阁而流落他乡，后来被儿子找回，反而安享晚年。他的幸福不在天堂，就在家中，就在儿子的孝心里。

当地民众把钱乙看作云中仙鹤，他淡泊明志，宁静致远，在四十岁左右其临床水平达到一个高峰，特别是儿科技艺已炉火纯青。他认为小儿的生理特点是"脏腑柔弱"，"五脏六腑，成而未全，全而未壮"。小儿的病理特点是"易虚易实，易寒易热"。他主张小儿的治疗以"柔润"为基本原则,力戒妄攻、误下和峻补。钱乙的中医儿科学术思想走向成熟,北宋的一颗医学巨星呼之欲出。

有一年长公主的女儿病了,派人把钱乙请到府上。小孩正患泻痢,曾经也有几个皇室的孩子因泻痢而丧命。钱乙看过脉证,告诉他们,没有大事,明天孩子会发疹子,待疹子发出来,病情就会好转。驸马听了大怒,我家孩子正患泻痢,与发疹有何关系?便将钱乙赶出府去。第二天下人禀告,孩子发现疹子。长公主这才恍然明白,昨日来诊的医生有言在先,立即又将钱乙请来,非常虔诚地服用了钱乙所开之药,孩子很快痊愈。由此,朝廷授予钱乙"翰林医学"的职位。

第二年,宋神宗的九儿子患"抽风",太医久治不愈。长公主又向皇上推荐了钱乙。钱乙被召到皇宫,孩子确实病得很重,抽风时常发作,身体和精神都已疲惫。钱乙诊病之后,开了黄土汤,让患儿服用。太医们全都诧异,他们皆知黄土汤是张仲景《金匮要略》中治疗脾气虚寒而便血的方子,似乎与抽风没有关系。黄土,既是灶心黄土,需要捣碎熬水。虽然人们都心生疑虑,但迫于大家均无良策,只好一试。结果,效如桴鼓。神宗询问其治疗奥妙,钱乙回答:风自木生,木盛克土,土盛克水,水盛滋木。我以土制水,使水不助木,木气得平,则风自止。神宗高兴,遂封钱乙为"太医院太医丞"。

太医丞一职给了钱乙一个华冠,使他一跃而为贵医,地位殊高,整天诊治的都是皇族贵胄,让全国的同行们羡慕不已。但钱乙自己却很不适应,这与他本来的人生理念并不相容。于是他以自身患病,难以履职,而要求辞职,得到皇上的批准,又回到了自己所喜欢的环境,回到了劳苦大众之中。不料宋哲宗即位,又把钱乙召回太医院。钱乙只好再次违心地于太医院奉职,但他始终惦记着家乡的百姓,不久便再次辞职,最终回到故乡,全心全意地从事他所执着的事业,直到其生命的最后时刻。他的学生将老师的临床经验整理成《小儿药证直诀》,是我国现存的第一部儿科学专著,比欧洲最早出版的儿科著作提前三百年。书中收集了钱乙诊治的 23 个病例和创制的 114 个药方,对小儿的生理、病理、辨证、施治、用药、组方等颇多创见,开辟了中医临床的一个全新的学科领域。

公元 1117 年(政和七年)的一天清晨,钱乙再一次诊了自己的脉象,随之把家人叫来,安排了后事,然后放眼屋外欢快玩耍的孩童,听着他们的笑声,这位儿科大师仿佛又回到了自己的童年。

百患千疾归三因

苏东坡曾在信中教导其侄:"凡文字,少小时须令气象峥嵘,彩色绚烂。渐老渐熟,乃造平淡。其实不是平淡,绚烂之极也。"孟子云:"博学而详说之,将以反说约也。"读书也有从薄到厚和从厚到薄之规律。凡此绚烂之极归于平淡,博学详说将以返约,都是做学问的规律。中医之病因学说的历史发展,也正是如此。当初,自战国秦汉《黄帝内经》提出中医病因学说体系,至隋朝巢元方《诸病源候论》大加发扬,将中医病因学说推向深入和细化,被其后的学者广泛采纳。再至南宋淳熙元年(1174)陈无择(1121—1190)的《三因极一病症方论》,重新将中医病因学说高度归纳和提炼为"三因",而由博返约。

《四库提要》如此评说:《三因方》"文词典雅而理致简赅,非他家鄙俚冗杂之比"。清末民初国学大师章太炎亦嗜好医学,曾有人问他的学问是经学第一,还是史学第一?他戏言称医学第一。章太炎对汉以后之医学不屑一顾,然而唯独对南宋《三因方》别有好感,还作五律诗一首:"子去近千载,留书为我师。持向空宇读,不共俗工知。大药疑蛇捣,良方岂鬼遗。清天风露恶,何处不相资。"由此可见陈无择的学术广受好评。

陈无择,名言,本为青田鹤溪人,但长期客居永嘉行医,精通方药,医德高尚,名震四方。同时他也致力于医学研究和教育,收徒甚多。陈无择曾有多种著述，尤以《三因极一病症方论》最为出色。他的弟子有王硕、孙志宁、施发、卢祖常、王日韦等人，在当地形成了一个以陈无择为核心的永嘉医派。其中，大约有姓名可查者十余人，撰著二十部，现存十部，如王硕的《易简方》。永嘉医派的一些核心人物也是当地的社会名流，他们一方面行医济世，一方面培养人才，交流学术，著书立说，活跃于1174年至1244年间。

永嘉医派的产生也有特定的历史背景。隋、唐、宋三朝医学空前发展，积累了大量的实践经验，出现了大批鸿篇巨著，诸如宋朝的《太平圣惠方》和《圣济总录》，载方众多，浩如烟海。此二者比之唐朝的大型方书《千金方》和《外台秘要》更为宏阔。虽然资料丰满，内容翔实，无所不包，但也使人如坠云雾，难以取舍。因此需要对难以胜数的方药进行筛选比较，提纲挈领，把握重点，撷取精华，以便于应用。宋朝《和剂局方》的出现，便是这一潮流的代表，其最早版本载方不到300首，后经一百多年的增补，亦不到800首。永嘉医派也顺势而为，提倡"易简"，风靡一时。永嘉学派的学术精华与特色，以《三因方》和《易简方》为其标志。

永嘉医派的涌现，也得益于永嘉的地域文化。南宋时期，永嘉地区工商经济发达，文化思想活跃，地灵人杰，学者辈出，逐渐形成了一个以叶适为代表的"永嘉学派"，足以和当时朱熹的"理学"、陆九渊的"心学"相并肩，而为鼎足之势。永嘉学派既重视史学研究，更重视实际应用，提出义理不能脱离功利，主张农商一体，富国强兵。而"事功"思想是永嘉学派的最大特点，他们反对空谈义理，力求达成利与义的一致。无论在当时还是对后世的影响，永嘉学派都比永嘉医派名望更大，其"事功"思想也影响了永嘉医派的学术思路。而陈无择的《三因方》直到今天仍然对中医病因学理论发挥着重要的影响力，具有明显的实际价值，这是永嘉学派的领袖们所不可比拟的。南宋时期的永嘉医派与永嘉学派同处一地，息息相通，他们交相辉映，各显风光，共同打造了永嘉文化。

关于中医病因的"三因"学说最早见于张仲景的《金匮要略》。他提出"千般灾难，不越三条"。一者是由经络受邪，传入脏腑，属内属深；二者是由四肢九窍受邪，从皮毛流入血脉，壅塞不通，属外属浅；三者为房室、金刃、虫兽所伤。张仲景的病因观，以客气邪风为主，兼及其他，实际是将病因分为两类，一类为客气邪风，另一类为其他。他所称的"内外"，是以经络脏腑而分，以传播途径而论。张仲景的"病因三条"学说，实际是"二因三途"，并不是陈无择"三因学说"的前身。

南朝陶弘景《补辑肘后方·序》也有三因之言，"案病虽千种，大略只有三条而已。一则脏腑经络因邪生疾；二则四肢九窍内外交媾；三则假为它物，横来伤害"，与《金匮要略》类似。但其全书上中下三卷分类的具体内容，又与之序论不尽契合，造成疾病分类与病因分类之混合。

关于中医病因的"二因"学说，最早见于《黄帝内经》。它将古代哲学的阴阳思想引入中医病因学分类，《素问·调经论》言："夫邪之生也，或生于阴，或生于阳。生于阳者，得之风雨寒暑；生于阴者，得之饮食居处，阴阳喜怒。"它将导致人身发病的自然气候的异常变化称为"阳邪"，而把导致人身发病的饮食、起居、房事、情志等异常变化称为"阴邪"。关于病因学的阴阳两分法是中医病因分类最简捷者。《黄帝内经》也有三部分类法，《灵枢·百病始生》言："夫百病之始生也，皆生于风雨寒暑，清湿喜怒。喜怒不节则伤脏，风雨则伤上，清湿则伤下。三部之气，所伤异类。"此上中下三部所伤的分类方法，与《金匮要略》之三种发病传变途径不同。

无论《内经》的二因和三部，《金匮要略》的二因和三途，都不是陈无择"三因学说"的雏形。当然，陈无择在《黄帝内经》和《金匮要略》的基础上得到启发，才能从巢元方《诸病源候论》的浩瀚病因阐述中豁然大悟，进而执简驭繁。

陈无择认为凡欲治病，必须先识其因。如果不识其因，则不知病源。他将病因分为三大类：一为内因，二为外因，三为不内外因。内因由七情所伤，包括喜怒忧思悲恐惊；外因由六淫所伤，包括寒暑燥湿风热，疫疠、时气亦属外因。不内外因，乃悖经常，包括饮食饥饱、呼叫伤气，劳力劳神，房事过度，乃至虫兽所伤、金创等。外因致病，先自经络流入，内合脏腑；内因致病，先自内脏郁发，外致形体。陈无择以致病因素为主，将病因、发病部位和传变途径有机结合，使病因和发病规律更为清晰。其实，陈无择的"三因说"，也是将《内经》二因说中"生于阴者"分为两部分，将情志部分抽出而另列为内因，其余部分改称为不内外因；再将"生于阳者"称作外因。陈无择是将《内经》之"二"分拆为三，加以扩展，却用了《金匮要略》之"三"的名称，恰当地阐述了病因、病位、传变三者之间的联系及其规律性。

陈无择之所以能从中医病因学的历史长河中淘沙取金、探骊得珠，并非仅凭一隅之见偶然得手，而正因其能博览群书，通幽洞微。他非常重视知识的积累和文化的修养，在《三因方·大医习业》中反复强调厚积博学的重要性。他认为作为一名学者不可能不学古籍而获得成功。学古之道，虽然有别，但为儒者，必读五经三史、诸子百家，方能称作学人。若论医者之经书，便是《素问》和《灵枢》；若论医者之史书，便是诸家《本草》；若论医者之诸子，便是《难经》《甲乙经》《太素》《中藏》等；若论医者之百家，便是《铜人》《明堂》《幼幼新书》《产科保庆》等。陈无择还将儒者和医者的治学之道加以比较，他认为儒者不读五经，不足以明道德、仁义、礼乐；医者不读《灵》《素》，不足以知阴阳运变、机理秘要。儒者不读诸史，不足以知人材贤否、得失兴亡；医者不读《本草》，不足以知药物性味、养生延年。儒者不读诸子，不足以知崇正尚教、学识醇疵；医者不读《难》《素》，不足以知神圣工巧、妙理奥义。儒者不读百家，不足以知律历制度、休咎吉凶；医者不读杂科，不足以知脉穴骨空、奇病异证。陈无择认为即便通读经史犹未为博，因为经史之外又有文海类集，如汉朝之班固、司马迁，唐朝之韩愈、柳宗元，大宋之文物最盛，难以概举。医学文献如汉朝之张仲景、华佗，唐朝之孙思邈、王冰等，动辄千百卷。而宋朝如《太平圣惠方》等，岂止汗牛充栋而已？这些都需要认真研读。

陈无择在提倡博览的同时，也反对博而不精。他认为这些文献典籍，囊括古今，足能使人一览无遗。但其存在的问题是博而有余，约而不足，令学人难以适从。而"广以观万，约以守一"，才是学习与治学的关键。有鉴于此，陈无择经过深入研究，收拾诸书精髓，以病因为线索，重新切割，勒为一书，以便让人一目了然。

陈无择之《三因方》形式上亦是方书，全书载方1500多首，相比万余首大型方书而言是为精选方书，其条理清晰、以因论治。然而，正因为如此，他才能在病因学分类和研究方面取得重大突破，进而为后人尊崇。他的病因学理论比起其所选方剂更加出色。他的弟子王硕等人所撰《易简方》等书也在当时轰动一方，广为流传，其效应并不亚于《三因方》。但它们都是实用为先，失却了治学高度，经过历史的洗涤后远不能和《三因方》相提并论。永嘉医派里能在中医历史上写下浓重一笔者，唯有其祖师陈无择一人。

药隐老人撰良方

南宋皇朝自身是一个矛盾复合体。首先它是由北宋覆灭而来，甚至连皇帝也在战败后被俘，拘囚于金国。而逃出的皇族仓忙南窜，沦丧半壁河山仍然难以喘息，还得向金国称臣纳贡，方能苟安一隅。另一方面，尽管南宋军事软弱，无力收复疆土，但它仍然能够发展经济，成为中国历史上经济最发达的时期，南宋的经济规模甚至能占到当时全世界的50%以上。南宋时期中国经济中心完成了由黄河流域向长江流域的转移，其农业生产技术空前发展，实现大型水利灌溉，促进了稻麦二熟制为主的连作模式，单位面积产量超过唐代两至三倍，在世界上占据领先水平。农业与经济的发展，带来了文化的繁荣，而南宋学术的标志，就是理学思想的诞生，朱熹成为继孔孟之后最杰出的儒家学者。著名的宋词也在南宋达到鼎盛，涌现出李清照、辛弃疾、陆游等伟大词人。南宋的科学技术亦取得迅猛发展，秦九韶撰写《数学九章》提出的"正负开方术"，比西方提前五百多年。中国发明的指南针已经普遍应用于航海技术，南宋的远洋商船竟有六层桅杆，四层甲板，十二张大帆，可装载一千多人，航行于世界各地，各国均难以望其项背。在十三世纪，指南针、火药、印刷术等中国科学技术传入阿拉伯和欧洲。南宋经济、文化、科技的发展，有力地推动了中国医药的进步，包括催生了法医学。1247年宋慈撰写的《洗冤集录》，比西方的首部法医学著作提前了三百五十年。

书院由唐朝兴起，是集藏书、讲学和研究为一体的高等教育机构，原本是私人办学，南宋已成官办。书院的恢复和发展，也是南宋文化发达的一个缩影，当时全国各类书院多达七百余所，建康明道书院由郡守吴渊依照白鹿洞书院的规制创建，宋理宗还亲写匾额以赐之。它作为官办府级书院，无论讲学氛围、师资力量、设施条件等，在建康一带均是首屈一指。书院内包括住宿、餐饮、办公、讲学、研究在内的功能一应俱全，与今天的大学极为相似。建康府对明道书院的财政支持主要为三方面：一是建设费用，包括用地、房屋、图书等；二是年度定期费用；三是划拨资产（如田产）供其经营，从而获取收益，明道书院拥有自己的田产4900多亩，收入极为可观。南宋朝廷对文化事业的支持，可见大略。而明道书院最值得称道的是其教学内容包含医学课程，表明其决策者洞达国学与医学的文化渊源，重视生命科学对各种学问的本来价值。陈自明（1190—1270）应聘教授医学，他就是在这样一个优良的环境中砥志研思，完成了惊世之作《妇人大全良方》。

陈自明出身于中医世家，晚年自号"药隐老人"。从小跟随父亲学医，培养了治病救人的根基。但父亲并没有让他只是跟随自己看病，传授自家经验，而是让他系统地学习中医理论，他十四岁时已经读完《黄帝内经》《神农本草经》《伤寒杂病论》等经典著作，达到非常熟悉的程度，打下了扎实功底，诊病治病能力逐渐提高。他善于把名家医论与祖传经验有机结合，从而形成自己的知识架构。由此可见，陈自明早在少年时期就已经拥有了独特的医学素养。他也善于将自己的学识，应用于临床实践。当时有一乡村妇女孕期得病，一到中午就痛苦难耐、流泪不止，许多医生久治不愈。陈自明知道后让人告诉病人家属，这是由内脏燥热所引起，可以服用大枣汤治疗。但家属犹豫，便请人查证医书，果然正如陈自明所说，于是按方服用，仅一剂而愈。

陈自明成年后，医术精进，以妇产科临床见长，名声远扬，陈氏三代医学的传承也到达最辉煌时期。此时的中医妇产科尽管临床技术进步、群英荟萃，但其理论并不完善，体系也不健全。虽然也产生了一批妇产科专著，如杨子建的《十产论》，详述了横产、倒产、坐产、碍产等各种难产与助产方法，其中转胎手法可谓医学史上异常胎位转位术的最早记载，但妇产科的相关内容多数散见于中医之"大方脉"（大体相当于现在的内科）中，过于简略，或有论无方，或有方无论，学人难以为据。陈自明认为医术本来就难于精通，而尤以妇产科更难，特别是产科中的几种重症，更是又险又难，涉及胎儿和孕妇两条性命。他乃着力钻研妇产科学，穷览医籍，博纳众学，结合家传，全面整理，于1237年撰成《妇人大全良方》，改变了妇产科学"纲领散漫而无统，节目谫略而未备"的局面，从而使中医妇产科学真正成为一门既完整而又独立的临床学科，而从"大方脉"中拨萃而出。

明道书院虽然以教授和研究儒学为主，但在那个时代也算是综合学府了，其中设有医学学科就是例证。这种综合学府具有良好的学术氛围和完善的知识平台，无论对于儒学的研究、还是其他学科的探索，都有益处。中国医界学人能在一个学科整齐、学者云集、学风优良的学府之中从事教学和研究，自然获益匪浅。其实中国医学理论形成之初，便采纳和应用了各门科学，包括人文哲学的精华。

《妇人大全良方》全书24卷，将妇产科疾病归纳为调经、众疾、求嗣、胎教、妊娠、难产、做月、产后等八门，260余论，1100多方，48例医案。书中引录有关妇产科内容的医书近30种，所涉妇产科疾病200余种。每门均具有病理分析和医治方案，内容丰富，条目清晰，是中国妇产科学走向成熟的标志。

陈自明重视妇女的特殊生理与病理，他依据《内经》肾气、天癸、冲任、月经、孕育的理论，强调肾气在妇女生理方面的独特作用，认为"冲为血海，任主胞胎，肾气全盛，二脉流通，经血渐盈，应时而下"。同时他也不拘泥于《内经》中人体发育与生殖机能源于肾气的观点，认为后天脾胃对先天肾精和肾气具有重要的滋养作用，因而也认为生殖机能和人体的正常发育不仅必不可少，而且非常关键。他提出饮食五味而带来的营养，可以滋养人体之髓、骨、肉、血、肌肤、毛发等各个方面。女子虽以阴血为主，但阴中有阳，阴阳调和，七岁阴血渐丰，十四岁经血潮溢。这都是饮食五味之营养作用的结果。这种关于妇女正常发育与月经来潮也关乎脾气的观点，与《内经》本乎肾气的观点相辅相成，且符合临床实际而更加完善。陈自明还将妇女的生理发育和病理变化分为三个阶段，即青春未婚期、已婚期、绝经期，从而归纳分析不同的病证。青春未婚期，思虑、积想等情志变化为多，病变多在心脾。而对于绝经之后的胞宫出血，则多考虑肝肾虚热。至于一般的月经失调，则认为多与冲、任、肝、脾有关。

陈自明提倡晚婚和优生，他在《妇人大全良方》中引用褚澄之言："合男女必当其年。男虽十六而精通，必三十而娶；女虽十四而天癸至，必二十而嫁。皆欲阴阳完实，然后交合，则交而孕，孕而育，育而为子，坚壮强寿。今未笄之女，天癸始至，已近男色，阴气早泄，未完而伤，未实而动，是以交而不孕，孕而不育，育而子脆不寿。"我国唐宋时期有早婚习俗，男子十五六岁、女子十三四岁便可婚嫁。陈自明在当时便提倡晚婚，难能可贵。陈氏观点与社会环境及人口多少并无关系，而是基于中医对男女生理机能和生殖机能的基本认识，十分中肯。同时他还把男女晚婚和自身的健康发育、生育及其生育的质量联系起来，眼光独到，深有见地，也符合今天的科学结论。当然，仅从医学的角度而言，男子三十而娶不如女子二十而嫁科学。但他在早婚至上的历史环境与现实氛围中提倡晚婚，其科学精神非常难得。《妇人大全良方》不但在此处具有优生的理念，在其后的章节中还有对劣胎的处置意见，彰显了陈自明优生优育的学术见解。

陈自明也非常重视胎教，他赞赏周文王之母太任怀孕期间的作为，说她"目不视恶色，耳不听恶声，口不谈恶言"，堪为"世传胎教之道"。他认为："子在腹中，随母听闻。自妊娠之后，则须行坐端严，性情和悦，常处静室，多听美言，令人讲读诗书、陈礼说乐，耳不闻非言，目不观恶事，如此则生男女福寿敦浓，忠孝贤明。不然则男女既生，则多鄙贱不寿而愚，此所谓因外象而内感也。"胎教观在中国由来已久，陈自明认为胎儿通过母体感应世界，并形成相应发育，包括形体发育和心灵成长。这种内外感应正是中医有关人体内部结构与外部环境相联系的整体观念的体现。

陈自明也是一位出色的外科医生，他还于1263年撰著《外科精要》，该书对治疗痈疽卓有见解。他认为外科疮疡并不是单纯的局部病变，而是全身脏腑气血、寒热、虚实、盛衰的变化结果，治疗上不能只在局部攻毒，也要结合全身，内外合治，标本兼顾。他这种整体与局部统一的观念，对中医外科的病理生理机制与治疗思想原则具有重要意义。

陈自明称："仆三世学医，家藏医书若干卷。既又遍行东南，所至必尽索方书以观。暇时闭关净室，翻阅涵泳，究极未合，采摭诸家之善，附以家传经验方，秤而成编。"可见其好学精神、谦虚品德和治学方法。他认为，"世无难治之病，有不善治之医；药无难代之品，有不善代之人"。其执业箴言，堪为医者明训。

河间星辰分外明

南宋中期,儒学发展进入繁荣阶段。以胡宏、张栻为代表的湖湘学派提出"性学理论",认为"观万物之流形,其性则异;察万物之本性,其源则一"。而以朱熹为代表的闽学学派,以程颢兄弟的"理本论"为基础,吸取周敦颐的"太极说"、张载的"气本论",兼取佛教与道教之思想,形成"理学体系"。以陆九渊为代表的象山学派提出"心学体系",远承孟子"尽心"之说,近取程颢"心是理"之命题,建立起"心本论"的哲学架构。以陈亮为代表的永康学派和以叶适为代表的永嘉学派提出"事功"思想,承认客观规律,反对空谈义理。他们继承北宋儒学的研究成果,而又在各自的研究领域有所超越,带来了南宋思想学术领域的兴盛景象。然而,这种学术局面也只是限于儒学领域,而不是各种学术思想的繁荣,并没有春秋战国时期那样真正的思想解放与学术自由,特别是孔孟之道的保守本质并没有改变。而与南宋相对峙的金朝,其思想文化的发展却让人始料不及,他们最终没有在自己占领的土地上推行本民族的传统文化,反而逐渐融入了汉文化,尤其是社会上层集团和富裕阶层对汉文化的认可与接受程度和速度超乎我们的想象。越是生活富裕、眼界宽阔的人群,越是能够较快地学习与应用高雅文化。在女真族的金戈铁马面前,宋朝的军民简直就是乌合之众,不堪一击。但是,金人虽然能够夺其疆土,掠其财富，纵横驰骋，耀武扬威，却不能弘扬文明，宣化思想。金人的传统文化与汉人相比，只能相形见绌、自愧不如。他们根本抵御不了汉文化的强大魅力，只有欣然接受、为己所用。当然，这也是胜利者应有的胸怀和气量，同时他们也将女真族的一些优秀文化带给了汉族民众。其实汉族文化原本也是不断地吸取其他民族的文化营养而完善和发展的。在金朝上下，中国医学作为汉文化当中既重要又实用的部分，更是得到尊崇，广为发展，进而引发了中医历史上著名的繁荣气象，百卉争艳，学派踔起。也许中医在金朝地区，相对南宋地区，只是一个科学技术问题，而没有社会与政治思想问题，更有利于其学术的自由发展。同时金朝面临外界压力，为了生存推贤荐能，鼓励创新，形成了活跃的学术氛围，有利于中医理论与实践的开拓与创新。因而这一时期的中医学术争鸣发生在金朝地区，而不是南宋地区，也就顺理成章了。尽管南宋地区仍然占据半壁河山，但没有形成诸如金元地区那样的中医学术创新局面。《四库全书提要》将以上儒学和医学的发展分化称为"儒之门户分于宋，医之门户分于金元"。金元时期的中医第一大学派——河间学派于公元十二世纪登上历史舞台。河间，位于华北平原腹地，居北京、天津、石家庄三角中心。金代中医大家刘完素（1110—1200）在这里悬壶济世，名声鹊起。不仅慕名求医者络绎不绝，门庭若市，而且前来求学者也联翩而至，人才济济，由此开创了河间学派。冀中平原的天空闪现出一批璀璨的医学明星，辉映杏林。

刘完素原本不是河间人氏，亦非世医家门。他幼年丧父，家境贫寒，于1117年因家乡水灾随母逃难至河间。他自幼聪慧，耽嗜医书。当年其母患病，求医诊治，竟然三次不到，母亲就不幸病逝。此事对他刺激极深,他从此立志学医,力图扭转这种不良的社会状况,造福黎民百姓。刘完素拜师陈师夷,学成后独立行医,渐有声名。河间地区曾是金朝进攻中原的主要战场之一,民众深受其害,加之天灾横行,疾病蔓延,民不聊生。虽然河间一带此时已经变成金朝统治地区,但当地民众仍然沿用原来的医疗方法,而医生们多数承袭宋时的用药习惯,他们迷信《太平惠民和剂局方》的药物,很少自己辨证处方。尽管使用辛燥之药治疗温热之病并不太合适,但很少有人能够跳出《太平惠民和剂局方》的格范。至于疗效不佳,大家早就习以为常,几乎无人质疑。而刘完素对朝廷要求使用《太平惠民和剂局方》又不可随意加减的规定不以为然,他认为应该根据实际病情和具体情况,对症下药,不能一成不变。他针对横行肆虐的传染性热病的特点,采用寒凉药物治疗,取得惊人效果,进而名声大震,从此被世人称作"寒凉派"大师。

有一天,他在路上行走,偶然见到一家人正在发丧,闻知是由难产而死,但他却看到棺中还有鲜血淌出,由此确定产妇并没有真正死去,便让人放下棺材,立刻诊治。他先在产妇的涌泉穴针刺,产妇竟然苏醒了。他再针刺产妇的合谷、至阴等穴,胎儿顺利产下。家属跪地叩首,视刘完素若神仙下凡。刘完素的医名传到朝廷,亦引起君臣震动。金彦宗曾三次征聘,他都坚辞不就。金章宗钦佩他的德行,特为他赐号"高尚先生"。由此可见金朝对中医和汉文化的认可程度,并不亚于南宋王朝。正因为具有良好的民众基础和社会政治氛围,中医才能够在金朝统治地区得到充分发展,学术不断进步,名医不断涌现。

刘完素淡泊名利,不好虚荣,无意官场,却对中医学术如痴如迷,夙夜匪懈。他在二十五岁时便已开始深入研究《黄帝内经》，颇多发挥。他的探究也不是由理论到理论，从注释到注释，而是紧紧结合临床，学以致用。他对《内经》的研习并非出于一时热忱，而是一生不辍，不断突破，直至晚年。他根据《内经》的原理，联系北方地区气候的特点，结合民众饮食醇厚的习惯和体质相对强悍的特性，对伤寒火热病机理论独有创见，取得许多实实在在的研究成果，成功地解决了当时中医学术所面临的两大课题，即如何看待《太平惠民和剂局方》和运气学说。

刘完素首倡"火热论"。他对《素问·至真要大论》中的病机十九条大加发挥，将六气引起的 21 种病症扩大到 181 种病症，并指出有 56 种是由火热引起。他还认为"风、寒、暑、湿、燥、火"都可以化生火热病邪，进而提出一系列治疗法则和方药，大破大立，摆脱了《局方》的束缚，其寒凉派之学术理论赫然耸现。这既是中医学风的示范，即倡导古为今用、敢于标新立异，同时也是对泥古不化、无视现实的本本主义学人的当头棒喝，发蒙启蔽。

刘完素所处的时代，朝廷大力倡导运气学说，规定习医之人须考运气理论。所谓的运气理论，即五运六气。其天有六气，包含风、寒、暑、湿、燥、火；地有五运，包含木、火、土、金、水。以甲、乙、丙、丁、戊、己、庚、辛、壬、癸之十干，相配五运；以子、丑、寅、卯、辰、巳、午、未、申、酉、戌、亥之十二支，相配六气。以纪年的干支推定岁气，再由岁气推定该年可能所患的疾病，进而确定治疗方法。五运六气是一门深奥的学问，当年王冰整理《素问》时，已经在原书中不见踪影，是他将自己找到的相关内容补入其中。对于这种理论在临床上的应用，多数医生起初并不接受。而随着五运六气学说的推广，反而成了临床医生的共同见识。但它们的临床应用不免有些迂腐和刻板，丧失了中医辨证论治的灵魂。究竟五运六气与临床医药实践具有多大关系？应该怎样在临床实践中应用运气学说？也是刘完素所面临的课题。他对《内经》五运六气的研究也极为深入，如同他对《内经》病机的研究一样，同样是理论联系实际，切实面向临床。他不但十分善于应用五运六气的理论来看病治病，而且能够具体分析，灵活处置，从不墨守成规。他对五运六气的研究和应用，也成为他在热性病方面的理论支撑，两者相得益彰。这就是一般因循守旧、思想僵化的学者所无法企及之处，进一步彰显了医学大家的学术高度和创造性思想。

刘完素对《内经》的研究成果颇丰，他与文献注释大家不同，著作随处可见其理论和临床结合的闪光思维。其代表著作有《黄帝素问宣明论方》《素问玄机原病式》《内经运气要旨论》等。防风通圣散出自《黄帝素问宣明论方》，是刘完素"火热论"理论与实践结合的代表方剂。其方以防风、荆芥、麻黄、薄荷、连翘、桔梗解表散寒，使风热从汗出而散之于上；大黄、芒硝破结通便，栀子、滑石降火利尿，使内热从二便而泄之于下；石膏、黄芩清中上之火；川芎、当归、白芍和血补肝，甘草缓峻和中，白术健脾燥湿。诸药合用，而奏上下分消、表里交治之功。清代顾松园称："此方清火热，开鬼门，洁净府，通传导，内外分消其势，亦治火良法。"尽管防风通圣散已很古朴，但它愈久弥新，仍然是今天的一张名方，被临床医生经常使用。甚至有的学者酷喜防风通圣散，执此一方，临症化裁，而得心应手，以应治诸多疾病。刘完素这张十二世纪的处方也焕发青春，迈开时代的步伐，被制成"防风通圣颗粒"，而在二十一世纪的中华大地上广泛流通。

刘完素解放思想，创新学术，掀开了金元时期中医学术百家争鸣的大幕。他所开创的河间学派，成为学术旗帜，风靡一时，承袭其术者不乏其人。有史料记载者，诸如穆大黄、穆子昭、董系、马宗素、荆山浮屠等亲炙其学。其中荆山浮屠一传于罗知悌，再传于朱震亨，河间之说由北方而传到南方，至朱震亨，其学术为之一变，成为滋阴学派的鼻祖，而跻身于金元四大家之一。比朱震亨略早而私淑刘完素之学者，有葛雍、馏洪、张从正等人，至张从正，其学术更为之一变，成为攻邪学派的圣哲，亦跻身于金元四大家之一。中医学历史上著名的金元四大家，除刘完素居首外，还有两大家之学术缘自河间学派。河间学派当年的兴旺景象，可见一斑。而河间学派的学术影响力，并没有停留在金元时期，还深深地启发了明清时期的温病学者，他们遥承河间学说，另树旗帜，演化为温病学派。自《黄帝内经》以降，中医诊治传染性热病的理论和技术的伟大进步共有三次：第一次为东汉时期的仲景学说，第三次为明清时期的温病学说，第二次便是上承仲景学说和下启温病学说的河间学说。河间学派的诞生与传承、河间学术的传播与弘扬，是中医学说溢涌、流派纷华之首端。

易水奔流逐浪高

中医巨擘刘完素患伤寒病，自拟方药治疗，但八日不见好转，头痛、脉紧、呕逆、纳呆，遂请张元素（1131—1234）前去诊治。张元素是易州人氏，自幼习儒，但官场不畅，而改学中医。他苦研多年，洞晓医理。尽管与刘完素同在冀中平原，相距不远，但其名望却不能与之相提并论。起初张元素为其诊脉，刘完素并不信任，多有慢待。但听完张元素对病情的分析和对自己用药的评价后，觉得非常中肯，切中要害，便肃然起敬，刮目相看。并依张元素所言，按方服药，明效大验。当即刘完素对张元素倍加赞赏，两人交情日厚。由此，张元素声名大噪，又一颗中医明星陡然升起，与刘完素这颗巨星交相辉映，共同描画了一段灿烂苍穹。但是，在当时仰望者的眼中，却看到了不一样的景象，以至于他们在描述和评价这两颗明星时差别较大。也许是刘完素这颗巨星率先升起，并且十分耀烨，吸引了观众的目光，而使张元素这颗明星的光彩不为人们所瞩目。其实，张氏这颗明星也在冀中天空上，他所放出的光芒更为持久，他所开创的学派人才辈出。

由于时代氛围、学术环境与政府考格，当时运气学说在医界盛行。但对运气理论的学习、应用和研究却是云龙井蛙，而真正能够发扬学术、创新思想者屈指可数，只有刘完素和张元素二人非比寻常、成果丰硕。但他们二人的研究结果却完全不同，刘完素对五运六气的研究支撑了他的"火热论"理论,而张元素对五运六气的研究促成了他的脏腑辨证与用药学说的诞生。

脏腑辨证学说肇始于《黄帝内经》,而《金匮要略》也有所论述。至《中藏经》整理为"论五脏六腑虚实寒热生死逆顺脉证之法"十一篇,初次形成系统。唐代《千金要方》类列脏腑虚实寒热病证数十篇。宋代《小儿药证直诀》亦以寒热虚实分析五脏病证。汉、唐、宋以来,脏腑辨证代有发展。然而《中藏经》过于简略,《千金要方》尚嫌浮泛,《小儿药证直诀》重在儿科。以上三部名著均对中医脏腑辨证有诸多阐发,但并未形成完整而独立的理论与临床体系。张元素则在自己数十年的临证实践中,对脏腑辨证积累了丰富经验,对前人在此方面的成就和不足洞若观火。经过张元素的磨砻砥砺,中医脏腑辨证学术终于趋向完善,形成模样。正所谓登高一步,豁然贯通。

张元素在《脏腑标本寒热虚实用药式》一书中对每一脏腑的辨证和用药进行了详尽论述。首先提出脏腑的正常生理情况,将其功能和性质概括性地反映出来,此内容来自《中藏经》;接着列述脏腑的不同病理变化,参之于《灵枢·邪气脏腑病形》,间杂自己的体会;再下来阐述脏腑的虚实寒热及所生诸病,本于《灵枢》《金匮要略》《中藏经》等,而脉证并举之处则为自己之见解;进而论述脏腑病变的演化和预后,主要取之于《中藏经》;最后论述脏腑的治法和用药,法于《素问·脏气法时论》,方源《小儿药证直诀》,药则为自己的临床经验。由此可见,张元素的脏腑辨证学说集前人之大成,体系繁简适宜,理论与临床结合,开辟了中医辨证论治的新思路。

就中医辨证体系而言,八纲辨证和气血津液辨证都是基础辨证,不可或缺。在张元素之前《伤寒论》提出的六经辨证,在张元素之后

《温热论》提出的卫气营血辨证和《温病条辨》提出的三焦辨证，均为主要适用于外感热病的辨证方法。而在临床上应用最为广泛的是脏腑辨证。当然，后来的脏腑辨证理论有了更完善的发展，但其学术却是滥觞于张元素。易水学派对中医之辨证学说功若丘山。

易水学派的成功，关键在于张元素的独立精神。张元素与刘完素同在冀中，相距不远。而刘完素率先成名，医技盖世，无人能及。而且门人众多，气势磅礴。但张元素并没有盲目跟从，而是充满自信，张扬个性，独立门户，另创学派，勇于争鸣，从而建立与河间学派交相辉映的易水学派，带来金元中医学术自由发展的兴旺局面。如果没有易水学派的形成，而只是河间学派的一枝独秀，也就没有金元时期中医学术的百紫千红和繁荣昌盛。

张元素在完善脏腑辨证学说的同时，还对药物理论独有建树，与其辨证思想相辅相成。他在《医学启源》《珍珠囊》二书中阐述了其升降浮沉、药物归经和引经报使的理论。

张元素依据《内经》药物气味厚薄寒热阴阳的理论，进一步提出升降浮沉之说，将常用诸药分为风、热、湿、燥、寒五类。风药：味薄，能浮而上升，具有春气生发之义；热药：气厚，能驱寒助阳，具有夏气浮盛长养之义；湿药：气平，能补中土而助生化之义；燥药：气薄，淡味渗泄，酸味收涩，均具有秋气收敛肃降之义；寒药：味厚，能沉降下行，泄湿热而坚阴，具有冬气闭藏之义。张元素药物升降浮沉的理论，开创了研究中药的新方法和新途径。

张元素对药物学研究的另一贡献是发明药物的归经学说。他认为临床用药需取各药性特长，才能力专用宏，疗效显著。他在《珍珠囊》一书中注明了各种药物之归经。以泻火药为例：黄连泻心火；黄芩泻肺火；白芍泻肝火；知母泻肾火；木通泻小肠火；黄芩泻大肠火；石膏泻胃火；柴胡泻三焦火，黄芩佐之；柴胡泻肝胆之火，黄连佐之；黄柏泻膀胱火。如果不明白药物与脏腑经络之归属联系，则不能取得理想的治疗效果。

治疗疾病的引经报使之药也是张元素的发明。如太阳经，含小肠与膀胱，在上为羌活，在下为黄柏；阳明经，含胃与大肠，在上为升麻、白芷，在下为石膏；少阳经，含胆与三焦，在上为柴胡，在下为青皮；太阴经，含脾与肺，为白芍；少阴经，含心与肾，为知母；厥阴经，含肝与心包络，在上为青皮，在下为柴胡。他还明确了六经头痛的引经药，其云头痛须用川芎，如不愈各加引经药，太阳经蔓荆子，阳明经白芷，少阳经柴胡，太阴经苍术，少阴经细辛，厥阴经吴茱萸。

张元素对方剂创制亦有独到之处。比如枳术丸，具有散痞、消食、强胃等功效，其中白术二两，枳实一两，共研为末，制丸如梧桐子大，每次服用五十丸，不拘时日。本方系《金匮要略》之枳术汤演变而来，原方重用枳实，意在消水化饮为主，兼顾脾胃。而张元素将其改汤为丸，重用白术，而成补养脾胃为主，兼治痞食之名方。而其弟子李杲又在老师枳术丸的基础上，化裁出一汤四丸：橘皮枳术汤（枳术丸加橘皮一两），主治老幼元气虚弱，饮食不消，心下痞闷；半夏枳术丸（半夏、枳实、白术各二两），主治脾胃为冷食所伤；木香干姜枳术丸（木香三钱，干姜五钱，枳实一两，白术一两半），主治冷食积滞，脘腹痞胀；木香人参生姜枳术丸（木香三钱，人参二钱半，干生姜二钱半，陈皮四钱，枳实一两，白术一两半），主治脾胃虚寒，不思饮食；木香枳术丸（枳术丸加木香一两），主治饮食积滞，胃纳不开。后世还有学者对枳术丸进行更多化裁。

枳术丸不仅是张元素的一张名方,也代表了他强调扶养正气的学术思想。张元素认为脾胃的功能与人身之正气具有密切的关系,他的扶养正气就是以补养胃气为主,他认为脾者消磨水谷、养于四旁,胃者人之根本、胃壮则五脏六腑皆壮。张元素重视胃气的学术观点,得到了后人的继承,他们代代相传,不断发展,成为易水学派的一个鲜明特色,也由此领域的研究出发产生了诸多名家。

　　张元素之弟子门生众多,其中不乏名家,共同造就了易水学派的繁荣。其得意弟子李杲发扬张元素扶养胃气的学术思想,开创"补土派",成为金元四大家之一,其名声大过老师。他的另一高足王好古,后师从李杲,得两家之传,是为元代名医。王好古重视脏腑内伤,阳气虚损,进而发挥为"阴证论",所著《阴证略例》,诚属独得之见。易水学派有关脏腑病机的研究,不但直接影响了金元,而且还延宕至明代。明代的一些医家在继承李杲脾胃学说的基础上,转而探讨肾和命门病机,从阴阳水火不足的角度阐发病机与辨证治疗,发展成为温补学派,实为易水学派核心思想之传续。薛己主张若补脾不应,即求之于肾和命门之水火阴阳不足,在临床上崇尚温补,力戒苦寒,堪为温补学派之先驱。孙一奎则重视肾与命门元气,对于虚损诸证,多从下元不足论治,自制壮元汤,以达到固本培元的目的。赵献可论命门位居两肾之中,有位无形,为人身之君主之官,生命主宰,特别重视先天水火之治疗。张介宾更为明代补肾大家。李中梓则脾肾并重,为易水学派诸家脾肾之论做了精辟总结。

　　张元素认为"古方今病,不相能也",在理论和临床上进行了巨大创新,成为金代医学的又一位革新大家。明代著名医药学家李时珍对张元素的学术思想给予高度评价——"大扬医理,《灵素》之下,一人而已"。元代杜思敬撰《济生拔萃》,亦称"洁古之书,其言理胜,不尚幸功,圆融变化,不滞一隅,开合抑扬,所趋中会,其要以扶护元气为主,谓类王道"。自张元素创立易水学派,虽历金、元、明三次改朝换代,却名家迭出,思想纷呈,学说日多,犹如滚滚之江水,奔腾不息,浪花飞溅,目不暇接。

易水学派是十二世纪能与河间学派相媲美的另一著名中医学派。但令人费解的是,"金元四大家"中并没有张元素的名字,或者说为何不把张元素和其他四人并列为"金元五大家"？自然,这种历史的名号,并不能由今人改写,当时的学者自有他们的眼光和标准。但是,我们今天回眸金元前贤们对中医学术发展之贡献,张元素与"金元四大家"各有千秋,毫无逊色。

驱邪才能扶正气

自刘完素开创河间学派，新风浩荡，群星灿烂。但在刘完素的学生门人之中，成就最大者并不是他的亲炙弟子，而是一位私淑门生——张从正（1156—1228）。张从正比刘完素小四十余岁，也曾一同畅游在中国医学的大海中，劈波斩浪，各显风采。张从正虽然没有亲耳聆听刘完素之教诲，但对刘完素之学说研习极深，并不逊色于其嫡传弟子。他推崇刘完素"寒凉泻热"的学术观点，却没有沿着其技术路线径直前行，而是从中悟出了新的道理，发现治病的关键是祛除致病的邪气，因而在河间大道上另辟一路，发展为驱邪理论，其思维逻辑焕然一新。而他也作为"攻邪派"的开创者，云峰耸拔，跻身于金元四大家之一。

张从正出身医学世家，是考城人氏，性情豪放，嗜好诗文。他从幼年开始随父学艺，博览典籍，深思医理，弱冠之年便能独立诊病，及至中年渐成一方名医。他嗜好读书，经史百家无不涉猎，尤其精于《内经》《难经》《伤寒论》等书，研究过历史上各代的中医名家。《金史本传》高度评价张从正，称他能贯穿《素问》《难经》之学，而临床效法刘完素，用药多属寒凉，治病救死每有奇效。兴定年间，张从正被朝廷选作太医，但这并不符合其本来愿望，他更看不惯拍马逢迎的官场行径，不久便自动辞职，执守气节，回归故里，游走民间。他喜欢

"一张琴,一壶酒,一溪雪,五株柳"的隐退生活,并写诗自嘲:"耽嗜医经五十年,野芹曾献紫宸前;而今憔悴西山下,更比文章不值钱。"

他回到故里,获得了一个安静的天地,可同自己的学生一起看病治病,深究医理,切磋学问,师徒们一起于1220年完成了攻邪大作《儒门事亲》。书中有言:"夫补者人所喜,攻者人所恶,医者与其逆病人之心而不见用,不若顺病人之心而获利也,岂复计病人之死生乎?呜呼!世无真实,谁能别之?今余著此吐汗下三法之诠,所以贼治病之法也,庶几来者有所凭藉耳。"其主要学术思想如下:

1. "病由邪致"。张从正认为所有的疾病并非人身素有,都是由邪气所引起的。其邪气或由外而入,或由内而生。由外而入者,诸如天之六气,风暑火湿燥寒;地之六气,雾露雨雹冰泥。由内而生者,诸如人之六味,酸苦甘辛咸淡。天邪发病多在人体之上部,地邪发病多在人体之下部,人邪发病多在人体之中部。张从正的这种发病观点,符合中医之传统发病理念,如《灵枢·百病始生》就明确提出,"喜怒伤脏,风雨伤上,清湿伤下"。但在中国医学发展的不同时期,或不同学派,有时更加重视人身之正气,而对邪气导致疾病发生的作用有所忽略。张从正在当时特别强调邪气对发病的影响,切中时弊,鞭辟入里。

2. "攻邪已病"。邪气侵犯人体,轻者则传久而自尽,稍甚者则传久而难已,更甚者则暴死。因而攻逐邪气就应该是治疗疾病的首选之法,无论从中医理论,还是临床实践,这种驱邪而治病的主张都是真契妙谛。

3. "鲧湮洪水"。不少医生和病人总是恐惧驱邪疗法,他们以为应该先保护人体之元气,只要元气充实,邪气自去。由此导致正气未复,邪气却已经交驰横骛而不可控制。如同鲧湮洪水,不知疏导,一味堵塞，势必引起洪水泛滥，不可遏制。

4."以粮资寇"。张从正认为一些医生在病邪猖獗之时专补正气的做法非常危险，不但不能扶助正气，反而这些补益之药可能会助长邪气，致使病邪更加猖獗，正所谓是"资敌以粮草，助敌伐己"。只有在人体纯虚无邪的情况下，才可以专用补药。

5."不补而补"。邪气侵犯人体后是否发病，取决于邪气与人身正气的对决。凡正气能够抵御邪气，则人体并不发病；正气不能抵御邪气，则人体发病。而在人体发病之时，既有邪气猖狂之象，也有正气相对不足之兆。此种正气之不足只是相对邪气而言，一般情况之下只要攻去邪气，则正气自然恢复。这种着眼于抗邪而保正气的治法，似乎没有专门去辅助正气，但在攻去邪气之后正气不被压抑，从而归于正常。是寓补于不补之中，正如兵法所言，"以攻为守"。

6."四工治病"。张从正认为良工之治病，先攻其邪实，后补其正虚，也有不再补其正虚的时候。粗工之治病，或补其正虚，或攻其邪实，有时侥幸取效，有时无效。谬工之治病，攻伐已虚之正气，资助已盛之邪气，他们贻误病人的迹象常常明显，而被人们谴责。庸工之治病，一概补其正虚，不敢攻其邪实，所有人都说他们稳妥，贻误病人而不见痕迹，自己不以为过，老死也不知悔改。粗工和谬工并非不贻误病人，而以庸工贻误病人最重。

7."药攻食养"。张从正对于攻法与补法的应用别有见解。除慎用补药外，他提倡"食补"。他认为从治病用药的角度而言，主要任务是攻邪。只有从养生的角度而论才强调进补，而这个"补"法就是调节饮食、增强食欲，即为食补。他认为"君子贵流不贵滞，贵平不贵强"，"善用药者，使病者而进五谷者，真得补之道也"。这个观点符合

《内经》"精不足者,补之于味"的理念。张从正先用药驱邪、再以食补养的方法,堪为名言。

8."攻邪三法"。汗、吐、下为张从正攻邪之法。他说此三法自己已经"识练日久,至精至熟,有得无失,所以敢为来者言也"。他认为导致疾病的邪气来自三个方面,因而祛除邪气的方法和途径也有三个方面。凡外感风寒诸邪,搏击于皮肤之间,藏匿于经络之内,滞留体内而不去,可能发作游走疼痛,麻痹不仁,四肢肿胀、瘙痒、拘挛者,可用发汗的方法驱邪外出;凡风痰宿食,滞留在膈或上脘者,可用涌吐的方法驱邪外出;凡寒湿痼冷或热客下焦等下部病变者,可用泄下的方法驱邪外出。

(1)汗法。张从正所称的汗法,不仅是指内服药物发汗而已,还包括各种能够发汗而驱邪外出的方法,如他所说"炙、蒸、熏、渫、洗、熨、烙、针刺、导引、按摩,凡解表者,皆汗法也"。他的汗法大大超越了人们通常理解的范围,既体现了《内经》汗法的精髓,也是经典思想的灵活应用。张从正还对药物发汗的温凉使用十分缜密,如南陲之地多热,宜辛凉之剂解之;朔方之地多寒,宜辛温之剂解之;午未之月多暑,宜辛凉之剂解之;子丑之月多冻,宜辛温之剂解之;少壮气实之人,宜辛凉之剂解之;老耆气衰之人,宜辛温之剂解之。汗法使用得当,可以在病邪侵犯人体之初,尽快驱邪外出而获捷效。

(2)吐法。也不是仅仅服药催吐而已,张从正说"引涎、漉涎、追泪,凡上行者,皆吐法也"。这与《内经》"其高者,因而越之"的思想完全一致,能使病邪因势利导,从上而出。但在医疗实践中,吐法并非易事。张从正言"夫吐者人之所畏,且顺而下之,尚犹不乐;况逆而上之,不悦者多矣"。其实张仲景、孙思邈都有使用吐法的经验,如果掌握的恰当，疗效颇好。张从正更是笃信不疑，经常运用。他说，"余用此吐法，非偶然也。曾见病之在上者，诸医尽其技而不效，余反思之，投以涌剂，少少用之，颇获微应。既久，乃广访多求，渐臻精妙"。吐法对于一般医生而言，难以驾驭，而在张从正的手上却成了治病的法宝。他也提醒人们凡用吐剂，宜先小服，不效渐加，中病即止，不必尽剂，过则伤人。诚为经验之谈。

（3）下法。也不仅是通便而已，张从正认为"催生下乳、磨积逐水、破经泄气，凡下行者，皆下法也"。通常人们认为下法既攻邪气，也伤正气。在使用下法时，往往顾忌损伤人之正气，大有投鼠忌器之感。但张从正对泄下邪气与补益正气的相反相成关系具有深刻的认识，他从临床实践中看到泄去邪气对人体正气康复所发挥的作用，所以他说，"大积大聚，大病大秘，大涸大坚，下药乃补药也。余尝曰：泻法兼补法，良以此夫"，真是金玉良言。当然，下法也要掌握火候，恰到好处，这也正是他作为攻邪大家的独到之处。

张从正"攻邪论"的灵感来自刘完素的"火热论"，而刘完素的亲炙弟子们却在"寒凉"世界里忙于寻宝，无暇旁骛，未能像张从正那样，深谷为陵，高飞远举。固然是因为他们的专业水准、文化素养等所制约，但也有另外一个原因不可忽视，毕竟张从正是门外私淑，虽然不得当面受教，有时却能"旁观者清"，寻得门径，直取真经，进而拂去浮尘，采撷精华，融会贯通，更上层楼。

张从正著作颇丰，以《儒门事亲》为其学术代表作，详尽阐述了他的攻邪理论和方法。书中前三卷为张从正亲撰，其余各卷由张从正口述内容，经其弟子麻知几、常仲明记录、整理而成。张从正强调攻邪，善用汗吐下三法治病，但并不意味着他一味攻伐，拙于补法。他的临床技艺十分全面，只是其以攻邪理论而别树一帜，正如他说："予亦未尝以此三法，遂弃众法，各相其病之所益而用之。以十分率之，此三法居其八九，而众法所当才一二也。"

在《儒门事亲》一书中，也有不少辩论性文章，可见其学术思想在当时的医界引起不少波澜。许多不学无术之辈，以为张氏理论动摇了他们多年混迹江湖之法宝，而对攻邪学说倍加责难，挖苦讥讽，群起攻之。然而张从正卓越的临床疗效又让他们相形失色，无言以辩。而有识之士，则对张从正高度赞扬，潜心学其攻邪方法，用于临床实践。其《儒门事亲》书名的含义即是"儒者能明事理，事亲者当知医道"。其论超俗，其法高深，其意宏远。凡坐井观天，思维僵化者不足与谋。正所谓"大道不孤"，张从正的攻邪大旗，并没有在围攻中倒下，反而高高飘扬，长风漫卷，几番挥舞，开辟了中医学术的另一片天地。

儒医一生见风范

公元 1232 年（天兴元年），金朝已经气息奄奄，行将就木。汴京被围，援军溃败，金哀宗被迫求和。城中百姓身家难保，惊恐万状；胁迫助战，疲惫不堪；粮油阻绝，饿殍满街。由此引发疫病流行，苍生涂炭。京城被困三月之久，方得解脱，都内之人大多受病。再过两月，病势更甚，"都人之不受病者，万无一二"。当时都城十二座城门，每日送出死者竟达一二千人。而医生都以原有的方法治疗，屡屡无效。或以为伤寒，套用仲景发表之方；或以为热证，借鉴河间寒凉之药。误治伤人，触目皆是。正值黎民水深火热、医生茫然无措之际，有一位寄寓之医与众不同，他独出心裁，用药奇崛，不攻反补，卓然有效。李杲（1180—1251）原在济源旅居，为了躲避战乱，当蒙古大军进逼山东时，逃至汴梁。此前他并不专职行医，但迫于生计，悬壶都城，疗效大显，主要游走在文人达官之间。此次汴京被围，他也被困其中。李杲在诊治的过程中发觉本次疾病虽然病情大多相似，但并不是外感性疾病，更非伤寒，而是被围城中，惊魂不定，恐惧伤神；起居不时，寒温失所；劳役频繁，耗损元气；饥饱无度，大损脾胃。而解围之后，陡然饱食，更伤已然疲惫之脾胃，重伐原本微弱之元气所致，轻病加重，重病致死。他以内伤脾胃立论，从调理中焦入手，以甘温之药除热，一举扬名，震惊医界。

而扶养正气，调理脾胃正是易水学派的看家本领。李杲更是张元素的真传弟子。李杲原本并不学医，但他的母亲患了重病，延请家乡许多医生诊治，各执一端，众说不一，几乎用尽所有名贵药物，病情不仅不见好转，反而日益加重，最后不治身亡。李杲经历了母亲得病治病的全部过程，心急如焚，却束手无策，这使他深感悲痛，同时也让他领略到医学之难和良医之缺。由此发誓，如果觅得良医，一定拜他为师，以补己之缺憾。经过多方打听与比较，当时医术最为高超者，当属河间刘完素和易水张元素二人。然而刘完素已近晚年，恐怕无力传授真学，而张元素因治好了刘完素的伤寒病而名声大震。他乃去四百余里外的易水，投拜张元素学医。由于李杲拥有深厚的儒学与文化功底，其学医进步很快，经过数年的耳提面命，尽得张元素真传，基本掌握了为医之道，其临床本领已非一般医生可比。李杲学成之后，返回家乡，但他并没有直接行医，只是偶尔看病，多数是亲朋好友，或是不得已的场合，但每每取得良效。同时他也不断钻研医理，其医术也在持续精进。由于家资殷实，他并不需要筹谋生计，而是继续原先的儒士生涯，尽情沐浴着由儒学与医学交织而成的和风细雨。李杲三十多岁时，按照金朝的制度，经捐献谷粟等财物，被任命为济源县监税官。当年四月，山东一带流行一种"大头天行"传染病，以头面红肿、咽喉不利为主要临床表现。当地的医生遍览方书，无以对证。随即妄行攻下，并不奏效。几番攻下之后，多致人亡，屡屡发生。而医家也不以为过，病家亦不以为非，大家都觉得只能如此。李杲目睹此景，于心不忍，乃废寝忘食，循流讨源，察标求本，精心创制一方，名为"普济消毒饮"，初用之于病人，大获良效。几经试用，疗效可靠。由于病人众多，症状相似，他便把药方刻于木牌之上，置于交通要道和广众之处，供人们抄录应用，因而救治了无数病人，流传甚广，一时被黎民百姓以为是仙人所传。普济消毒饮由此也成为一张名方，即使在今天亦是如此。

李杲在汴梁的医疗抢救结束不久，决定北返，寄居山东等地，继续行医约十二年，诊治无数病人，医术大进，声名日隆。期间与元好问交往密切，友情深厚。他成为名医之后，依然保持了儒士的本色与风雅，仍然乐于和文人志士相处，他们交流与思考的不仅限于人的生命，也包括人的灵魂、思想，却远离了仕途。也许他和元好问曾有共识，金朝灭亡之后，就只做学问，不再为官。凭他二人之才学，治学必有成果，元好问成为宋金对峙时期北方文学的主要代表自不待言。易水学派传至李杲，荣膺赫赫有名的金元四大家之一，可谓是青出于蓝而胜于蓝。他不仅将易水学术推向巅峰，使之发扬光大，而且又开立了补土学派，是冀中平原诞生的又一位中华医学之巨擘。

1244年以后，元朝政局日渐稳定，李杲返回家乡真定。李杲祖上为当地盛族。他自幼接受儒学教育，先从当时名儒翰林学士王从之和冯叔献学习《论语》《孟子》《春秋》等儒家经典，其后又拜范仲淹之后范炼为师，至二十二岁，已成为饱学儒生，闻名乡里。于是他增建书院，广交朋友，专门结识各界名士，从来不与纨绔子弟为伍。元好问当时便是李杲的挚友。李杲性格沉稳，行事谨慎，几无戏言。坊间俗人以为的欢乐之处，他也从不涉足。其注重修养，自律自爱，非一般青少年能比。但他也不是孤芳自赏，目中无人，如果遇到生活用度困难的人，李杲也愿意帮助他们。尤其在灾荒年代，大批难民流落而来，许多人也因得到他的周济而保全了性命。李杲当年之美名与所做之善事，仍在其家乡流传。

　　李杲再次返回家乡时，已经年过花甲，加之长期在外流离颠沛，身体很差，耳目不灵，心烦，志懒，少言，因而集中精力安养，无意它图。范炼见弟子如此消沉，深为可惜，乃与慰藉鼓励。李杲经老师提醒后，又打起精神，洗濯磨淬，收拾学问，将在流寓期间写出的有关《内外伤辨惑论》的论文进行整理、修订与提高，对自己多年临床的独创理论与实践重新审视，从而为开创自己的学派奠定了基石。该书于1247年撰成，共三卷，二十六论，时年李杲六十七岁。其书上卷有内外伤十三辨，以辨阴证阳证为总纲，系统阐述了内伤疾病与外感疾病之证候的不同和治法的差异。中卷有五论，从不同角度论述了内伤脾胃的病因、病机及治疗，列方24首。下卷着重论述内伤饮食的治法，列方23首。书中明确提出了在脏腑关系中独重脾胃的观点，比之老师张元素更加完善。由于脾胃在五行中属土，因而后世将他称作"补土派"。该书还创立了补土学派的代表方剂——补中益气汤。该方补中益气，升阳举陷，主治脾胃气虚、气陷等证，也是今天极为常用的著名方剂。虽然它属于甘温之剂，但却能治疗气虚所引起的发热，被称作"甘温除大热"，堪为补土派的镇帮之宝。

　　《内外伤辨惑论》的撰写与修订，并非凭空想象或理论推敲，它完全来自临床一线的真切感受，是实践经验和教训的整理与总结。尤其是当年汴京被围，也把李杲困在了一个特殊时空之中。全城之人十之八九患病，死伤人员不计其数的惨烈状况，迫使他投入到日夜繁忙的医疗抢救之中。而同仁的慌乱无措，误治教训，催促他进行学术创新。无数的患者也为他提供了鲜活的临床资料。而大量的成功病例验证了"甘温除大热"的治法和方药。也可以说是残酷的战乱和夺命的病魔催生了补土派的理论。

完成了《内外伤辨惑论》后，李杲又撰写了《医学发明》，全书一卷，每篇以经文为标题，发挥经义，探本求源，附方72首，以医论与方论结合的形式，阐述内科杂病的治疗方法，别具一格。

大约于公元1249年，李杲历两年时间完成了他的学术代表作——《脾胃论》。全书三卷，34论，以《内经》为理论，参照张仲景、孙思邈、钱乙等医家论述，创立方剂63首，其中45首属《内外伤辨惑论》所未载。上卷7论，为《脾胃论》的基本部分，系统地论述了脾胃的生理功能、表里关系、虚实传变、气火关系、升降浮沉补泻方法。中卷12论，主要阐述了"内伤脾胃，百病由生"及对各种病证的施治原则和方法，归纳了脾胃与其他四脏的病变关系，进一步明确了甘温补中升阳配甘寒泻火的"甘温除大热"的治疗原则。下卷15论是对上中二卷进一步的发挥或补充。附篇4论，阐述饮食调理。从《内外伤辨惑论》到《脾胃论》，标志脾胃学说走向成熟，李杲这年六十九岁。从他返回家乡，一边行医，一边进行理论创造与对既往临床经验进行总结，到完成补土派的理论体系，自成一家，大约用了五年时间。这五年的学术整理、研究与突破，并不是闭门造车，而是基于他数十年的医学理论修养和临床实践，因而能够言近旨远，高遏行云。

完成以上三书后，李杲又对他的学术进行全面整理，起名《兰室秘藏》，取《素问·灵兰秘典论》"藏诸灵兰之室"之义，是李杲学说之精华荟萃。可惜天命所限，未能整理成册，只能将其全部内容都交付给了后人。

李杲返回故里后，还完成了一件大事，就是培养传人。他的朋友举荐了罗天益（1220—1290），同是真定之人，性情敦厚，常恨自己学业不精，素有发扬医学的志向。罗天益来拜师时，李杲问他，你是为赚钱而来学医呢，还是为传道而来学医呢？罗天益明确表示是为传道而来。于是李杲收其为徒，并供给食住。三年之后，李杲觉得学生勤奋好学，孜孜不倦，又赠他白银二十两，并说我知道你家庭困难，怕你半途而废，用这些钱物以帮助你的家人生活。李杲当年拜师是携金而往，而他晚年授徒又是慷慨解囊。不但资助学生本人，而且资助学生一家人之生计。他年轻时仗义疏财，年迈时也不惜金银，其所重者唯有道义。这也体现了他对培养自己的学术传人的殷切期望。他不但选人苛刻，而且传艺紧严。李杲带徒之法有四：即明经、别脉、识证、处方。每治一病人，必先诊其脉，再断其证，并参《内经》《难经》之论，最后遣方用药。在李杲的精心教导下，罗天益尽得所传。1251年，李杲临终前将自己的书稿交予罗天益，最后叮嘱他，"不是为了我，也不是为了你，而是为了天下后世，你千万不能将它淹没，而要尽全力去推广发扬"。

罗天益对恩师的重托始终铭记于心，一天也不敢懈怠，他自己刻苦钻研，努力实践，终成元代名医，亦有很好的医著流传后世。他将李杲的《医学发明》于1277年刊行，也将《脾胃论》校订后刊行，还将《兰室秘藏》整理成册而刊行，他亦结合李杲留下的遗稿，以方剂为主要内容汇编而成《东垣试效方》刊行。经过罗天益的传承，李杲所开创的补土学派生机勃发。

易水学派的发展，是中医传承当中最值得称道的。从张元素到李杲，再到罗天益，都很精彩。张元素以巨大的革新精神为易水学派开山，李杲以精深的专业水准将易水学术推向巅峰，进而创立补土学派，罗天益以感恩的真诚努力把易水学说与东垣学说宣扬于世。易水学派三代师徒的成功传承，留给我们的不只有学术观点的辉煌，也有人才培养的经验，更有中医学人的担当。

理学医学相贯通

金元四大家的前三位——刘完素、张从正、李杲均是生于宋金对峙之时,殁于元代,成名于北方地区。金元四大家中出世最晚而唯一成名于南国的是朱震亨(1281—1358),他生于婺州义乌,是一个地道的元代人。

元代是一个特殊皇朝,它是中国历史上第一个、也是唯一一个完全由游牧民族来统治国家的朝代。蒙古人在这一时期不仅统治了中国,也统治了绝大部分的欧亚大陆。蒙古铁骑挥师长驱,所向披靡,一度抵近波罗的海。他们横扫欧洲列强,踏破中东诸国,扬鞭华夏大地,任意驰骋在从亚得里亚海到日本海的辽阔地区。当时仅有一百万人口的民族,竟能统治如此广袤的世界,简直就是一个奇迹。但在铁木真、窝阔台两代伟人谢世后,蒙古统治阶层出现分裂。所谓的大汗忽必烈,只是蒙古各汗国名义上的君主,他的权力仅仅限于中国,根本号令不了在波斯的伊尔汗国和在俄罗斯的金帐汗国。前者尊伊斯兰教为国教,后者也接受了当地的东正教文化和正统伊斯兰教义的影响。忽必烈亦参悟了儒家文化,成为一个中国式的皇帝。虽然他不能管领远在俄罗斯和波斯的同族,但也保证了华夏大地的统一。相对于被征服的民族,毕竟蒙古铁骑人数太少,文化匮乏,一旦下马,享用生活,欣然接受先进文化,同时也把自己民族的优秀传统带给当地人民。元朝的时间较短，在九州故土上留下的文化印记不是很多，定都北京大概是他们一个最持久的文化贡献。元代的文化更多的是延续了宋代的文化，也包括传统的中医药文化。

朱震亨既非出身医门，亦非从小学医，其学医与行医的经历充满曲折。他十五岁时，父亲病逝，两个弟弟都尚年幼，全家只靠母亲一人支撑。在逆境中成长的朱震亨经历艰辛磨难，养成坚毅品质。他性情豪迈，见义勇为，崇尚侠气，争强好胜，完全是一位义士，而疏远了学问，并不像一位儒者。朱震亨三十岁时，倾心抚养他们兄弟的母亲患病，但各位医生却束手无策，治疗均不能奏效。他们大都医术粗劣，盲目搬用《局方》之药，彼此大同小异，未能洞悉病源。这让朱震亨心灵为之震颤。于是他立志学医，夙夜不懈，刻苦钻研了《素问》等中医经典，经过五年的勤奋攻读，弄明白了许多医学道理，最终也治愈了母亲之病。但他那时的学医目的，只是为了治好母亲之病而已，并没有执业的打算。

也许是攻读医书的过程，又唤醒了他童年的好学之性，三十六岁的朱震亨产生了强烈的求知欲望。他听说朱熹的四传弟子许谦居于东阳八华山中，讲授理学，闻名遐迩，四面八方来求学者已过千人。他深感自己以前不求闻道，唯侠是尚，荒废了许多宝贵时光，便改弦更张，投于许公门下。及听许谦所讲"天命人心之秘，内胜外王之微"，悔恨自己往昔沉冥颠沛，不由汗如雨下。从此加倍努力，日有所悟，数年之后，学业渐成，成为许谦的得意门生。但他的仕途之路并不成功，两次参加科举考试，均未得中。而许谦培养学生甚多，对学生之发展见解亦多，他并不要求学生只走仕途一路，而是根据学生具体情况，启发他们走上一条合适之路。他劝导朱震亨，为师一身是病，常年没人能够给我治好，你若能够成为良医，那对黎民的帮助很大。许谦这种培养学生的目标和人才观念，与当年孔子的因材施教相同，做官不是孔子诲人的唯一出路。

经过恩师指点迷津，朱震亨断绝了仕途意念，从四十岁开始，再次潜心医学，加之原先所拥有的良好基础，几年之间医术大进，竟也治愈了许谦的长年痼疾。但朱震亨在研习之中，也发现了医学界普遍存在的问题。当时仍然是陈师文、裴宗元的《太平惠民和剂局方》盛行，但其方药较多温燥，与民众当前所患疾病不尽相契，亟待解决。他带着学术疑惑，于四十四岁渡钱塘江，过吴中，至宛陵，上南徐，下建业，千里跋涉，拜访各家，始终没有找到一位合适的老师来解其迷惑。有人告诉他杭州名医罗知悌技艺超群，他是刘完素的二传弟子，深得河间之学，又旁参张从正、李杲两家精华，学贯同仁。朱震亨十分仰慕，前往投师。

但罗知悌老态龙钟，无意收徒，且自恃艺高，很难接近。朱震亨几次登门拜访，均不得亲见，如此盘桓三月余。但他诚意不改，心愿弥坚，每日拱手门前，不顾风雨，志美行厉。有人告诉罗知悌，他是许谦的高足，也自有很好的声名，如果这样长期冷落下去，恐怕被人诟病。罗知悌乃被迫接见朱震亨。不料一见如故，彼此相识恨晚。作为两个执着的学者，都十分关注本学科的问题与发展，他们之间自然有心灵相通之处。罗知悌觉得朱震亨后生可畏，是难得的学子，欣然收其为徒，悉心培育。罗知悌告诫朱震亨，学医之要，本于《素问》《难经》。仲景之书详于外感，李杲之书重在内伤，二者必须仔细掌握，各取所长，临症治病时才能不致偏颇。而今人患病以湿热、相火为多，但很少有人知晓。如果仅仅局限于区区陈师文、裴宗元之学，泥而不化，必然贻误病人。听了罗知悌之高论，朱震亨茅塞顿开，如拨云见日一般，何止"胜读十年书"。

朱震亨跟师之时，罗知悌已经年逾古稀，并不亲自诊视病人，他卧于床上，让弟子禀告察脉观色的情况，对证下药。朱震亨勤学一年半，恩师辞世。他尽得罗氏晚年真传，并以别致视角，厘清了诸家学说之妙旨，对医学理论的认识和实践达到崭新境界。如果说他此前行医已经小有名气，现在就是行走在迈向大师之路上。朱震亨拜师罗知悌是他医学生涯的关键节点，也为后人娓娓讲述了一个中年医生带着疑问，拜访名师，再次深造，以致突飞猛进、直上云天的佳话，亦是中医学人成才的又一种模式。

朱震亨重回义乌，悬壶故乡。原来的乡间医生听说他拜访高师，学艺归来，都拭目以待。但看了其处方用药后，皆不以为然，冷嘲热讽，认为他的学识不伦不类，离经叛道，没有章法，不合定式。但朱震亨却并不在意，专于诊务，心无旁骛。他的临床疗效日益显现，医名大升，前来求医者川流不息。朱震亨对于患者的诉求，总是全力满足，不辞辛苦。随着朱震亨美誉的众口交传，慕名前来拜师学艺者也接连不断，元代临床医学的高峰由北方转移到了南国。

朱震亨早年跟随许谦学习理学，其后又从罗知悌学习医学，他将理学思想和医学观点水乳交融，进行理论和实践的创新探索。北宋理学奠基人程颢认为天地阴阳的运动有自身的规律和特点，可以归纳为升降和盈虚。这种运动从来不曾有过一时的停息。阴阳盈亏的表现是阳常盈，阴常亏。一盈一虚，参差不齐，从而引发了世界的无穷变化。朱震亨通过对天地、日月之阴阳进行观察，认为"天地为万物父母，天大也为阳，而运于地之外；地居天之中为阴，天之大气举之。

日实也，亦属阳，而运于月之外；月缺也，属阴，禀日之光以为明者也"。他又联系人身之阴阳运动的规律进行了深入研究，认为"人身之阴气，其消长视月之盈缺。故人之生也，男子十六岁而精通，女子十四岁而经行，是有形之后，犹待于乳哺水谷以养，阴气始成。而可与阳气为配，以能成人，而为人之父母……可见阴气之难于成……男子六十四岁而精绝，女子四十九岁而经断。夫以阴气之成，只供给得三十年之视听言动，已先亏矣"。人之阴气难成而易亏，亦是"阴常不足，阳常有余"。进而引发"血常不足，气常有余"。朱震亨也对相火进行了深入研究，认为相火来自先天，藏而不露，通过人体的生命活动而表现出来，是人体生命的本源。相火有常有变。相火之常为生理之火，相火之变为病理之火。相火贵乎珍藏，不宜妄动。而一旦"相火妄动"，则"煎熬真阴"。阴损则病，阴竭则亡。这种阴虚阳旺、相火妄动而致的火热病证，不能滥用温补和盲目攻邪，需要滋阴养血而清热。

朱震亨遥望日月，联想人身，将医学大师罗知悌的"相火说"和理学名家程颢的"盈虚论"有机连结，遂成天缘之合，云蒸霞蔚，衍生出新的理论和方法，并在实践中取得成功，被誉为"滋阴派"的宗师。

朱震亨于六十七岁应弟子们的恳请，撰写了《格致余论》，全书一卷，医论42篇，涉及内容相当广泛，篇目排列没有规律，颇有随笔杂记的韵味，是我国最早的一部医话专著，阐述了他独到的医学思想，诸如："主闭藏者肾也，司疏泄者肝也。二脏皆有相火，而其系上属于心。心君火也，为物所感则易动，心动则相火亦动，动则精自走，相火翕然而起，虽不交会，亦暗流而疏泄矣。"其后又撰写了《局方发挥》，不分卷篇，一气呵成。开始先发议论，然后以设问形式提出质疑，继之予以解答，如此问答三十一次，强调辨证论治，反对滥用温燥之药。《丹溪心法》并非他自己所撰，而是由他的弟子根据其学术经验和平日所述纂集而成。朱震亨滋阴降火法的经典组方有两个，一是以四物汤加黄柏、知母，养血滋阴，清泻虚火；二是自创"大补阴丸"滋阴泻火。二者均是今天中医学界治疗阴虚火旺的著名方剂。

朱震亨作为金元四大家的最后一位，其弟子直接跨入明代，并没有因为改朝换代而使丹溪学派的传承受到影响。他们学术新颖，疗效卓著，兼仗恩师之美名，如春笋怒发，迅猛成长，甚至有的弟子得到皇家高度礼遇，丹溪学派的发展如日中天。因此，朱震亨的学术思想对明初学人的影响至近、至深、至强、至大，俨然作为学界主导理论，而风靡天下。

两代一案开先河

十五世纪初的太平洋和印度洋曾经刮起阵阵中国旋风。郑和率领的明朝远洋船队于1405年至1433年间七下西洋,其规模宏大,史无前例。他们的船队一次航行的乘员将近三万人,乘船数十艘、乃至数百艘,长风破浪,气吞虹蜺,最远抵达非洲东海岸、波斯湾和红海海口,去过印度洋上30多个港口。而此时的葡萄牙的航海家们才刚开始在非洲海岸摸索前进,直到1445年才到达佛得角。郑和船队的大洋远航比哥伦布发现美洲大陆早87年,比达·伽马早92年,比麦哲伦早114年,堪称"大航海时代"的先驱。有人根据史料计算,1420年间明朝拥有的全部船舶,不少于3800艘,超过当时欧洲船只的总和,声势赫奕,雄视一世。但在1433年(宣德八年)郑和第七次远航归来后,明朝皇帝突然莫名其妙地下诏终止了这些著名的远航。但在西方国家正好相反,他们越来越加快了远航的进程,1498年葡萄牙人绕过非洲,进入印度洋,建立起西方海上霸权。其后西班牙也通过海洋远航而与葡萄牙瓜分世界权柄。西方国家远航的目的是拥有世界,与明朝船队的使命完全不同。明朝政府心胸狭小,目光短浅,自然丧失良机,错过世界。尽管如此,明朝这个在中国历史上最后一个由汉族建立起的华夏王朝,还是在其开国初期创造了洪武之治和永乐盛世。在明朝的鼎盛时期,无论是炼铁、造船、建筑,还是丝绸、纺织、瓷器、印刷等都遥遥领先于其他国家，其产量占全世界的2/3以上，比农业产量在全世界的比例还高。明朝也很重视文化发展，政府组织编撰的大型类书《永乐大典》，由解缙率三千文人历时三年完成，共22877卷，目录60卷，11095册，约三亿七千多万字。由于社会稳定，经济发达，学术昌盛，中医发展到了明代，进入了又一个学术整理、总结、集成、提高的时期，其显著标志是1406年由政府组织编辑而完成的医学巨著《普济方》，载方61700余首，是中国现存最大的一部医方之书。

与此同时，民间私刻医书更为发达，大型著作远超官刻御纂，与宋代重要医书以官方为主迥异。民间医家们以毕生精力，阐一家之见，弘医学之理，留不朽之作。而江瓘（1503—1565）父子另辟蹊径，完成了中国历史上第一部历代医案类编。

医案即病案，是医生诊治疾病的记录，包括辨证、立法、处方等内容。而在用作书名时多冠以"医案"，而不是"病案"。中医医案起源很早，《周礼》就载有当时医生有关疾病名称和治疗结果的记录，《左传》以及先秦诸子著作中，也有散在的医家诊治疾病的记载，可以看出医案之端绪。《史记·扁鹊仓公列传》中所载的扁鹊诊治赵简子、虢太子、齐桓侯三案和淳于意的《诊籍》二十五则是现今可见的最早的具有实际内容的医案。《诊籍》还记录了十例死亡病例，实事求是，朴实无华，其科学态度彰明昭著。

但秦汉以降，至隋唐五代，崇尚方书和经典，医案没有大的发展，多散见于医籍和文史书中。及至宋金元时期中医医案得到空前发展：首先医案专著开始出现，如宋代许叔微《伤寒九十论》是我国现存最早的医案专著，立案严谨，内容完整，剖析深入，启人思维；二是医籍附案增多，如张子和、李东垣、朱丹溪、陈自明、王好古、罗天益、滑寿等人都有医案传世；三是医案风格多样，或以论附案，或夹论夹案，或边论边案，形式不拘一格，均是以案证理，阐发学术。

医案发展至明代，渐趋成熟，医案专著大量涌现，据不完全统计，现存的明代医案专著有三十余种。同时医案质量明显提高，内容完整，形式灵活，说理透彻，文笔秀美。江瓘的《名医类案》就是明代医案之佼佼者。全书十二卷，依病症分为205门，以内科病案为主，兼及外、妇、儿、五官等病症。上自春秋战国时期名医，下至明代诸家，凡辨证精详、治法奇验者，皆予收录。可谓含英咀华，囊括千古，或详于证，或详于因，或详于治，或加按语，穷幽极微，启迪思维。例如伤寒门中许叔微治秘结而汗出一案，众医谓阳明自汗，津液已漏，法当用蜜兑；而许叔微用大柴胡汤取效。江瓘则谓蜜兑为稳。又如转胞门中朱震亨治胎压膀胱一案，称令产媪托起其胎。江瓘则谓"托起胎之说，无此治法"。如此评说，堪称中肯，足见江瓘临床经验之丰富，医学功力之深厚。

江瓘并非学医出身，悬壶之路亦属偶然，成才历程另有心路。他年幼虽负才气，但喜好广泛，并不专注读书，而让父母担心。在他十四岁时，母亲暴病身亡，但死后没有合眼。江家人以为她还有事情没有完成，因而死不瞑目。江瓘心中明白，母亲是担心他们兄弟的前程还不明朗。他此时跪于灵前，百感交集，悔恨不已，深感愧对母亲的在天之灵。他手扶棺木痛苦地说："母亲大概是因为我们兄弟几人没有建立功名而放心不下吧？如果我们今后不昼夜进取以求无愧于母亲的话，就让这棺木神灵明察吧！"江瓘言毕，母亲合眼。从此，江瓘自己奋力治学，并且处处以身则，为弟弟做出表率。他们跟随从前的太守吴先生学习诗赋，整日诵读，也仿效其诗赋而作了一些近似的作品，学业大为进步。但初次参加县里科举考试，没有成功。于是，父亲让他经商。他乃兢兢业业地经营，毫不马虎。同时也在空余时间继续攻读。此时恰逢督学使者到县里视察，同时举荐江瓘和弟弟增补为县级诸生。第二年应考乡试，又未考取。江瓘十分惭愧，但恨自己学问不济，他认为如果自己不努力种地，而归罪于年成不好，又有何用呢？于是更加努力攻读，闭门不出，无论严寒酷暑，夜以继日，不遗余力。弟弟请他稍微休息一下，不要过度劳累。他说："苏秦外出游说多年，因困回家而被羞辱，发奋刻苦读书。纵然我们要爱惜身体，但是岂能忘了母亲死不瞑目的情形呢？"不久，由于积劳成疾，江瓘在一天夜里吐血数升，请过十多位医生诊治，均没有疗效。迫不得已，江瓘自己广泛查阅医书，小心用药而治愈。病愈后又像以前一样刻苦攻读，不久又疾病发作，再次放下学业。如此反复，十多年过去了，江瓘叹息："读书做官，使双亲显耀，名声传扬，本是男儿应做的事情，但也应该是不要刻意追求而顺乎自然的实现。如果不顾身体好坏，而希望一定要获取功名，那么把父母给予自己的身体怎样对待呢？"鉴于自己身体状况，江瓘辞别了学校，停止了科考学业，回到自己家中，关闭房门，书案上放着《离骚》《素问》各种书籍，自由起居，不问门外之事。从此，学问渐长，精神好转。甲辰年他弟弟考中进士，江瓘非常高兴，他说："真荣幸啊，有了这个，就不会使母亲伤心了，她就可以瞑目了。"从此江瓘放下了抱负，一边行医治病，一边研修文史，医文兼进。

江瓘虽然科举考试不利，但他的诗文雅正，声名显赫，也可称为名家了。同时他自学医学，疗效显著，医名远扬，从而在社会各界享有良好声誉。当时的一些同乡也都凭借自己的论著而轻视科举,相继退出了仕宦之途。江瓘亦决定开始新的征程,他自我寄托,远行游访,拜会四方名士,游走越、吴、楚地,足迹遍布东南一带。一边与文人墨客交往,一边行医看病,同时酝酿撰写医学著作。尽管他医术高超,医理精深,但并没有着笔于自己之临床经验,而是放眼于历代明贤之间。这正是他与其他医生相比的优势所在,自身拥有浑厚的文史功力,收集古今文献,一般医生难以像他一般驾轻就熟。恰逢弟弟迁徙官职于留都南京,他就去往南京,过着隐居尘世的生活,在住所奋笔疾书。他弟弟拜官信州太守,江瓘又取道信州,途经闽越之地时,去拜谒武夷山仙人之葬地。其后他弟弟到饶州组建义兵,江瓘又取道饶州,登庐山,并从鄱阳湖泛舟而下。江瓘所到之处,不曾通报,但鉴于他的美誉,官宦和学士都对他十分尊敬,争相与其交往。

科举考试不中而确有真才实学者不乏其人。北宋苏洵科考失败后自由驰骋,写就锦绣文章,名列唐宋八大家。同时他还亲自授业,培养了苏轼、苏辙两个儿子,他们不但科举成名,而且也名列唐宋八大家。苏氏一门荣膺唐宋八大家之三,成为千古韵事。江瓘不仅诗文出色,而且医术精湛,实为难得人才。他除了治病救人之外,还撰著了《名医类案》一书,饮誉杏林。

然而江瓘编撰《名医类案》并非易事。他受《褚氏遗书》"博涉知病,多诊识脉"的启发,一边诊病,一边撰写《名医类案》,花尽心血二十余载而成初稿,但未及刊行便辞世。其子应元、应宿又耗时十九年,精心校阅、增补,五易其稿,乃于万历十九年(1591)刊行,成为我国第一部总结历代医案的专著,也是第一次按疾病种类编纂的大型医案名著。

国学大师章太炎先生认为"中医之成绩,医案最著"。它是将中医理论用之于临床实践的客观记录,也是检验医学理论、学术思想是否正确的客观标准。许多医生忙于诊务,无暇著书,医案成为记录他们新方法、新思路的宝贵资料,从而能够推新理论,发展学术。《名医类案》自刊行以来,无论高年医生,还是年轻学生,都从中窥探奥义,开阔思想,提升专业素养,获得鲜活知识。正如江瓘之子应宿所言,《名医类案》能够"宣明往范,昭示来学,既不诡于圣经,复易通乎时俗"。

百科全书赖濒湖

明朝时期，在雨湖和莲市湖的交界处筑起了一道堤坝，以阻拦湖水上涨，免除沿湖之水灾。后来人们把这个堤坝称作瓦硝坝，它位于湖北蕲州东门外。临近瓦硝坝的雨湖周长二三十里，是蕲州风景区。东出瓦硝坝，有大泉山、龙盘山、平顶山，花草丛生，树木茂盛，竹林遍野。此地不仅风景秀丽，物产丰富，而且野生药材品类繁多，是中医药的天然宝地。李言闻继承父业，在此悬壶为生。与其走乡串户而为草药医生的父亲相比，言闻医术大为提高，声震一方，曾经担任太医院吏目，做过宫廷医生。他已让长子果珍学医，以继承家业。至此，李家已成三世为医。正德十三年，次子出生，取名时珍。李言闻不再让他学习医药，而让他攻读儒学，以求科举成名，而光宗耀祖。但李时珍（1518—1593）对儒学的兴趣远不如对父亲采药、种药和看病那样的关注。李时珍总是怀着极大的求知欲，向父亲询问医学和药学的相关问题，且总听得津津有味。他只在少年考中秀才，其后几次乡试皆是名落孙山。与其父亲一样，仕途无望，回归祖业。

后世有人认为，由于李言闻的错误安排，引导李时珍走了极大弯路，耽误了他十多年的宝贵年华。其实不然，李言闻本身就是起先学儒，尔后学医，而其医术与成就超过父亲。对中国文化的修养历程，并不是其一生的一段弯路，而对今后的发展非常有用，它是学医与行医的文化基础，也是研究医药的文化根底。也许这并不是李言闻的初衷，但他培养中医药传人的路径，尤其是培养医药大家的路径，从李时珍的成才轨迹来看，从小到大，庶乎完美。

李时珍从二十三岁开始全心投入医药事业。蕲州城中有一"玄妙观"，这座道教建筑在没有宗教活动的时日，便是李时珍跟随父亲救治病人的诊所。由于李时珍从小就在家中受到中医中药知识与文化的熏陶，加之他多年中国文化的修养，以及他平日对医药的自我积累，在父亲的言传身教下，医术进步很快。也仰仗父亲的美名，附近前来求医者源源不绝，李时珍在一个相对优良的环境中，很快医名兴盛，三十多岁已经堪当大任。1551年，李时珍三十八岁时治好了富顺王朱厚焜儿子的病，进而名声大显，被武昌的楚王朱英裣聘为王府的"奉祠正"兼管良医所事务。1556年又被推荐到太医院，任职"太医院判"。但李时珍仅任职一年，便辞职回乡。

原来李时珍还在玄妙观行医时，就体会到药物对医生治病的重要作用，只有药物可靠，质量上乘，才能取得好的疗效。但无论是本草著作，还是药物的实际采集、炮制与使用，都存在许多谬误。尽管中国本草著作历史悠久，但也存在传抄为主、实地核实不足的弊病。有些药物名称历代反复注释，矛盾百出。例如远志，南北朝陶弘景说它是小草，像麻黄，但颜色青，开白花；而宋代马志却认为它像大青，责备陶弘景根本不认识远志。又如狗脊，有的书上说它像草薢，有的书上说它像拨葜，有的书上又说它像贯众。药物的混乱不清，严重影响了医疗质量，从而使李时珍萌生了重修本草的念头，并于三十五岁开始着手整理。他进入王府和皇家任职，也为他提供了难得的机会，得以频繁出入太医院的药房和御药库，利用其得天独厚的药物资源，认真仔细地比较、鉴别各地药材，见到了平时难以见到的各种药物标本，搜集了大量珍贵资料。同时他也有机会饱览王府和皇家所珍藏的丰富典籍，开阔了视野，增长了知识，为重修《本草》打下了基础。但李时珍却不能适应御医生活，他不愿阿谀奉承，只想诊治更多的病人，于是毅然决然离开太医院，重新回到黎民中间，这也是他本人之医学和药学不断进步的活水源头。

1558年，李时珍从太医院返回家乡，以自己的字"东壁"为堂号，创立了他的个人诊所"东壁堂"。他在这里坐堂行医，研究医药。他受朱熹《通鉴纲目》的启发，将自己的新修本草著作定名为《本草纲目》。为了实地考察，弄清真伪，自1565年起，他多次离家外出调研，先后到达武当山、庐山、茅山、牛首山等名山大川，足迹遍及湘、鄂、粤、赣、皖、冀、豫、苏等地，跋山涉水，披荆斩棘，搜集药物标本，采访民间药方，并拜渔人、樵夫、农民、车夫、捕蛇者、药工为师，虚心求教相关问题。他不仅"读万卷书"，而且"行万里路"，"搜罗百氏"，"采访四方"，野餐露宿，栉风沐雨，其千辛万苦难以言表。

蕲蛇，为蕲州产的白花蛇，可治风痹、惊搐、癣癞等症，李时珍早有临床应用和研究，但只是从贩蛇者那里购得。而内行人告诉他那是从江南兴国山里捕来的，不是真正的蕲蛇。为了搞清蕲蛇，他专门去请教一位捕蛇的人，捕蛇者告诉他蕲蛇牙尖有剧毒，人被咬伤后需要立即截肢，才能保住性命。州官逼着人们去冒险捕蛇，以便向皇帝进贡。蕲州虽大，但只有城北的龙峰山上才有真正的蕲蛇。龙峰山上有个狻猊洞，洞周围怪石嶙峋，灌木丛生。灌木上缠绕着石楠藤，石楠藤长叶开花。而蕲蛇喜欢吃石楠藤的花叶。在捕蛇者的帮助下，李时珍终于在这里亲眼见到了蕲蛇，也见识到了捕蛇和制蛇的全过程。

穿山甲，也是一味常用中药，有活血散结、通经下乳之功效。陶弘景说它能水陆两栖，白天爬上岩来，张开鳞甲，装作死状，引诱蚂蚁进入甲内，然后闭上鳞甲，潜入水中，再张开鳞甲，让蚂蚁浮出，漂在水中，进行吞食。为了弄清是否如此，李时珍亲自上山观察，并在樵夫、猎人的帮助下，捉到一只穿山甲。剖开其胃，果有一升左右的蚂蚁，证明陶弘景关于穿山甲食蚂蚁的说法确凿无疑。但穿山甲如何食蚂蚁，却与陶弘景的描述不同。李时珍观察到穿山甲是掘开蚁穴，进行舐食，而不是把蚂蚁诱入鳞甲之中，再带到水下放出而吞食。其实穿山甲是地栖性哺乳动物。

曼陀罗花是北方的药材，有人说吃了它会让人手舞足蹈，甚至会被麻醉。李时珍专程前往北方找到了曼陀罗花，发现它独茎直上，高达四五尺，其叶如茄子叶，其花像牵牛花，早开夜合。他亲身尝试，证明了确有其效。

李时珍经过二十七年的艰辛努力，三易其稿，终于在 1578 年撰成《本草纲目》，全书 16 部，60 类，52 卷，约 192 万字。该书收纳以前诸家本草著作所载药物 1518 种，新增药物 374 种，合计药物 1892 种，绘制精美插图 1100 余幅，辑录前人方剂 11096 首。《本草纲目》以《证类本草》为蓝本，参考历代医药及相关书籍 925 种，吸收了历代本草著作的精华，尽可能地纠正以往的错误，补充前人的不足，并有许多重要发现和创新，成为自《神农本草经》以来到十六世纪为止，中国最系统、最完整、最科学的本草著作。

《本草纲目》采用"析族区类，振纲分目"的科学分类方法，将药物分为矿物药、植物药、动物药三大类。又将矿物药分为金、玉、石、卤四部；将植物药分为草、谷、菜、果、木五部，草部又分为山草、芳草、醒草、毒草、水草、蔓草、石草等小类；将动物药分为虫、鳞、介、禽、兽、人六部。这种分类方法按自然演化的系统进行，从无机到有机，从简单到复杂，从低级到高级，含有生物进化的思想，受到达尔文的高度重视。尤其对植物的科学分类，要比瑞典分类学家林奈早两百年。

《本草纲目》一书已经超越了药物学的范畴，正如其子李建元所称"虽命医书，实赅物理"，它广泛涉及医学、药物学、生物学、矿物学、植物学、动物学、化学、冶金、天文、地理、训诂、环境与生物、遗传与变异等诸多科学领域。它较早地记载了纯金属、金属、金属氯化物、硫化物等化学反应，记载了蒸馏、结晶、升华、沉淀、干燥等化学操作方法。因此，《本草纲目》不仅是我国的一部药物学鸿篇巨著，更是我国古代的百科全书。

李时珍晚年自号濒湖山人，在《本草纲目》写成后，以七十多岁的高龄，风尘仆仆、忧心忡忡地从武昌赶往当时的出版中心南京，希望能够尽快付梓。但由于长年劳累，他病倒在床，没有看到《本草纲目》的出版，未达夙愿，饮恨而终。他在病中叮嘱孩子们，将来把书献给朝廷，借助朝廷的力量传播于世。不久明朝皇帝诏令全国献书，李时珍的儿子建元适时将书献给朝廷。但朝廷却对《本草纲目》视若无睹，搁置一边，犹如石沉大海。后来南京私人刻书家胡成龙慧眼识珠，一力承当，于1596年将《本草纲目》刻印刊行，旋即惊世绝俗，风靡云蒸。1606年《本草纲目》首先传入日本，其后又先后译成朝、法、德、英、俄等文字。明人王世贞称《本草纲目》为"上自坟典，下及传奇，凡有相关，靡不备采。如入金谷之园，种色夺目；如登龙君之宫，宝藏悉陈；如对冰壶玉鉴，毛发可指数也。博而不繁，详而有要，综核究竟，直窥渊海。兹岂仅以医书觏哉，实性理之精微，格物之通典，帝王之秘录，臣民之重宝也"。英国生物学家达尔文称《本草纲目》为"1596年的百科全书"。英国著名中国科技史专家李约瑟在《中国科学技术史》中写道："16世纪中国有两大天然药物学著作，一是世纪初的《本草品汇精要》，一是世纪末的《本草纲目》，两者都非常伟大。"《本草纲目》于2010年入选世界记忆遗产名录。

虽然当年李氏家族培养高官显贵的希望破灭，但他们却在不知不觉之中对李时珍进行了数十年的精心培育和完美塑造，让他扎稳了中国的文化之根，夯实了中医的专业基础，铸就了学术的浑厚功力，从而登高望远，厚积薄发，绝世超伦。李氏家族为中国医学和药学培养了一位数百年难得一遇的淑质英才，为中国医药带来了巨大突破，乃至得到广泛的国际认可。李言闻完全可以在九泉之下欣慰，因为李时珍对中国医药学术的伟大贡献，他必定会名垂千古，这远不是一般的达官贵人所能企及。如果说光宗耀祖，李言闻更可以在九泉之下自豪，他和他父亲的名字也会随着李时珍的英名而载入史册。

三世针灸集《大成》

十六世纪的一任山西监察御史赵文炳面对政务困局与百姓时艰，愁眉不展，忧心忡忡，以致引发痿痹之疾。虽经众医精心治疗，却未能奏效。近来依然每日服用丸剂，也不见起色。在八方遍寻名医之后，经友人推荐，特邀当时著名的针灸医生杨济时（1522—1620）来晋诊视。杨济时乃浙江三衢人氏，三代行医，家中珍藏各种古医家抄本。他自幼好学，从小博览群书，通晓各家学说。他秉承家学，博采众议，疗效卓著，声望颇高，曾在太医院任职医官，从事针灸临床四十余年，足迹遍及福建、江苏、河北、河南、山东、山西等地。杨济时克病制胜的利器固然很多，而择其要者有三：

1. 三板斧。自古中医治病，大凡包括药物、针灸、按摩三大方面。除了对于外科等特殊疾病，中医对于大部分疾病的治疗手段基本如此。中国早期名医大多针药并用，并不偏废。例如扁鹊、华佗，针灸水准非常高超。但到了唐、宋、明时期，医生逐渐出现轻视针灸和按摩的倾向，更加注重药物治疗的方法，成为医界的一种流弊。似乎应用药物成为衡量一位医生临床水准的标志。而杨济时本人却在针灸施治方面疗效显著，驰誉天下。他在临床实践中深刻体会到单纯使用药物治疗的局限性以及这种做法对取得良好临床疗效的不良影响。他认为针灸方法在临床应用中的衰落原因，主要是从业人员医术不精，加之传授不当所致,并非针灸本身的缺陷。他坚持三法并重,针对具体病情采用更加有效的方法,保持了中医治病的本来面目。而纵观当代中医治病的整体而言,依然是重视药物,轻视针灸和按摩的格局,这对于弘扬中医治疗特色极其不利。

2. 两头枪。对于针灸而言,唐宋以后也有一种倾向,就是注重针法,忽略灸法。无论是对灸法的临床应用,还是对灸法的理论研究都远远不及针刺。甚至有人认为灸法只是在皮外实施,没有学问,不像针刺那样,针具必须刺入体内,才是体现医生针灸水准的标志。其实灸法与针法都需要选取穴位,在选穴配穴方面以及对疾病分析判断和治疗原则的确立方面,针刺和灸法并无二致,只是根据病性的不同,而采用针与灸的不同。特别对于一些疾病,灸法拥有不可替代的作用,甚至也是抢救危急病人的重要疗法。杨济时对于针法和灸法不偏不倚,如其"胜玉歌"所言,"胜玉歌兮不虚言,此是杨家真秘传,或针或灸依法语,补泻迎随随手捻"。放眼当今临床,灸法的开展比之于针法相差甚远。可能病人也觉得灸法太土,皮外功夫。也有人觉得灸法散发出来的药味难闻而不愿接受。针灸本来是一条两头枪,如果针灸抛弃了灸法,又如何能言之为"针灸"?

3. 四楞锏。杨济时认为针刺的疗效并不是单一因素所能决定的,他在穴法、经络、手法、感应四方面进行了大量的实践和研究。

(1) 丰富穴法。这是治疗疾病的关键。杨济时研究和整理穴法的内容非常丰富,包括针对300多个病证的1000多个处方。还对不少病证备有两种处方,对100多个病证提出"前穴未效,复刺后穴"的方法。他对井穴的应用独有见地,充实了八脉八穴理论。杨济时的穴法达到了前所未有的高度。

（2）重视经络。它比穴位更加重要，杨济时的穴位观完全建立在经络的基础之上，他提出循经取穴，甚至强调"宁失其穴，勿失其经"。杨济时还强调既要能辨识本经经脉的病变，又要认清交经方面的理论，才能收到好的效果。

（3）改进手法。也是杨济时最有发挥之处，他将针法的基本操作归纳为十二种：爪切、指持、口温、进针、指循、爪摄、针退、指搓、指捻、指留、针摇、指拔。将进针的基本操作归纳为八法：揣、爪、搓、弹、摇、扪、循、捻。将补泻手法分为大补大泻和平补平泻，开启了针刺刺激量与疗效及不同作用的关联方法。他还对"烧山火""透天凉""阳中隐阴""阴中隐阳""苍龙摆尾""赤凤摇头""龙虎升降"等针法进行了较为全面的整理、研究和提高，从而使传统的针刺手法臻于完善。

（4）关注感应。杨济时特别注意针刺之后病人的反应。不但要"候气"，"气至"后还要"行气"。即使是按照子午流注的时间开穴，也要遵循"得气"的原则，甚至要"宁失其时，不失其气"。

由于杨济时在针灸学术和实践中的诸多卓越成就，他成为当之无愧的一代针灸名师与学界领袖。而山西监察御史赵文炳在久病无治之时，延请杨济时前去诊治，也在情理之中。虽然杨济时此次应邀出诊，只是他一生诊务之中的寻常之事，但却由此引发了中国针灸史上的一桩极为重大的事件。当杨济时诊过赵文炳之病后，并不像以往医生那样认为是难治之症，而是胸有成竹。他很轻松地为其治疗，就像顺手拈来一般，仅仅三次针刺而愈。赵文炳深感惊奇，欲向杨济时探问奥妙。杨济时拿出早已整理完成的家传秘笈《卫生针灸玄机秘要》一书，向他展示了自己的针灸建树和家学渊源。赵文炳看后，十分钦佩杨氏学问，并对此书极为欣赏，他认为这样的好书可以造福苍生，如果失传非常可惜，同时也是为了答谢杨济时的治病之恩，于是决定帮助他出版此书。

杨济时虽是浙江人氏，但他与山西早有缘分。其祖父也是太医，曾在山西任职。而为他的家传学术大作《卫生针灸玄机秘要》一书作序者又是山西人氏，即当时的政坛和文坛双料领袖王国光。杨济时的此次山西诊病之行，对中华针灸的学术发展也是一个极为重要的机遇。如果不是山西监察御史赵文炳的云心鹤眼，鼎力相助，也许就会缺少一部在中国针灸学史上流芳百世的伟大著作。而在《卫生针灸玄机秘要》即将付梓之时，杨济时却意外要求暂缓一时。这一暂缓，不是犹豫，而是一代宗师要肩负起他的历史重任，实现自己的伟大目标。这不仅成为杨济时学术生涯的一个重要节点，更是中国针灸学术发展史的重要节点。它不但使得《卫生针灸玄机秘要》得以升华，更使得中国针灸学术得以升华。在此节点上，杨济时做出两个重大决策：其一，他认为应该将历代的相关资料一并编入，以便使本书的内容更加全面；其二，他还要静下心来，以自己四十年的临床经验和最新境界，去审视家传秘笈和历代医著，从而将针灸之学术推向新的高度。这一高度，就是中国针灸学的又一高峰。

真是英雄所见略同，杨济时的这一想法得到赵文炳的高度肯定和大力支持。也许在政治家的眼里，更希望他能锤炼原作，雕章琢句，以致精益求精，琼堆玉砌。或许赵文炳已经看到了杨济时新作的灿烂前景，预感到此书之修订将对中国医学所具有的巨大意义，因而他当仁不让，长计远虑，投入更大的支持，特意委派杰出的文献学家、编辑家、出版家之山西晋阳人靳贤协助杨济时搜集资料和编辑整理，以形成针灸学家和文献学家的合力,保证此次的修订达到空前的高度和水准。

新书以《内经》《难经》等经典为宗,并从《医经小学》《针灸聚英》《标幽赋》《金针赋》《神应经》《医学入门》《古今医统》等二十余种医籍中,节录部分针灸资料予以编辑及注解,考绘"铜人明堂图",并附以自己的针灸治疗病案,最后定名为《针灸大成》,于1601年(万历二十九年)在当时中国的出版印刷中心山西平阳正式出版,成为中国针灸学发展史上的又一巅峰之作。

《针灸大成》共十卷,总结了我国明代以前针灸的主要学术经验,收载了众多的针灸歌赋,重新考定了穴位名称和位置,附以相应图谱,阐述了历代针灸的操作手法,记载了各种病证的配穴处方和治疗验案,内容全面,资料丰富,是医学家、文献学家、政治家的协作成果。该书翻刻次数之多、社会流传之广、学界影响之大、实属罕见,是公认的知名度最高的针灸学专著之一。

《针灸大成》还有四篇策问,沿用了六朝策问体例,通篇对仗为主,诸如,"尝谓穴之在人身也,有不一之名;而灸之在吾人也,有至一之会。盖不知其名,则昏谬无措,无以得其周身之理;不观其会,则散漫靡要,何以达其贯通之原。故名也者,所以尽乎周身之穴也,固不失之太繁。会也者,所以贯乎周身之穴也,亦不失之太简。人而知乎此焉,则执简可以御繁,观会可以得要"。其文不但论说严谨,简明扼要,而且文辞优美,和谐悦耳,堪称医文并茂,反映出杨济时从小学儒而造就的深厚文学功底。

一书编次廿余载

仲景之学，医史奇葩。《伤寒论》一经问世，岐黄界焕然更新。熔医理与方药为一炉，开治病及筹谋之新篇。非对伤寒一病而立法度，乃为临症揆度以制准绳。《伤寒论》被奉作经典，张仲景亦尊为"医圣"。上至晋唐，下逮明清，研习者如云，千余年不衰。他们各展所长，学术纷呈，有关专著不下千种，学术观点应接不暇。伤寒学派，油然而生。其时间之长，影响之大，其他学派望尘莫及。而明末学者方有执（1523—1593）却与众不同，他的著述面世伊始，即成轩然大波，争长竞短，分门各户。

方有执并非学医出身，而是在历尽病魔之后，方才改变初衷。他前后有二妻五子因患伤寒而病逝，自己也大病幸愈而复生。亲人之沦丧，伤寒之肆虐，刻骨铭心，悲愤填膺。他在伤痛之余，重修志向，尔后发奋学医，专研伤寒，继而悬壶济世，成为医者。尽管他出道已晚，青春不再，但并不急功近利，直取捷径，他视职业为学问，重基础以求长远，先夯实理论，再渐入临床。在理论之下摸索实践，于实践之中积累经验。临床得失再回归理论，理论进展又验之临床，"学""技"并重，两翼齐飞。他尤其把《伤寒论》的研究与临床实践紧密结合，也不仅仅限于外感热病，更加扩展到内伤杂病，同样取得良好疗效。他曾"跋履山川，冒蒙荆棘，崎岖南北，东抵齐鲁，西涉川陕，委志从正，以趣明师。期还叔和之故，以通仲景之源，风霜二十余年，颜霉鬓雪"，耗尽心血。他认为《伤寒论》"名虽曰论，实则经也。说者谓医家之有此书，犹儒家之有语孟。盖以其浑融赅博，曲尽精微，恢恢乎足以股肱《素》《难》"，研习越久，看之越重，思之越远。他对《伤寒论》的研究也不仅限于《伤寒论》一书，而是联系各种医籍典藏，方书药册，乃至经史子集也不疏漏。他从医学整体以及文化全局入手，研究与实践《伤寒论》，更能切中要害，一鸣惊人。

方有执所发现之问题，乃一千多年来《伤寒论》研习者所不疑之条文。如其所言，"愚自受读以来，沉潜涵泳，反复绌绎，窃怪简篇条册，颠倒错乱殊甚。盖编始虽緜于叔和，而源流已远，中间时异世殊，不无蠹残人弊。今非古是，物固然也，而注家则置弗理会，但徒依文顺释，譬如童蒙受教于师，惟解随声传诵，一毫意义，懵不关心，至历后扞格聱牙，则又掇拾假借以牵合，即其负前修以误后进，则其祸斯时与害往日者，不待言也"。他同时认为"平脉法""辨脉法"及"伤寒例"三篇俱非仲景原文，而系叔和之言。他认为"平脉法"和"辨脉法"能够羽翼《伤寒论》，而移至篇末，而"伤寒例"则予以删除。方有执经二十多年辛勤努力，反复比对，前后参照，"心仲景之心，志仲景之志以求之"，对《伤寒论》作了重新编次，命名为《伤寒论条辨》，"曰《伤寒论》者，仲景之遗书也；《条辨》者，王叔和故方位，而条还之谓也"。方有执之说异乎寻常，首倡条文整理之风，成为伤寒学派之中错简重订流派的鼻祖。

方有执并没有更多的确凿证据，而一味认为源自晋朝的版本有误，力求恢复汉朝版本原貌。他这种学术做法，与当时社会的文化及思想氛围不无关联。明末学界弥漫尊古之风，对医学的影响也很深刻。但方有执只是举起了"复原"的大旗，其推出的竟是新的观点。重编之举也是如此，他在高喊"纠错"口号的同时，"编"出的却是自己的学术见解。无论"尊古"，还是"重编"，都是抛向学界的表面之辞，而"项庄舞剑，意在沛公"，方有执真真切切带给同仁的是他自己的新颖的学术思想。

方有执的独具匠心之处在于他认为伤寒以六经为纲，六经以太阳为纲，太阳以"卫中风""营伤寒""营卫俱中伤于风寒"为纲。《伤寒论条辨》对原《伤寒论》六经均有改订，而以"太阳篇"变动最大。方有执认为："六经各一经络脏腑，惟太阳独多，始病荣卫之两途……太阳一也，荣卫二也，病则三焉，此太阳所以分当严辨而与余经不同也。"全书共八卷，将太阳病"卫中风"列为上篇，收桂枝汤证及其变证为卷一；将太阳病"营伤寒"列为中篇，收麻黄汤证及其变证为卷二；将太阳病"营卫俱中伤于风寒"列为下篇，收大青龙汤证及其变证为卷三；其余各篇分为五卷。

其实，远在唐朝，孙思邈研究《伤寒论》已有类似方法。他虽然直到晚年才得见《伤寒论》一书，而且对《伤寒论》的研究也不是他的学术重点，但凭借大师的功力，他对《伤寒论》的研究依然高人一筹。尽管他也按照太阳病、阳明病、少阳病、太阴病、少阴病、厥阴病的顺序分类条文，却在每一经病中采用"方证同条，比类相附"的研究方法，突出主方，以方类证。他说："夫寻方之大意，不过三种，一则桂枝，二则麻黄，三则青龙。此之三方，凡疗伤寒不出之也。"方有执对《伤寒论》的研究，在很大程度上是继承了孙思邈的学术观点。但孙思邈只是抒发个人见解，并没有对《伤寒论》条文之对错发表意见，亦未招致学者的更多争执。对于《伤寒论》一书而言，唐朝以前只是处于搜集与整理阶段。由于战乱原因，《伤寒论》成书不久，未及广泛流传，便已开始散落。孙思邈撰写《千金要方》时，只知其名，不见其书，未能收载《伤寒论》内容。直到他撰写《千金翼方》时，才得到此书，方予载入。晋代王叔和是最早搜集和整理《伤寒论》的医家，不然，难知《伤寒论》会否佚失。到了宋代，《伤寒论》一书度过了濒临散落的危险阶段，又出现了版本较为混乱的局面。北宋校正医书局林亿等学者将《伤寒论》校正定型，此后《伤寒论》的研究逐渐兴盛，成果日多，诸如庞安时著《伤寒总病论》，阐发病因与发病，区别温病与伤寒；韩祗和著《伤寒微旨论》，探求辨脉与汗、下、温等法；朱肱著《南阳活人书》，以经络解释症状机理；南宋许叔微著《伤寒百证歌》《伤寒九十论》《伤寒发微论》等阐述八纲辨证；郭雍著《伤寒补亡论》，采收《素问》《难经》《千金》《外台》等诸论以补阙略；金朝成无己著《注解伤寒论》，成全面注释第一人；元代王好古著《阴证略例》，突破了伤寒与杂病的界限。尽管明代以前的《伤寒论》研究各抒己见，观点不一，总归相互补充，没有流派分化。

　　《伤寒论》研究的流派分化始现于明代。自方有执之后，愈昌、张璐、周扬俊、吴仪洛、黄元御等清代学者纷纷著书，与此呼应，各有发挥，形成《伤寒论》研究的错简重订派。针对方有执之说，张遂辰明确维护原有编次，他著《张卿子伤寒论》，认为"仲景之书，精入无比，非善读者未免滞于语下"。他尊重历代学者，"诸家论述，各有发明"。他虽未明确反对错简重订，但两种观点的对峙昭然若揭。他的弟子张志聪、张锡驹承袭师学，反对方说，正言厉色，无所遮掩。张志聪著《伤寒论集注》，书稿未成而病逝，由其弟子高世栻补订成书，认为"仲祖《伤寒论》其中条绪井井，原系本文，非叔和所能编次"。他对风寒伤营卫之说更不以为然，认为"仲祖一百十三方为形层浅深阴阳寒热而设，无分风与寒也"。张遂辰及其弟子的针锋相对和大张声势，形成《伤寒论》研究的维护旧论派，云集景从，后人颇多。从此，伤寒学派所派生的不同流派，纷至沓来。继之而起的还有《伤寒论》研究的辨证论治派，其中有柯琴、徐大椿的以方类证之研究，钱潢、尤怡的按法类证之研究，陈念祖、包诚的分经审证之研究。他们直抒胸臆，寻根究底，《伤寒论》的研究进入新的高潮。

至于王叔和版《伤寒论》有无大量错简，争论双方都无充分专业证据。也许就历代的资料而言，尚难于从文献学、版本学、文字学、音韵学、考古学等诸多方面得出明确结论。而当年争论之中的医学家们也未必都在这些方面拥有很强功力。但严谨治学，认真探索，一丝不苟，理所应当。透过有无错简的争论，所折射出来的是不同的医学观点，这才是争鸣的核心问题与价值所在。如果方有执不谈错简问题，直接自行编次《伤寒论》条文，全力阐述个人学术见解，也许争执会减少很多，并不影响他所提出的医学观点的实质内容，如同早先孙思邈那样。也许这样就愧对"有执"二字，就不能激起《伤寒论》研究的空前争鸣，就不能迎来诸多流派之纷纷涌现的精彩时代。

内外兼治才《正宗》

临床医学以主要治疗手段的不同，分为内外两科。内科与外科在医者或世人的眼中也因人类的不同历史阶段而天差地别。在医学萌芽时期，几乎没有什么理论和化学药品，内科的治疗手段极其匮乏。在这个时期，也许物理方法更为直接，外科手段也较直观。尽管在今天看来，这些外科方法实在野蛮，既不文明，又不科学，甚至是草菅人命。随着人类科技的进步和文明的发展，医学理论不断创新，化学药物接连涌现，内科成为学术和水平的标志，而外科的治疗手段显得落伍，外科医生之地位也一落千丈，甚至连学术团体都不允许他们加入。这种状况直到十六世纪，都是如此。法国军医巴累（1517—1592）长期在军中实践，总结了不少外科治疗新经验，改变了火器外伤采用赤热铁器烧灼、并用煮沸油剂冲洗的方法，使传统外科发生重大改变，从而使外科医生的地位得到提高，但他还是受到保守派的攻击而没能进入索尔本学院。而此时的中国明朝，也处于此种局面，外科医生的地位明显低于内科医生。

这种内外两科的不同学术与社会地位，也影响了学者对外科疾病的专业认识。此时的明朝医家便对疮疡脓肿如何治疗而争论不休。围绕着是切开引流、手术治疗，还是单纯药物内治，各执一词。不少医家反对开刀手术，主张保守治疗，强调疮疡外发，皆本于内。当时的著名医家汪机、王维德、高秉钧等便是其代表，他们所著《外科理例》《外科证治全生集》《疡科机要》等对后世外科学术影响很大，认为"治外遗内，本末倒置，殆必误人"。虽然这种观点失之于偏颇，但就中医学术而言，将内科的辨证施治方法和药物更多地应用于外科，也使外科的内治方法尤其是内消之法，得到前所未有的发展，进而使"外病内治"，不但成为中医外科的重要理论，也成为中医外科治疗的一大特色。

然而，对于疮疡的治疗，排除手术，仅用内治，不但在学术上过于保守，也是在外科治疗方面回避矛盾。开明的医家摆脱"理论"的桎梏，大胆实践，探求真知，逐渐开创了内外兼治的方法，主张服药与手术并重，推进了中医外科的发展。明代晚期力主内外兼治的代表医家就是东海陈实功（1555—1636）。他自少年开始学医，师从著名医学家和文学家李沧溟。李沧溟对于内外科的认识与传统主流学派迥乎不同。他认为："医之别内外也，治外较难于治内。何者？内之症或不及于其外，外之症则必根于其内也。"李沧溟的这一观点也是中医外科名言，它至少在三个方面超越当时医学群雄：一者，他不认同外科简单，而是较之内科更难，不可轻视；二者，他不认为外科没有学问，而是学问至深，难以表象言之；三者，他不提倡单纯技巧，而是要精研医理，才是外科提高的门径。恩师的高见，对陈实功影响极深，成为他数十年行医的座右铭。

陈实功与其老师一样，也是一位兴趣广泛、见多识广之人。他不但酷爱医书，无论典籍、方书、医案，都精研不殆，而且嗜好文学、哲学、理学，对中国人文思想修养至深，满腹玑珠，才高八斗。他善于从传统文化中吸取营养，进而夯实医学根基。但他不因循守旧，生搬硬套,而是带着问题,结合实践,触类旁通,灵活应用,相互印证,探寻真理,由此形成自己的独到理论和方法,进一步提高临床疗效。

对痈疽疮疡的治疗,最能体现陈实功的内外兼治之学术思想。他认为"痈疽虽属外科,用药即同内伤",而外治则强调"开户逐贼","使毒出为第一",常用腐蚀药,或刀针去腐、放脓、扩创引流,达到内服药和外治法的有机结合。这在当时可谓大逆外科普遍重视内治的时代潮流,匠心独运,具有革新思想,推进了中医外科治疗学的进步。

陈实功十分重视外科理论的研究,对常见疾病进行了病因、病机、治法等理论整理和探求,使得中医外科的理论具体化、系统化、条理化、清晰化,脱离了单纯重视手法与技巧的鲁莽行为,改变了人们对于外科的偏见,使外科进入学术与实践互相印证、互相促进的发展轨道。

陈实功尤其对相关的外科方药研究颇深,他收集自唐以来的外科内服、外敷等各种方药不遗余力,山包海容,卓然超群,为明代其他医家所远远不及。

陈实功也潜心外科手术,创造和记录了当时多种外科先进技术,譬如截肢术、鼻息肉摘除术、气管缝合术、咽部异物剔除术、痔漏的挂线法治疗等,都是外科史上的重大技术进步。

陈实功也对多种肿瘤颇有研究,例如其对乳癌的描述、预后及判断,全面而具体,其所创"和荣散坚丸""阿魏化坚膏",能缓和恶性肿瘤患者的症状,延长存活期。

陈实功历四十余年临床实践,活人无数,并于晚年不顾体弱多病,汇集自己一生行医的丰富经验和明朝以前外科医学成就,撰写了中医外科学史上的划时代巨著——《外科正宗》，成为他学术思想的集中体现。全书20余万字，共分四卷，卷一总论外科疾患的病原、诊断与治疗；卷二至卷四，分论外科各种常见疾病100多种，首论病因病理，次叙临床表现，继论治法方药，综述了自唐以来历代外科的有效治疗经验，代表了明代时期我国外科医学的先进性。《外科正宗》自明代万历四十五年（1617）刊行后，广受欢迎，也流传到日本等国，先后出现50多个版本，成为中医外科的经典著作，受到后世的极高评价，《四库全书总目提要》称其为"列证最详，论治最精"。

陈实功不但医术超群，而且医德高尚，作风正派，是蔼然仁者。他对医学同道友善谦和，同舟共济；对求诊病人同等看待，一丝不苟；对穷人求诊分文不取，捐赠药品。他还与街坊邻里和睦相处，多加关照；对地方善事捐资捐物，芳名犹在。由于陈实功对医学和医德的修为，也被公认为著名的医学伦理学家，他所著的《医家五戒十要》对医生的专业修养、职业操守都提出明确要求。美国《生命伦理学百科全书》全文收录了陈实功的《医家五戒十要》，认为它是世界医学较早成文的医德典章，是医学伦理学研究和实践不可不知的经典，其主要内容包括：

1. 平等对待患者，无论其贫富老幼或诊金多少，乃至有无，都应一视同仁，认真诊治；

2. 尊重女性病人，有关检查要有人陪伴进行，男性医生不宜单独操作；

3. 杜绝虚假药物，不得以次充好，以假乱真，谋取病人财物；

4. 不许擅自脱岗，要克制私欲，坚守职责，谨慎执业，不得耽误病人；

5. 正视一切病人，即使娼妓等下流病人，也要视同良家子女，不可轻蔑；

6. 先知儒理大道，以人文精神统领专业活动，贯穿医疗行为的始终；

7. 如法炮制药物，不可偷工减料，欺骗患者；

8. 友好对待同行，谦和谨慎，不可藐视同仁，攻击他人；

9. 珍惜受诊之人，不可任意攻伐，耗伤人体；

10. 不谋无义之财，要轻利远害；

11. 提倡简朴风尚，无论社交，还是家务，均以俭用唯尚，不搞铺张浪费；

12. 善待贫困患者，无论穷人、游僧、差役，不收药费，对特别贫难者更要量力微赠，多予关怀；

13. 不可随意挥霍，但有积蓄，只宜置办产业，不必从事其他浪费事宜；

14. 完善业务保障，医疗各种用具、图书、资料等不可短缺；

15. 避免干预公务，诊疗官人病愈之后不求匾礼，亦不言说民事，间不近公。

陈实功提出《医家五戒十要》，正值外科医生地位明显低于内科之时，更可见这位大师的医学精神和高尚情操。今天外科医学已非往日可比，其所取得的成就多得惊人，无论医学理论或是临床手段都不比内科逊色丝毫，甚至成为衡量临床医学水准的标志。尤其是现代麻醉技术的进步，为外科手术提供了更为广阔的舞台，心脏手术已然成为寻常之事，肝肾心肺等器官移植迅速发展，显微外科日益提高，现代外科的进步成为当今医学之中最为激动人心的篇章之一。尽管如此，我们重温《医家五戒十要》，依然可以从中领悟到它的人文精神和医学灵魂，其医学伦理学的光辉并没有因为当今医学科技的五彩斑斓而失色。

红日真阳两大宝

丹溪学术作为金元时期的压轴好戏，使得学术争鸣的历史大剧精彩闭幕。而丹溪学派和丹溪思想却挟金元之盛气，直接绵延入明，前后昌盛三百年，引领医学发展直至明代中期。其后发优势，令其他金元大家无法企及，对中医学术的发展也功莫大焉，涌现出了赵道震、赵良本、赵良仁、戴思恭、楼英、王履、虞抟、王伦等大家，撰写了《医学纲目》《医学正传》《明医杂著》等名著。他们或是丹溪学派的入室弟子，或是丹溪学术的私淑学者，一时名医辈出，风靡全国。但在医界也因此出现了许多偏颇，诸如不分病证如何而过分应用苦寒凉润之药，偏离了丹溪学术的灵魂。薛己（1487—1559）著《内科摘要》，遥承王冰、钱乙之学，重视肾脏，水火并补，常以六味丸壮水，八味丸益火，确立了温补学派的学术基础。孙一奎（1522—1619）著《赤水玄珠》，崇尚儒道，参研易理，提倡命门动气，三焦相火，擅长温补。他师法丹溪，而不偏颇。薛孙二人均敢于逆丹溪"洪流"，而创新学术，大有见地。但可力挽狂澜而拔类超群者，非张介宾（1563—1640）莫属。张介宾自号景岳，早年推崇丹溪学说，但在自己多年丰富临床实践中，逐渐摒弃朱氏理论，私淑薛己。薛己身为太医院使，主要为皇室王公诊病，多见虚损，擅长补法。景岳出身贵族，交游豪门，欣赏薛说，力主温补。他针对朱氏"阳常有余，阴常不足"的观点，提出"阳非有余，真阴不足"的学说，创制许多著名补肾方剂，对后世影响很大，乃至于有人称其是"仲景之后，千古一人"。

张介宾从小喜爱读书，多所涉猎，奠定了理学、道学、儒学、易学的深厚功底，同时也对天文、地理、音律、兵法等多有研究，从而知识渊博，视野宽阔。他自幼从父习医，十三岁拜师京畿名医金英学习，领悟尤多，遂将医学与人文、科技贯通一气，别有见识。但他并非文弱学士，而是性格豪放，英雄气概。因受先祖影响，欲以军功立世，他壮年从戎，参军幕府，游历北方。但数年奔波，未获成就，当初的豪情壮志也消磨殆尽。于是放弃功名，解甲归隐，潜心医学。他放下七尺长枪，执起如椽大笔，阐扬医学，著书立说，终于独辟蹊径，流芳后世。

张介宾从自然现象入手，对形与气、寒与热、水与火三者关系深入探讨，进而阐明阳气对人之生命的重要作用，应当时时虑其不足，而不能一刻恣意戕伐。他依据《素问·生气通天论》"阳气者若天与日，失其所则折寿而不彰，故天运当以日光明"之说，提出"天之大宝，只此一丸红日；人之大宝，只此一息真阳"，"凡万物之生由乎阳，万物之死亦由乎阳"。他对以"天癸"之"来迟去早"，作为"阳常有余，阴常不足"的重要论据不以为然，抨击其是"但见阴阳之一窍，而未见阴阳之全体"。他认为"天癸"属于"阴精"，是由"天一"之阳气化生，所以称作"天癸"。"天癸"之来迟，正是由于阳气生机的来至，"天癸"之去早，亦是由于阳气生机的早衰。张介宾创制右归丸和右归饮两方作为扶助阳气的代表方剂，右归丸培右肾之元阳，右归饮治命门之火衰。

张介宾也对真阴极为重视，深入论证了真阴之象、真阴之脏、真阴之用、真阴之病、真阴之治，认为真阴与元阳互为其根，不可分割，阳非有余，阴亦不足，认为六味丸和八味丸以益真阴，仍有不足，二方俱用茯苓、泽泻、渗利太过，是仲景《金匮》为利水而设。真阴即虚，不宜再泄，乃自制左归丸和左归饮两方作为滋补阴精的代表方剂，左归丸培左肾之元阴，左归饮壮命门之真水。

《景岳全书》是张介宾的晚年力作，仿效《尚书》等典籍，以典、谟、钤等为篇名，记录了他的毕生经验和学术成果，共64卷，100余万字，包括传忠录、脉神章、伤寒典、杂证谟、妇人规、小儿则、外科钤、本草正和古方八阵、新方八阵等。此书博采前人精义，时有卓识独见，自成一家之言，堪为明代学术特色鲜明的大型医学全书。张介宾熟谙兵法，将组方遣药比作排兵布阵，书中首开"补、和、攻、散、寒、热、固、因"的方药八阵分类新法，其中自创的《新方八阵》载方186首，是张介宾一生临床心得，尤其补阵，最能体现他的学术思想，除左右归丸（饮）外，还有许多至今流传的名方，诸如金水六君煎、玉女煎、理阴煎、大补元煎等。大补元煎以人参、山药、甘草补气，熟地、当归、枸杞养血，溶气血互生于一炉，"回天赞化，救本培元"，列为补阵第一方。由于他善用且多用甘温濡润的熟地，也被后人称之为"张熟地"。

《景岳全书》还具有明显的明代医学的特征。明朝社会稳定，商品经济发展，印刷技术进步，形成了乐于刻书的社会风气。中医学发展到明代，一改金元时代学术争鸣的特点，而热衷于全面总结。明朝时期的医学著作大幅增加，鸿篇巨制屡见不鲜。医书每证往往先集《内》《难》、仲景之说，再撷唐宋金元诸家之论，最后参以己见。凸显了总结集成的特色，成为明代中医学术繁荣和成熟的标志。张介宾具有非凡的医学造诣、浑厚的文化底蕴、丰富的社会历练，同期的医学大家难以望其项背，使得《景岳全书》能够出类拔萃、别具风采。

张介宾的另一学术代表作为《类经》，较之《景岳全书》提前十余年问世，其撰写时间长达三十年，四易其稿，综合应用音韵、训诂、易理、道学、儒学、史学、天文、地理等众多学科知识，并结合自己的学术见解和临床心得加以阐发，义理周详，论说深入，充分体现了张介宾渊博的知识和雄厚的功力。他将《内经》原文全部拆散，重新归纳，分为摄生、阴阳、脏象、脉色、经络、标本、气味、论治、疾病、针刺、运气、会通十二大类，390篇，共32卷，成为现存分类注释研究《内经》内容最为完整、对后世影响最大的著作。《类经图翼》和《类经附翼》是《类经》之续编，对《类经》中意义深刻而又言不尽意之处加图详解，再附翼说。张介宾最著名的学术论文——《大宝论》和《真阴论》便在《附翼》之中。《类经》敢于突破前人之说，理论上有创新，注释上显独见，编次上更新鲜，被《四库全书总目提要》称作"条理井然，易于寻览"。

《类经》无愧为中国基础医学研究的杰作和典范。但在此时，西方医学却发生了翻天覆地的变化，仅比张介宾年小十余岁的英国人哈维（1578—1657）发现了血液循环。他毕业于剑桥大学，既做临床医生，也做基础实验，长期专注血液循环研究。他根据自己的实验，首先证明心脏是血液循环的原动力，进而细心计算了心脏的容量、离心血量、回心血量、血液流动时间、每小时从左心室流入主动脉的血量和从右心室流入肺动脉的血量等。哈维反复实验，在经历了无数次失败后，终于证实了他关于血液循环的设想。在《类经》问世四年后的1628年，哈维发表了他的名作《论动物心脏与血液运动的解剖学研究》，将前人关于心脏和血液的错误理论揭露无遗，推翻了以往根深蒂固的荒谬观点。与以往一切重大科学技术的新发现一样，哈维也因此受到当时各种权威的讥讽和打击，但他的学说以其科学的生命力茁壮发展，最终被人类进步所接受。从此以后，生理学也彻底成为一门独立的科学。张介宾对以《内经》为代表的中国基础医学的研究是以新的成果阐发旧的理论；而哈维对西方基础医学的研究是以新的发现推翻旧的学说。虽然二人天各一方，相隔万里，互不知晓，独自研究，但在今天看来，东方医学与西方医学的逆变从此开始。西方医学发生了史无前例的大革命，以物理、化学、生物学基础建立起来的生物医学取代了"四体液学说"，他们抛弃了发源于古希腊的传统医学，从而脱胎换骨，面目一新。诚然，这时的西方医学的临床能力还没有巨大进步，其实际疗效总体上尚不及中国医学，但它的前景却与整个科学技术紧密相连。如果东西方医学比长论短，并不仅仅是单纯的医学本身的事情。张介宾在中国医学大家当中已经是视野宽阔、知识渊博的学者，但当时中国的科学技术水平已经远远不及西方国家。如果中国医学在世界范围内落伍，恐怕是中国科学技术更早落后于西方的缘故。中国发明的火药、指南针、造纸术在中国并没有引起更大的技术进步，仅成为辉煌历史的绝唱，但它们流传到欧洲后却大大推动了西方世界的科技发展和社会进步。

瘟疫长夜露曙光

到了崇祯十四年，大明王朝已经百孔千疮，气数将尽。不但官声狼藉，民怨沸腾，而且连年灾荒，饿殍枕藉。加之农民起义，烽火遍地；外敌犯境，边关欲破。可谓内外交困，不可收拾。更为雪上加霜的是，春夏之际，疫病再次爆发，波及河北、山东、江苏、浙江等省，范围之广，病势之猛，实属罕见，令人惊恐，乃至于"一巷百余家，无一家仅免，一门数十口，无一口仅存"。大凡历史动乱时期，都是战火、灾荒与疫病交加，官府无力，社会飘摇，生灵涂炭。面对1641年的这次疫情，朝野之所以束手无策，更有深刻的医学原因。中国古代传染病频发，成为民族兴旺之大敌，医学研究之难题。东汉末年的兵荒马乱，更为加剧了疫疠流行。当年张仲景常年深入疫区，竭力诊救病人，悉心观察病证，反复推敲方药，勤求古贤精义，博采众家之长，终于撰成《伤寒论》，将外感热病的诊治提高到一个全新境界。一千多年之后，疫病未断，病原转化，病机演变，明代多次流行，医家全然不识，依然沿用《伤寒》之法进行治疗，不但难以遏制病情，往往造成严重后果。临床医学的陈旧理论，已经不能应付新发疾病。中国医生正在疫病的长夜里痛苦煎熬，暗中摸索。

一位民间医生，年近花甲，奔波在太湖流域。无论是怎样的战火纷飞，还是灾荒困苦，他都没有离开疫区一步，始终坚守在抗击疫病的一线岗位。他经历了有生以来所有的疫病爆发，不惧危险，勇敢担当，救治了无数患者，积累了丰富经验。这次疫病爆发，他更以自己在抗击明代疫病多次流行中逐渐形成的独特理论和方法，一马当先，全力救治。与众多医生惊慌失措，茫无头绪相反，他胸有成竹，充满自信，有条不紊，施展医术，疗效卓然，拯救了大批病人，使得数百年来中国疫病诊治的慌乱局面得到扭转。同时他也感叹医界同仁不能更新理论，提高疗效，一味墨守成规，延误病人。深感以自己一人之力救治疫病，如同杯水车薪，效果甚微。于是发愤著书，革新学术。翌年，一部旷世奇书赫然问世。虽然区区五万余字，但其全新理念，独到见解，惊世骇俗，振聋发聩，立即轰动学界，蜚声全国。吴县洞庭东山人氏吴有性（1582—1652）的《瘟疫论》不仅是中国医学在探索、研究瘟疫的漫漫长夜中出现的曙光，而且对世界传染病学的历史贡献也不可磨灭。

《瘟疫论》所载传染病包括伤寒、感冒、疟疾、痘疹、绞肠痧、疙瘩瘟、虾蟆瘟、大头瘟、探头瘟、大麻风、鼠瘘、流火丹毒、目赤肿痛、病瘅发黄、斑疹、咽肿、疮疥疔肿等，详细描述了它们的临床表现和治疗方法。虽然文风简朴，不善诠次，如若随笔记录而成，但内容丰富，不同凡响，诚如璞玉浑金，是吴有性亲历瘟疫流行和临床经验之总结，成为中国第一部瘟疫学和温病学的专著。

《瘟疫论》关于传染病病因的论述最为精彩。自《黄帝内经》将外感疾病的致病因素归结为"六气"，到东汉张仲景撰写的《伤寒论》再次确认，至隋代巢元方的《诸病源候论》概莫能外。虽然金元刘河间被公认为温病学派的先驱，但其关于热病病因亦未能跳出"六气"之藩篱。而吴有性在《瘟疫论》自序中开首一句就断然否定了六淫致疫的可能，"夫瘟疫之为病，非风、非寒、非暑、非湿，乃天地间别有一种异气所感"，进而将这种异气称作"杂气"。他对瘟疫病因的论述另具匠心，彻底跳出了传统的权威理论，独树一帜。这种开门见山、斩钉截铁的学术风格，若非拥有超凡的勇气和坚实的功力，绝无可能。《瘟疫论》特设《杂气论》和《病原》两篇，对"杂气"进行专门阐述，称其为"无形可求，无象可见，况无声复无臭，何能得睹得闻"，"夫物者气之化也，气者物之变也"，因"其气各异，故谓之杂气"。吴有性将传染病的病原认定为人之肉眼所不可见的微小物质。这一创见是对传染病病原学的一大贡献。虽然他没有可能通过显微镜观察到这些病原微生物，但在十七世纪中叶细菌学尚未出现之前，走到了传染病病原学研究的前沿，实属不易。而此后的温病学家并没有按照吴有性的技术路线继续前行，反而重新回到了中医病因学的传统思维方法之中，使吴氏的瘟疫病原理论成为历史绝唱。这也受制于当时落后的中国科学技术，原因复杂，令人叹息！

"杂气"致病的最大特点就是传染性。《瘟疫论》强调"此气之来，无论老少强弱，触之者即病"，"其年疫气盛行，所患者重，最能传染，即童辈皆知其为疫"。"杂气"的传染性使它与六气、时气、伏气、瘴气等均有本质区别。然而传染的表现又有流行与散发的不同。若为流行，"延门合户，众人相同"；若为散发，"村落中偶有一二人所患者虽不与众人等，然考其证，甚合某年某处众人所患之病，纤悉相同"。吴有性对散发病例的描述逼真可信，是为经验之谈，对瘟疫的认识、诊断和治疗，极有意义。然而杂气并非一种，致病也各不相同。《瘟疫论》称其为"适有某气专入某脏腑经络，专发为某病"。正是因为杂气的不同，就连致病的物种也可不同，有的偏重于人类，有的偏重于动物,诸如"牛病而羊不病,鸡病而鸭不病,人病而禽兽不病,究其所伤不同,因其气各异也"。为了便于临床诊治,《瘟疫论》还将传染病分为两大类:其一为疠疫,由杂气中之劣者引起,又称作"疫气""戾气""疠气",其来势凶猛,病情危重,"缓者早发夕死,急者顷刻而亡";其二为常疫,由杂气中之优者引起,病势较缓,病情较轻。《瘟疫论》还对瘟疫的流行规律作了精辟论述:其一是区域性,"或发于城市,或发于村落,他处安然无有";其二是季节性,一年之中,各种疫病自有盛衰时间;其三是周期性,疫病流行具有一定的时间规律;其四是起伏性,各年疫病流行的范围和程度并不完全相同。《瘟疫论》也对感邪与发病之关系进行了描述,认为存在"感而即发"和"久而后发"两种情况,从而提示瘟疫存在潜伏期的问题。《瘟疫论》还从感受杂气多少、毒力大小、正气强弱三方面分析人体是否发病,正确阐明了杂气、人体、疫病三者之间的辩证关系。《瘟疫论》提出了"天受"(空气传染)和"传染"(接触传染)两种瘟疫传播途径。综上所述,吴有性关于传染病的认识,几乎涵盖了除免疫思想之外的微生物病因学说的全部要点,较之西方医学,大约提前两百年时间。

早于吴有性一个世纪,意大利医生伏拉卡斯托罗(1483—1553)于1546年发表了《论传染和传染病》一文,他将传染病的传染途径分为三类:第一类是单纯接触传染,例如麻风、肺痨等;第二类是间接接触传染,即通过衣服、被褥等媒介物传染;第三类是远距离传染。他将传染源解释为一种最小粒子,乃至人类的感觉器官无法感觉得到。他认为人类对这种最小粒子具有不同的亲和力,同时这种粒子也具有一定的繁殖能力。伏拉卡斯托罗的这种传染源观点与十九世纪后期的细菌学理论非常相似。可惜当时还没有发明显微镜,不能用实验的方法证实他的想法。因此，伏拉卡斯托罗的这一观点并不被更多的人所接受。但在经历了几个世纪的冷遇之后，伏拉卡斯托罗关于传染病病原学的理论最终得到人类的拥抱。而吴有性关于瘟疫病原的理论却在中国无人理会，静静地躺在了《瘟疫论》的书本里，仅是作为历史的辉煌一页，被后人瞻仰一番而已。

《瘟疫论》也对传染病的治疗提出独到见解。首先依据邪伏膜原的理论，创制了达原饮、三消饮等特殊方剂，使人耳目一新，至今仍有较高的实用价值。吴有性不拘泥于"下不厌迟"之陈规戒律，明确提出"客邪贵乎早逐"的原则，及时应用攻下之法，驱邪外出，同时"要谅人之虚实，度邪之轻重，察病之缓急，揣邪气离膜原之多寡，然后药不空投，投药无太过不及之弊"。《瘟疫论》在杂气致疫的理论引导下，也大胆设想和预测，找到反制此气的特殊物质，从而达到"一病一药"的特效疗法。书中明言，"能知以物制气，一病只有一药之到病已，不烦君臣佐使、品味加减之劳矣"。吴有性的这一构想，几乎提出了类似后世使用抗生素类药物治疗传染病的想法。其思想之深邃，预见之久远，令人钦佩。其实吴有性"一病一药"的构想，并非凭空设计。首先，他是基于自己对瘟疫病原的观察和研究，"专药"的思想和"杂气"的理论一脉相承。再者，他也看到了中国医学对于天花的成功防治。人痘接种术最迟于十六世纪已在我国开展，成为防治天花最有效的措施，后来传到俄罗斯、英国、日本、朝鲜等国，担当了世界免疫学的先锋。然而，吴有性"专药"的设想并不走运，后来的温病学者没有执着于此，而是完全回归于辨证论治的轨道，中国疫病之专药的研究只出现了一个书面预想，之后便戛然而止。

尽管吴有性关于瘟疫病原与专药的天才理论和卓越构想没有被

后世医家所继承和发扬,成为中国医学发展的历史遗憾,但《瘟疫论》对中国医学的影响依然无比深远。《清史稿·吴有性传》谓"古无瘟疫专书,自有性书出,始有发明";《四库全书总目提要》称"瘟疫一证,始有绳墨之可守,亦可谓有功于世矣"。

蓄发归来成名医

削去长发,却斩不断尘缘;披上衲衣,也裹不尽原形。晨钟暮鼓,只能参一半禅宗;双手合十,自然有几部医经。喻昌(1585—1664)愤绝仕途,皈依佛门,几卷医书,伴随修行。

至于修行,无处不有。佛医儒仕,皆重修为。喻昌原本并不专注医学,而以儒学为主,对《大学》一篇了然于心,其"修身、齐家、治国、平天下"的箴言不曾恍惚。它既有"致学"的要求,亦有"养德"的晓谕,还有"励志"的开示。如果以此作为修身的标准,喻昌基本无愧。他出生于书香门第,自幼聪明好学,精力过人,博览群书,文采飞扬,《清史稿》称其"才辩纵横,不可一世"。他也生性洒脱,喜好游历,登山临水,以壮胸怀。崇祯年间以副榜贡生入京就读。才高志远,满腔热血。曾以诸生名义上书朝廷,陈述辅国政见,要求"修整法治",意欲施展才能,一匡天下。就此而论,喻昌习儒,逸群绝伦,"修身"可嘉。然而明末王朝,风雨飘摇,官场腐化,何谈吏治。加之喻昌小小不然,人微言轻,自然无人理会。他的治国大计犹如泥牛入海,杳无音信。他进京三年,奔走呼号,处处碰壁,一无所获,满腹经纶,无从施展。从此精神颓废,郁郁寡欢,胸中怨气,日积月累,终于看破政治,愤然辞"仕",遁入空门。他抛弃了官爵,却丢不下医术,背负了典籍,静坐于禅房。"上医医国,下医医疾",他把利民济世的纠结,系此一端。

喻昌仕途失败，并非品学不优，亦非胸无大志，而在情操修炼。官场不但需要才学，更靠智谋和权变；也不仅凭借勇气，亦需韧性与沉着。《大学》"修身"之箴言，亦有"陶情"的暗喻，多被历代学者草略。好在喻昌仕途破灭，医途仍在；官运不济，学问未丢。他带着修成的学问和练就的医术，走进佛门。处世的痛苦，出世去化解。佛教的修行，就是由生死苦海达到涅槃，由凡夫俗子转成菩提。要求忍受痛苦，忍受侮辱，忍受快乐。打坐修禅，不是静坐而已，要从平静安逸的"小我"状态，晋级到"天人合一"的"大我"状态，最后达到"物我双亡"的"无我"状态，"没有之中，一切存在"，那是禅的境界。喻昌在佛门的苦苦修行，并没有使他达到"无我"的境界，而"天人合一"的观点、"有无相生"的思想，正是中医的核心理论。于是，他的研修往来于医佛之间，相互参照，彼此促进，学问日深。他以佛界的灵光消弭宦海的晦气，用佛学的精髓探索医学的理念，抚平了人生的创伤，开阔了中医的境界。当他心平气和之后，回眸一望，顿然醒悟。他还是未能留在寺庙，终于带着未了的尘缘，蓄发还俗，步入岐黄之门，再无回头。

喻昌行医主要在其家乡南昌与靖安一带，其足迹也远涉赣、浙、苏、皖等地，后应诗坛盟主钱谦益之邀，定居常熟城北虞山脚下，开设草庐医所。鉴于喻昌之人品和学问，常有公卿邀请、官员举荐、甚至朝廷征聘，但他早已厌恶仕途，一概推辞不就，而是集中精力于治病救人，辛勤不殆。他待人热情，以诚相见，不论男女老幼、贫富贵贱，一视同仁，全力以赴。疑难重症每获奇效，求诊病人连绵不断，深受民众拥戴和医界推崇，与张路玉、吴谦并称为"清初医学三大家"。

喻昌注重学术传承，广收门徒，大开讲堂，传授医术，培养人才，诸如徐忠可、程云等弟子皆成医学名家。喻昌晚年并不满足其显赫医名，认为"吾执方以疗人，功在一时；吾著书以教人，功在万里"，先后撰写了《寓意草》《尚论篇》《尚论后篇》《医门法律》等书，阐述自己的学术思想，也因此确立了他在中国医学史上的地位。

《寓意草》以笔记形式写成，记录喻昌以内科杂病为主的疑难医案60余则，案中详细记录病情病因，点出关键所在，分析精辟细致，多有独到见解，属于中国医学史上较早的著名自订医案。其言"医者意也，一病当前，先以意为运量，后乃经之以法，纬之以方，《内经》所谓微妙在意是也"。案前有医论两篇，意义非凡。其一《先议病，后用药》强调"从上古以至今时，一代有一代之医。虽神圣贤明，分量不同，然必不能舍规矩准绳，以为方圆平直也"。自古医者治病，上医先论病论法，下医只用药用方。他感叹："迩来习医者众，医学愈荒，遂成一议药不议病之世界，其夭枉不可胜悼。"他提出："治病必先识病，识病然后议药，药者所以胜病者也。识病，则千百药中，任举一二种用之且通神；不识病，则歧多而用眩。凡药皆可伤人，况于性最偏驳者乎？""病经议明，则有是病即有是药。病千变，药亦千变……若不论病，药之良毒善恶，何从定之哉。""迩年先议病后用药，如射者引弓，预定中的之高下，其后不失。"其二《极闸人定议病式》规定议病内容数十项，要求门人"一一详明，务令纤毫不爽"。每项内容都事关紧要，诸如"某年者，年上之干支，治病先明运气也。某月者，治病必本四时也。某地者，辨高卑燥湿五方异宜也……"。喻昌自谓："工拙自定，积之数十年，治千万人而不爽也。"经验之谈，足可借镜。喻昌的《议病式》也是中医最早的病例书写格式，其项目全面而不过繁，内容简明又能达意。设计周全，应用方便，开病历书写规范化、标准化之先河。

《尚论篇》全称《尚论张仲景伤寒论重编三百九十七法》，是喻昌研究《伤寒论》的力作。他认为："仲景《伤寒论》一书天苞地符，为众法之宗，群方之祖。杂以后人之见，反为尘饭土羹，莫适于用。"他猛烈批驳王叔和、林亿、成无己等人，独赞《伤寒论条辨》削去王氏《序例》"大得尊经之旨"，而方有执太阳三篇卓识超越前人，他进一步强调四序之中以冬月伤寒为大纲，六经之中以太阳为大纲，太阳经中以风伤卫、寒伤营、风寒两伤营卫为大纲。他认为"夫足太阳膀胱病，主表也。而表有营卫之不同，病有风寒之各异。风则伤卫，寒则伤营，风寒兼受，则营卫两伤，三者之病，各分疆界。仲景立桂枝汤、麻黄汤、大青龙汤，鼎足大纲三法，分治三证"，明确提出"三纲鼎立"之说。但喻昌与方有执不同之处在于他非常重法，"举三百九十七法分隶于大纲之下，然后仲景之书，始为全书。无论法之中更有法，即方之中亦更有法"。他也重编仲景条文，几乎在每一条文之前点出大意，然后再结合个人体会进行发挥，不囿于陈规旧说，呈现不少新鲜观点，展示较高学术水平，头绪清楚，纲举目张。其论证逻辑，说理深度，超过方有执，成为《伤寒论》研究之错简重订流派的主将。

《医门法律》虽为临证著作，但其写法属于另类风格。他于相关病证门下，先论病因病机与证治，再出法律，最后附方。喻昌认为，"医之为道大矣，医之为任重矣。中上之医，千里百年，目未易觏；最上之医，天下古今，指未易屈"。而混世之医却不乏其人，"医以心之不明，术之不明，习为格套，牢笼病者。遂至举世共成一大格套，遮天蔽日"，重重黑暗。"然见暗不可谓非明也。野岸渔灯，荒村萤照，一隙微明，举以点缀医门千年黯汶，拟定法律，为率由坦道，聊以行其佛事耳。"法者，辨证施治之法；律者，误治错治之禁。例如《疟证论·律三条》："凡治疟，不求邪之所在，辄行大汗大下，伤人正气者，医之罪也。疟邪在于半表半里，故有寒有热，若大汗以伤其表，大下以伤其里，是药反增疟矣……凡用吐法，妄施恶劣之药，并各种丸药，伤人脏腑者，医之罪也。吐法，止可用清芬之气，透入经络，引出疟邪……凡用截疟之法，不俟疟势稍衰，辄求速止者，医之罪也。截者，堵截也。兵精饷足，寇至方可堵截。若兵微城孤，不可截也。在壮盛之体，三四发后，疟势少减，可以截之。其虚弱之人，始终不可截也。误截因致腹胀者，每多坏事……"《医门法律》与以往临证之书尚有不同，喻昌以独特的角度，阐发诊治方略，既有上策之谋划，更有败事之警示，先言何者不可为，才予可为之方药，是一本难得的医者之金科玉律。

缘于在佛门的修练，喻昌自立一套养生方法，身体素来健康，很少因病卧床。据传他以八十岁高龄，仍与围棋国手对决，一场博弈，三天三夜，惊心动魄，耗竭元神，在局终收子之时，溘然辞世。他看清了结局，没有遗憾；完成了修行，功德圆满；创新了医学，后继有人。但他没有子女，由其外甥从靖安前往常熟，扶柩而归，停于萧寺五十余年。雍正年间，南昌众医迎柩于百福寺中。后人又在寺中立像以祀。僧人还在寺旁为其建祠，并将其柩安葬在东汉徐稚墓侧，高风亮节，相映生辉。新建文人罗安为其画像题诗："医国藏高手，床头寓意篇。成名宁在艺，蒌地或疑仙。真像留荒寺，遗骸表古阡。行人识征士，瞻拜敬加虔。"

医诗书画配名节

自古中医名家，不乏博学多才之人。皇甫谧为文史巨匠，抱朴子是博物学家，陶弘景称山中宰相……俊杰辈出，不胜枚举。若论既嗜好学问，又笃守名节者，当数明末清初之晋人傅山傅青主。他亲历明朝灭亡而于心不甘，为此执着一生，其民族气节，流芳后世。

傅山（1607—1684）早在青年时代便是一位热血男儿。他自幼受到家庭之严格教育，博闻强记。后就读于三立书院，得到山西提学袁继咸的精心教诲而成为其得意门生。袁继咸为耿直之臣，做官清廉，敢于直言，曾为朝廷兵部侍郎，因开罪权贵魏忠贤辈，而被贬为提学。袁继咸到达山西后，重整三立书院，改善学风，培育新秀，不拘一格，选拔人才。他既强调文章，又提倡气节，对傅山产生深刻影响。崇祯九年（1636），魏忠贤死党山西巡按御史张孙振捏造罪名，诬告袁继咸，将其陷入京师大狱。傅山目睹了整个事件的全部过程，忿然不平，拍案而起，与薛宗周等人联络生员百余人，不畏权臣，联名上疏，状告奸佞。其后又步行千里，赴京请愿。他带领众位生员在京城四处奔走，印发揭帖，申明真相。并且两次出堂作证，慷慨陈词，大义凛然。前后经过长达七八个月的持续抗争，终于使袁继咸之冤案得以昭雪，恢复官职。山西巡按御史张孙振亦以诬陷之罪受到谪戍惩罚。袁氏之案一时震动全国，傅山义举赢得广泛赞扬而名扬天下。袁案之后，傅山返回太原。他深切领悟了官场之腐朽，无心仕途，寻得城北一所寺庙，辟为书斋，静心博览，除经、史、子、集外，兼及医学、佛经、道学，知识愈加广博，研究更为深入，几年之间，学问大进。

崇祯十六年（1643），傅山受聘于三立书院，教书育人，切磋学问。但好景不长，闯王义军进发太原。傅山奉陪老母辗转于平定嘉山。不久，义军与清军先后攻占北京，明朝灭亡，傅山悲痛不已。清廷继而发布剃发之命，更让他不能忍受，于是投奔寿阳五峰山，拜郭静中为师，出家为道，道号"真山"。身着红色道袍，自称"朱衣道人"，别号"石道人"。朱衣者，是对亡明之怀念；石道者，以示不屈之决心。傅山出家并非本意，而是借此作为抗清复明的宣示、寄托与掩护。他与宋谦密谋，策划起义，拟于顺治十一年（1654）三月举事。但机事不密，宋谦被捕，供出傅山，傅山被关押太原监狱。虽经严刑逼供，他始终矢口否认，曾经绝食九日，抱定必死决心。由于傅山坚强不屈，一年之后终获释放。出狱之后，复明之心不死，又于顺治十四年至十六年间，南下江淮，了解反清形势。在确认复明无望后，返回太原，隐居城郊僻壤，自谓"侨公"，寓意自己无家无国，只是过客罢了。康熙二年（1663），参加南明政权的昆山顾炎武来访太原，找到傅山，两人情投志合，交往甚密。此后傅山又新交了一些坚持反清立场的名人和学者，结为挚友。

康熙十七年（1678），为了笼络人心、泯灭亡明遗老的反清意识，康熙皇帝颁诏天下，令三品以上官员举荐"学行兼优、文词卓越之人"，以备御试录用。鉴于傅山的崇高名望，自然也被推荐应试。但傅山称病推辞，不拟启程。后被强行带往京城，仍然继续称病，卧床不起。清廷宰相冯溥等满汉大员亲往傅山住所，给予隆重礼遇，多次劝诱，他都靠坐床头，淡然处之。他不仅拒绝参加考试，还在皇帝恩准免试、授封"内阁中书"之职时，仍不叩头谢恩。好在康熙皇帝并不恼怒，反要"优礼处士"。傅山返回太原后，地方官员闻风拜访，敬称"内阁中书"，而傅山只是闭目不语。知县冯梦熊奉命悬挂"凤阁蒲轮"的门首匾额，更被傅山凛然拒绝。他继续自称为民，避居乡间，不与官府往来，"尚志高风，介然如石"，不改初心，终其一生。

虽然傅山深居简出，远离尘嚣，依然无法抹去他著名学者的光耀。无论经学、史学、哲学、道学、佛学、儒学，他都造诣非凡，别具一格，梁启超将其与顾炎武、黄宗羲、王夫之、李颙、颜元合称为"清初六大师"。傅山治学追求进步思潮，尤其明朝未亡之时，他鄙视当时学者专重理学的倾向，而赞扬李贽的"革命精神"与"奇谈怪论"。明朝灭亡之后，他与清初一般学者以经学研究为中心相反，认为"经""子"二者并无尊卑之不同。"孔子、孟子不称为'孔经''孟经'，而必曰孔子、孟子者，可见有子而后有作经者也。"进而另辟研究子学的途径，天马行空，独往独来。其研究涉及《老子》《庄子》《淮南子》《亢仓子》《鬼谷子》《尹文子》《邓析子》《分孙龙子》《鹖冠子》《管子》《墨子》等，范围十分广泛。傅山还以佛道两学印证诸子。虽然当年他曾出家为道，但他对佛学的研究也很深入，对《金刚经》《楞严经》《五灯会元》做过批注，为二十三位僧人写下《传略》，对佛学的研究专求一个"空"字。他儒释道三家兼采并蓄，不主一家。这种三教并重的治学态度，并非傅山一人所好，明代中期早已形成三教合一的思想潮流。他旁征博引，相互渗透，既为他的子学研究开阔了视野，也为他的佛道探索增添了风采，一举两得，相得益彰，成为他的过人之处。傅山以独到眼光，拓展新的研究领域，开清代研究诸子学问之先河。

傅山诗词誉满九州。据说当初他的诗作多达数千首，但大多佚失，现存仅有七百余首。《清史稿·傅山传》评其诗文曰："初学昌黎，崛强自喜，后信笔书写，俳调俗语，皆入笔端。"亦有人评曰"意险语幽，不经人道"，"奇辟精奥"，"孤行传世"。明朝灭亡，诗风大变。《甲申集》共收傅山甲申、乙酉两年诗作九十首，集中反映了他对明朝灭亡的悲愤心情和对满人统治的反抗精神，以《甲申守岁》二首为其代表作。《其一》："三十八岁尽可死，凄凄不死复何言。徐生许下愁寸寸，庾子江关黯一天。蒲坐小团消客夜，烛深寒泪下残编。怕眠谁与闻鸡舞，恋着崇祯十七年。"以徐庶被逼离别刘备而到许昌投奔曹操和庾信被扣官至北周骠骑大将军依然怀念南朝等典故，表达了他对亡明的怀念和不舍之情。《其二》："掩泪山城看岁除，春正谁辨有王无。远臣有历谈天度，处士无年纪帝图。北塞那堪留景略，东迁岂必少夷吾。朝元白兽尊当殿，梦入南天建业都。"借用王猛、管仲的良臣故事，表达自己不肯在北方效忠满族政权，希望南明王朝会有能人辅佐，甚至梦入建业（南京），参拜逃亡的福王。次年，傅山再写《乙酉岁除八绝句》（选一）："纵说今宵旧岁除，未应除得旧臣荼。摩云即有回阳雁，寄得南枝芳信无？"他在除夕之夜，仍感国恨家仇不能平息，以春回雁归寄寓对江南一带抗清力量的厚望。《青羊庵三首》（选一）："芟苍凿翠一庵经，不为瞿昙作客星。既是为山平不得，我来添尔一峰青。"可谓傅山咏志之诗。他明指青羊山，暗喻傅山自己，明言山之自然不平，暗表自己对异族统治心怀不平，不做训臣顺民，既然敢于伫立山头，就要为此山再添一座青峰。邓之诚《清诗纪事初编》称傅山："诗文外若真率，实则劲气内敛，蕴蓄无穷，世人莫能测之。"

傅山书法极具功力，他以钟繇小楷入门，从颜真卿大楷出道，行书学"二王"，篆隶向秦汉，草书看张旭与怀素，而以草书的成就最为突出。他博采各家，独成一体而特立独行，孤傲不群，在明末清初的书家中很少有人能出其右。傅山也把书法作为寄托胸臆、抒发性情的载体，一直秉承正气，宣泄个性，为此追求一生，淋漓尽致，充分展现了他的个性和风格，确立了他在中国书法史上的重要地位。《右军大醉七言诗轴》（右军大醉舞蒸豪，颠倒青蒿白锦袍。满眼师宜欺老辈，遥遥何处落鸿毛）是傅山书法作品的代表作，现为南京博物馆藏，纵202.7厘米，横44.2厘米。其诗描绘王羲之酒后挥毫的情景，栩栩如生，逼真传神。其字草法纯正，流畅自然，笔力清劲，暗藏力度。全局整齐，局部参差。气势开张，阔大雄浑，时而游丝缠绕，时而长笔拉开，期间欹斜反正，相避揖让，自然而然，一气呵成。其率真的情感，大气的章法，浑然天成。傅山更将写字与做人联系起来，强调"作字先作人，人奇字自古"。他力倡"宁拙毋巧，宁丑毋媚，宁支离毋轻滑，宁真率毋安排"的艺术主张，三百多年来一直备受书法界的推崇。

傅山绘画传世不多，但历来评价甚高。王士祯《池北偶谈》称其为"画人逸品"；秦祖永《桐阴画论》尊其为"书画大家"，将其列入"神品"；宋鉴《半塘闲笔》誉其为"画如八大山人，迥出画家畦町之外"。更有人将傅山之画评价为"大江以北，无出其右"。傅山论画，与其论书如出一辙，反对"巧媚轻滑"和矫揉造作，主张形神兼备，任情恣性，不拘一格。傅山绘画以山水较多，花鸟较少。山水画也多以家乡附近的古迹名胜作为题材，古雅入神，耐人寻味。《阳泉春晓》画于康熙初年。此时他的心绪渐至平和，尽管傅山仍然不肯效忠满族王朝，但经过多年精神磨折之后，他对大自然的热爱悄悄浮上心头，这种情感也出现在他的书画作品当中。这幅《阳泉春晓》以俯瞰的角度取景，描绘了阳泉西谷初春的烂漫景色，山峰峻峭，河水弯曲，茂柳枝繁，红翠相间。画上还有一首题诗："磅礴横肱醉笔仙，一丘一壑画家禅。蒲团参入王摩诘，石绿丹砂总不妍。"二者相映成辉，恰到好处。傅山绘画不多渲染，往往只用单纯的线条来表现他眼中的法界自然、心中的纵横丘壑，笔墨中浸透了奇崛、苍茫、冷寞，从而更具有生命的张力和艺术的感染力。

傅山医学更胜一筹，堪称一代宗师。《辞海·医药卫生分册》收录中华五千多年来的重要医药人物七十一位，傅山便是其中之一。他虽然只用"余力"研究医学，但他绝非仅是山西一地之名医，也非仅是明末清初一时之名医，而是名副其实的中国历史上的医学大师。尽管《中国大百科全书》将傅山的传记收入《哲学》卷中，但同样肯定他"又精医学"。傅山在中国医学史上的地位远远高于他在中国文学、历史、哲学史上的地位。尤其明亡之后，傅山以医问世，不仅设"卫生馆"于太原三桥街，救死扶伤，而且足迹涉及山西、河北、山东、河南、陕西、江淮等地，无论内外妇儿，沉疴痼疾，应手而愈，名满全国。傅山医著颇丰，但多已散失，流传于世者主要有《傅青主女科》《傅青主男科》《傅氏幼科》等，而以《傅青主女科》最负盛名，详细论述了带下、血崩、种子、妊娠、正产、小产、难产等病证，全书162方，药味精炼，理法严谨，并创制了完带汤、易黄汤、清经散、两地汤、生化汤等妇科常用名方。他"谈证不落古人巢穴，制方不失古人准绳"，证治详明，一目了然。该书刊行后，受到同行热捧，先后刊行六十余次，居妇科专书之首。

傅山学富五车，德艺双馨，无论医诗书画、道德人品，都是出乎其类、拔乎其萃。因感于此，有人将他的这些过人之处进行比较而戏言傅山"字不如诗，诗不如画，画不如医，医不如人"。此话未必精准，但也言简意赅。

名师拜遍是名师

乾隆年间，姑苏兴盛，精英云集，学术繁荣。遂使著书立说，开堂讲学，蔚成风气。受此启发，当地名医唐大烈，四处奔走，联络同行，广收佳作。进而独辟蹊径，创办了中国医学的第一本学术杂志。乾隆五十七年（1792），《吴医汇讲》正式刊行，每年一卷，历时十年。"凡属医门佳话，发前人所未发，可以益人学问者，不拘内、外、女、幼各科，无不辑入"，总共发表江浙地区41位医家之94篇文稿，内容丰富多彩，不乏高论巨作。吴医一词，不胫而走。吴门医派，悄然形成。吴门医派与其他地方流派大有不同。它既是地方性流派，也是全国性学派。地方性流派是指这些医家主要活跃于吴中一带；全国性学派是指他们对温病学说的研究极有成果，是中医温病学派形成的关键人物，引领了全国医学的发展方向。吴门医派的突出特点是五多：名医多，御医多，世医多，儒医多，医著多。当人们的眼光聚焦吴门医派之时，自然发现吴中一带北依长江、西衔太湖，原本就是千古宝地。其历史悠久，环境优美，经济强劲，文化昌盛，水陆兼备，交通发达，都为医学的兴旺积淀了丰厚基础。而其钟灵毓秀，早有迹象。元末明初，名医戴思恭来吴悬壶，医术精湛，声震遐迩，并收徒授业，传播丹溪学术。而明末清初吴有性更是一生行走在太湖流域，凭借他的天才创新，揭开了温病学派兴起的序幕。康熙五年（1666），儿科名医叶朝采喜得贵子，取名叶桂（1666—1745），吴门医派最伟大的人物由此诞生。叶朝采继承父业，而医术更精，学识更广，欲将自己平生所学全部传授其子。叶桂字天士，从十二岁开始随父习医，白日侍诊，早晚读书。一边自学，一边见示，中医理论与临床技能在这个少年身上日积月累。前来就诊的患者都对叶天士另眼相看，认为如此下去叶家第三代医生一定更胜一筹。但是天有不测风云，父亲不到五十岁而逝，天士此时才年仅十四岁，未能顺利成才，其学医之路，陡生坎坷。吴门医派的未来领袖也只能在挫折中磨砺而成。

为了实现夙愿，不致家业中断，叶天士转拜父亲当年门生朱氏为师，继续学习。由于他天资聪慧，别具灵性，而且求知若渴，一心向学，加之先前父亲言传身教所奠定的扎实根基与从小在家熟读典籍的深厚底蕴，对于朱氏的指教，他一点即通，举一反三。许多见解往往超过老师。跟随朱氏学习之后，他又再寻名医，拜师学艺，遵循"三人行必有我师"的古训，虚心吸取各家之长，用以丰满自己，增长见识，提高技艺，夯实功底。叶天士年满十八岁时，已经先后拜师十七人之多，包括当时著名医家周扬俊、王子接等人。因此后人称他"师门深广"。而叶天士八方拜师、不耻下问的传闻，也广为流传。

当年叶天士母亲患病，自己亲自诊治，总不见好，乃请当地名医前来诊治，但城内城外平素大有声望者亦不见效。于是，叶天士开始求寻平素名望不高但确有真才实学的医生。家人向他推荐后街章医生，虽然请他看病之人聊聊无几，但他日常自夸比你高明。叶天士当即一惊，觉得此人既然敢于口出大言，想必定有学问，命人快去请来。家人去请章医生，并告诉他："我家太夫人病情日重，主人十分着急，一夜彷徨，多次自言自语，口中念着'黄连'。"章医生赶到叶家，诊过太夫人病后,细看以前所用方药,良久才说:"药证相合,理当奏效。但此病之热邪郁在心胃之间,须加黄连才行。"叶桂便说:"我早就想用黄连,但因母亲年纪已大,担心会灭真火。"章医生却说:"太夫人两尺之脉长而有神,本元坚固,可以对症下药,现用黄连有何不可?"叶天士赞同,服药两剂而愈。此后叶天士逢人便说:"章医生比我高明,可以请他看病。"

叶天士曾经诊治一位患者,病情深重,以为无可救治,将不久于人世。但在一年以后,却又见到此人。询问缘由,原来是被一位和尚所治愈。叶天士震惊,急于求教,次日启程,赶往宝山寺。他改名换姓,从学徒做起,挑水担柴,扫地擦灰,都认真做好。能向老和尚取得真经,是其所愿。至于求教学问,自是仔细聆听,一丝不苟。进而揣摩学问,开阔境界。老和尚也觉得叶天士可教,非比一般,终于有一天他向叶天士说:"你已经学到了我所有的本事,可以下山去了,以你现在的技艺,完全能够独立行医,你的水平已经超过江南名医叶天士了。"叶天士闻言,慌忙伏地叩头,承认自己就是叶天士。老和尚大为震惊,也甚为感动。以叶天士之大名,居然屈尊求教,甚为罕见。可见他心胸之宽广,志向之远大,此后必是医界之巨擘。

叶天士见贤思齐、逢善必学的传说,不一而足。他性格谦逊,酷爱学习,海纳百川,广罗千古,将家学、众说、典籍融洽无间,自成体系,很快崭露头角,不到三十岁就远近闻名,冠绝一时。后来一位朝廷尚书曾为他写传,言称:"以是名著朝野,即下至贩夫竖子,远至邻省外服,无不知有叶桂先生,由其实至而名归也。"叶天士临床诊病,囊括诸多领域。家传儿科,是他起家的本领;治学温病,是他创新的领域。无论内科杂病、妇产外科,均有独创,提出许多新观点、新方法、新方药。他也善用古方，除旧布新，应证制宜。在诊疗之余，叶天士也不断研读。虽身负盛名，但手不释卷，直至晚年，从未放弃进取精神。临终前还警诫其子，"医可为而不可为，必天资敏悟，读万卷书，而后可借术济世。不然，鲜有不杀人者，是以药饵为刀刃也。吾死，子孙慎勿轻言医"。

叶天士的横空出世，不仅宣告了吴门医派的兴旺，而且带动了温病学派的昌盛。无论温病学派，还是吴门医派，他都是首屈一指的学术泰斗，其在中国医学史上的名望和地位也绝不亚于金元四大家。但他忙于诊务，活人济世，并未亲自给后人留下一篇文稿。幸而由其门人将跟随叶天士的所见所闻记录下来，整理一二，光照后世。

《临证指南医案》，由华岫云收集叶天士晚年医案，加以分类编辑而成，全书89门，述证86种，涉及内、外、妇、儿、五官等科。每门之末附有论治大要一篇，系叶氏门人撰写。《医案》充分反映了叶天士的临床学术经验、独特观点以及用药特色，足以启迪后学。如《眩晕》门，先列叶氏诊治案例，然后门人归纳总结："火盛者，先生用羚羊、山栀、连翘、花粉、元参、鲜生地、丹皮、桑叶，以清泄上焦窍络之热，此先从胆治也。痰多者，必理阳明，消痰如竹沥、姜汁、菖蒲、橘红、二陈汤之类。中虚，则兼用人参、外台茯苓饮是也。下虚者，必从肝治。补肾滋肝、育阴潜阳、镇摄之治是也。至于天麻、钩藤、菊花之属，皆系熄风之品，可随症加入。此症之原，本之肝风，当与肝风、中风、头风门合而参之。"

《医案》也真实展现了叶天士"继承—融通—集合—创新"的学说特点。继承是学术的源泉。叶天士之学术继承具有两个特点：一是脉络清晰，无论直接或是间接承袭，都能从《医案》中看出其来自何人或者来自何方；二是脉络繁杂，不仅有自家真传，还有众多师承、典籍方书、名医精华，反映了他家学渊源、拜师众多、博览群书、知识广博的特点。融通是继承的活化。在《医案》中固然有完全的继承，直接的应用，但并不能生搬硬套，所以许多的继承是学术核心的继承，临证之时又要根据病人的不同、时节的不同、地域的不同灵活应用，乃至形成自己的风格和特色，才是真正的继承。集合也是一种创新。能把众家之长融为一体，不是互相抵消，而是互相补充，并非易事。就诊治一个具体病人而言，几家方法或许分别应用，或许轮番应用，或许综合应用。创新是继承的最高境界。唯有创新才是真正的继承，没有创新的继承只能是故步自封，停滞不前。叶天士之所以是他人所无法相提并论的医学大家，就在于他的巨大创新无人能及。《医案》有关温病的诊治最能体现他的创新学术观点。而叶天士《医案》的学术创新并不只此一端，而是具有多领域、多学科的创新。仅就内科而言，《医案》就提出了"肝为刚脏""阳化内风""久病入络""滋养胃阴"等新鲜学术观点。《临证指南医案》可谓最具创新学术思想的医案。

《温热论》，由顾景文根据叶天士口授记录整理而成。先由唐大烈将其刊入《吴医汇讲》，稍作文字调整，题为《温证论治》；后由华岫云载入《临证指南》，文字略微出入，名之《叶天士温热论》。全书20则，不足5000字，却是温病学说的奠基之作。

《温热论》开门见山，直击要害，"温邪上受，首先犯肺，逆传心包"。文字简明，语言流畅，寥寥数语，道出了温病与伤寒的本质不同。关于致病因素，明确提出温病之因属于"温邪"，从而摆脱了"热病皆伤寒"的束缚，突破了"伏寒化温"的理论，划清了温病与伤寒的界限。关于感邪途径，是为"上受"，与吴有性之"口鼻而入"一脉相承，而与伤寒之"皮毛而入"截然不同。关于发病部位，称作"首先犯肺"，并非伤寒之"足太阳膀胱经"。关于传遍规律，"逆传心包"，顺传阳明，与伤寒之传变规律，有同有异。虽然仅仅十二字，但字字关键，格高意远，扼要概括了温病学说的核心问题，尽管"辨营卫气血虽与伤寒同，若论治法则与伤寒大异也"。

而"大凡看法，卫之后方言气，营之后方言血"，是温病学说的核心理论。它进一步明确了温病传变的一般规律、病情的浅深程度及演化的四个阶段——"卫→气→营→血"，进而提示了温病独有的辨证体系——"卫气营血辨证"，摆脱了《伤寒论》"六经辨证"的局限，开拓了外感热病新的辨证方法。

叶天士强调："在卫汗之可也，到气方可清气，入营犹可透热转气，如犀角、玄参、羚羊角等物，入血就恐耗血动血，直须凉血散血，如生地、丹皮、阿胶、赤芍等物。"可谓温热病的施治原则。便览《伤寒论》及其历代注家，旁猎古今各家学说，绝无此等见识。叶天士深思熟虑，高掌远跖，开拓了温病治疗的新境界。

《温热论》还用将近四成的篇幅论舌、验齿、辨别斑疹白㾦，借以分析病变的深浅、津液的存亡、病情的转归和预后，均为前人所未论及，为温病的诊断提供了新鲜而独特的方法和手段，同时也大大丰富了中医诊断学的内容。

《温热论》还对热病伤阴和湿热裹挟之证，提出独到对策，诸如"救阴不在血，而在津与汗"，"通阳不在温，而在利小便"等明言，多为后世学者奉为圭臬。

太湖庭山对于吴门医派乃至中国温病学派来说，可谓恩惠不菲。如果不是顾景文随从老师出诊而泛舟其间，恐怕叶天士还会置身于繁忙诊务之中，或埋头于万卷医籍之间，无暇分身。而天公作美，让一代良医，须臾离开喧嚣，放下书卷，驾一叶扁舟，奔波于青山绿水之间。天高云淡，心旷神怡。但叶天士还是不能安享美景，而是抓紧时间，教诲门徒。伴随着碧波荡漾、小船轻摇，他的一番高谈阔论恰似春风化雨、渗透杏林。

槐云道人医与诗

与叶天士同时行医而能齐名者,乃其同乡薛雪(1661—1750)。薛雪,字生白,自号槐云道人。与叶天士世医不同,他是儒医,自视甚高。对叶桂一味诊病而无暇其他,他未必高看,也许他对晚号洄溪老人的邻县名医徐灵胎更为赏识,徐氏与他相似,艺文并茂,笔翰如流。两人偶尔一见,尤为珍惜,如其所作《东山逢徐灵胎》诗所云:"相值东峰下,相看鬓欲霜。年华共流转,意气独飞扬。四座惊瞻顾,连城且蕴藏。如余空说剑,无路扫欃枪。"惺惺相惜之感,溢于笔端。

薛雪早年游于明儒叶燮之门,诗文俱佳,又工书画。后因母患湿热之病,遂肆力医学,技艺日精,终成名医。但他从未舍弃诗文,而于诗学颇深造诣,如《过先师分湖故宅又至横山别墅》:"一日孤怀两世情,横山分水各心惊。文章先后仍声价,涕泪沧江竟死生。巷冷何人还驻马,柳荒无主断鸣莺。居人指点冈头地,午梦春深草色平。"又如《赠武峰隐者》:"落落逃名客,冰壶贮素心。浮云经眼净,高卧此山深。检点帷园果,栖迟近竹林。有时入城市,卖药与修琴。"

由于薛雪的师门人脉和个人文采,他与文人墨客交往甚多。袁牧曾因病就诊于薛雪,两人一见如故,交谈投缘,虽然年龄相差三十五岁,住地相距数百余里,依然成为至交好友。数年之后,袁牧再病。薛雪闻讯，不顾七十岁高龄，立即乘船，从吴县赶往江宁，药到病除，如袁牧所称，"九州传姓氏，百鬼避声名"。袁牧对薛雪一贯急人所难的秉性，极为赞赏，并作诗云："一闻良友病，身带白云飞。玉杖偏冲暑，金丹为解围。清谈都是药，仙雨欲沾衣。即此论风义，如公古所稀。"而薛雪向来体贴病人，尽量不给病人增添麻烦。即使至交，病愈之后，也即离去，以便"客去主安"。袁牧更是深有感触，其言："先生大笑出门语，'君病既除吾亦去'。一船明月一钓竿，明日烟波不知处。"袁牧更对薛雪的医德品行赞赏有加："年年卖药厌韩康，老得青山一亩庄。白版数行辞官府，赤脚骑鲸下大荒。"薛雪之多才多艺，也令袁牧另眼相看："口嚼红霞学轻举，兴来笔落如风雨。枕秘高呼黄石公，剑光飞上白猿女。"袁牧亦对薛雪为人豪爽、重情重义印象深刻："一瓢不饮好客饮，糟丘高筑苏阊门。七百斛秫麴了事，三十六封书召人。"而对薛雪之诗，袁牧则给予了更加专业的评价，他在《随园诗话》卷五第七篇云："然先生诗亦正不凡，如《夜别汪山樵》云：'客中怜客去，烧烛送归桡。把手各无语，寒江正落潮。异乡难跋涉，旧业有渔樵。切莫依人惯，家贫子尚娇。'《嘲陶令》云：'又向门前栽五柳，风来依旧折腰枝。'咏《汉高》云：'恰笑手提三尺剑，斩蛇容易割鸡难。'《偶成》云：'窗添墨谱摇新竹，几印连环按覆盂。'"

薛雪著有《一瓢诗话》，共一卷，230则，对诗歌的认识、创作、欣赏与批评均有独到之处，其诗学思想也有许多被他借鉴到医学之中，诸如其胸襟、学古、创新之论，医诗两道，堪为互鉴。薛雪认为诗歌创作的基础是胸襟，然后才能载其性情智慧，随遇而发。其胸襟包涵人之抱负、气量、志趣、见识、胆略等，而胸襟又与人品相关。"具得胸襟，人品必高"，"著作以人品为先，文章次之"，"品高，虽被绿蓑青笠，如立万仞之峰，俯视一切；品低，即拖绅搢笏，趋走红尘，适足以夸耀乡间而已"，"既有胸襟，必取材于古人。原本于《三百篇》《楚骚》，浸淫于汉、魏、六朝、唐、宋诸大家……以是为诗，正不伤庸，奇不伤怪，丽不伤浮，博不伤僻，绝无剽窃吞剥之病"。然而"师古"，不能"泥古"，必须有所突破，方为上品。他感叹："拟古二字，误尽苍生！声调字句，若不一一拟之，何为拟古？声调字句，若必一一拟之，则仍是古人之诗，非我之诗也。"他自己作诗，"稿成读之，觉似古人，即焚去"。在他看来，"语陈而意新，语同而意异，则前人之字句，即吾之字句也；若蹈前人之意，虽字句稍异，仍是前人之作"。所以，"能以陈言而发新意，才是大雄"。

事实上，薛雪的诗词成就，远不如其医学成就。他在中国诗词史上的地位，也远不如其在中国医学史上的地位。但他研究医学的秘诀，尚无更多自撰史料。而他研究诗词的门径，确有自家分说。他的"胸襟—学古—创新"之治学方法，也是他成就医学的不二法门。

作为儒医，薛雪从来不屑于只把自己当作一个医者。他傲视左右的底气，就在于除了医学的看家本事之外，他还有儒学的浑厚修养。其与世医不同的做派，是他不仅能够坐堂应诊，更能交往鸿儒。薛雪七十岁时，在其山庄举办"耆英会"，与会者皆是江南名流，袁牧只是其中最为年轻的一位。乃至十年后袁牧依然难忘那次盛会，"往日耆英会，曾开扫叶庄。于今吴下士，剩有鲁灵光。旧鹤还窥客，新秋又陨霜。与公吹笛坐，愁话小沧桑"。薛雪能以普通医生所没有的人脉、网络、信息、视野、胸怀、见识、抱负，看待人生，审视医学，选择方向。因而他对行业的把握，具有大家风范，不落俗套。

儒学功底，在于典籍；诗词高峰，横在唐宋；中医理论，源自春秋。中国医学、诗学、儒学，皆是国学。而儒医的特点，就是理论深厚、功底扎实。薛雪关于学诗必须"学古"的观点，恰如他研习中医的特点。他对中医典籍的学习和研究，远胜一般医生，因而他在中医理论方面的修养，非常人所能及。他不是从方书入门，力图尽快行医、游走江湖，而是直接着力《内》《难》经典，更溯流而上，跋涉于华夏文化源头。在他眼中，医非"小技"，而是"大学"。粗枝大叶，不成气候；端本正源，方成大器。他既赞《内经》为"万古不磨之作"，又叹其流传版本的种种谬误，乃"鸡窗灯火，数更寒暑，彻底掀翻，重为删述，望闻问切之功备矣！然不敢创新立异，名之曰《医经原旨》，为医家必本之经"。足见其研习医典的功力和师古不泥之精神。

薛雪不只是理论巨匠，更是临床大家，他能与叶天士并列，绝非浪得虚名，其妙手回春自不待言。袁牧对薛雪的医术更有亲身体验，如其诗云："先生七十颜沃若，日剪青松调白鹤。开口便成天上书，下手不用人间药。"而薛雪本人也坦然回敬："我之医，即君之诗，纯以神行。所谓人居屋中，我来天外是也。"他对中医学的最大创新领域也是温病学说，与叶天士同在吴中行医，相得益彰，成为吴门医派和温病学派兴起的两个关键人物，而薛雪对湿热病的诊治犹胜一等。

湿热病症，在温病之中，较为特殊，四季皆有发生，而以长夏初秋最为多见。此时，酷暑似火烤，粘湿若熏蒸。南宋陆游《苦热》云："万瓦鳞鳞若火龙，日车不动汗珠融。无因羽翻氛埃外，坐觉蒸炊釜甑中。"天地之间，既热且湿，弥漫无际。偌大乾坤，一如蒸笼。人处其中，容易患病，而身体虚弱者更难安度，遂成"暑温"之病。暑季之外，又称"湿温"。零星散发者，亦称"湿热"。湿热之病，二气裹挟。正如薛雪所言："热为天之气，湿为地之气。热得湿而愈炽，湿得热而愈横。湿热两分，其病轻而缓；湿热两合，其病重而速。"可见湿热病症之致病因素的复杂性和病情变化的多样性。而单纯外受湿热，未必发病，薛雪指出："太阴内伤，湿饮停聚，客邪再至，内外相引，故病湿热。"薛雪通过大量诊治湿热病症，发现湿热邪气侵犯人体的途径主要分为两种：大部分患者从口鼻入，这与吴有性、叶天士的观点一致；少部分患者从皮毛入，与吴有性、叶天士的观点不同。关于病邪侵犯人体之部位，叶天士提出"温邪上受，首先犯肺，逆传心包"，而薛雪提出"邪由上受，直趋中道"，强调湿热入侵人体，主要在脾胃。因为脾为阴土，主湿而恶湿，湿邪最易伤脾；胃为阳土，主燥而恶燥，易于化火。他指出了脾胃盛衰在湿热发病中的作用，尤其脾虚湿盛是湿热病产生的内在因素。薛雪对于湿热病的诊治，着眼于两邪裹挟的阴阳特性，依据寒热轻重的不同表现，确定何种邪气之主次程度，结合脏腑位置，表里情况，三焦上下，通盘分析，综合辨证，分别采用温化、清泻之法，或者清热祛湿之法。而清热祛湿，又分两者并重与孰轻孰重的不同，力图清热不碍湿，祛湿不助热。在驱邪的同时，亦需根据病情配合温阳、益气、养阴、生津诸法，达到驱邪不伤正，扶正不留邪。他以用药轻灵见长，注重清理余邪和养护胃阴，筹谋周全，手法细腻，实为逸群之才。

薛雪诊治湿热病的理论和实践，与前人明显不同，令人耳目一新。他既本于古法，又超越古法；既类似同仁，又跨越同仁，从而自成体系，独创一家。虽与同县悬壶之叶天士大医均以温病诊治为其拿手，多所创见，疗效卓著，声名远扬，难分伯仲，但他以湿热辨治见长而另树一帜，因而能与叶天士比肩并起，别具风采。他以自己对湿热病的研究成果，撰成《湿热条辨》一书，总共35条，成为后世辨治湿热病的准绳。如同薛雪作诗讲究"胸襟—学古—创新"一样，《湿热条辨》格古通今、拔新领异，是喷珠吐玉、精彩绝伦的灿烂诗篇。

千古争鸣一支笔

历代中医文献多若汗牛充栋，诸如典籍、诠释、全书、类书、汇编、专著、医案、医话，层见叠出，不可胜数。然以纵横捭阖、评说古今见长者，莫过于清初徐大椿（1693—1771），其《医学源流论》等书褒贬与夺、痛快淋漓，堪称中医学术争鸣一支笔。

1. 针砭时弊。明代大师薛己、张介宾、赵献可等所创立的温补学说到了清朝初期更为盛行，甚至一些后学之辈只凭一知半解，妄用温药，遗患颇多。针对此种歪风，徐大椿予以猛烈批判，他在《慎疾刍言·用药》中言："圣人取药之对症者，合几味而成方，故治病必先有药而后有方。方成之后，再审其配合之法，与古何方相似，则云以某方加减。"并非医者先有六味丸、八味丸、理中汤等组方"横于胸中"，而强使病人服用。他认为数十年前亦有涉猎医学之人，颇能辨别药性，博览经方，"今乃相率而入于魔道，其始起于赵养葵、张景岳辈，全不知古圣制方之义，私心自用，著书成家，彼亦不知流弊至于此极也"。他还专著《医贯砭》一书，引录或节录赵献可《医贯》原文，逐段加批，对该书重用温补、忌用攻下的理论和治则，提出完全相反的见解，反对拘泥于一、二温补成方而治病的弊端，力倡辨证施治，在当时颇具影响力。但他对赵氏学说的全面否定，也难免失之于偏激。

2. 鞭挞沉疴。清朝初期妄用人参泛滥成灾，无论有病无病、大病小病、虚病实病，一概用之。为此，徐大椿在《医学源流论》中专设《人参论》一篇，开首即言："天下之害人者，杀其身未必破其家，破其家未必杀其身，先破人之家，而后杀其身者，人参也。"三言两语道出时下人参之惊人危害，继而抨击滥用人参的做法，"人参用之而当，实能补养元气，拯救危险。然不可谓天下之死人皆能生之也。其为物，气盛而力浓，不论风寒暑湿、痰火郁结皆能补塞。故病患如果邪去正衰，用之固宜。或邪微而正亦惫，或邪深而正气怯弱，不能逐之于外，则于除邪药中投之，以为驱邪之助。然又必审其轻重而后用之，自然有扶危定倾之功。乃不察其有邪无邪，是虚是实，又佐以纯补温热之品，将邪气尽行补住。轻者邪气永不复出，重者即死矣"。他还在《用药如用兵》篇特别阐述饮食营养与药物治病的区别，"五谷为养，五果为助，五畜为益，五菜为充，而毒药则以之攻邪。故虽甘草、人参，误用致害，皆毒药之类也。古人好服食者，必生奇疾，犹之好战胜者，必有奇殃。是故兵之设也以除暴，不得已而后兴；药之设也以攻疾，亦不得已而后用，其道同也"。然而，无论医生、还是患者，对人参的误解非同一般。"医者之所以遇疾即用，而病家服之死而无悔者，何也？盖愚人之心，皆以价贵为良药，价贱为劣药。而常人之情，无不好补而恶攻。故服参而死，即使明知其误，然以为服人参而死，则医者之力已竭，而人子之心已尽，此命数使然，可以无恨矣。若服攻削之药而死，即使用药不误，病实难治，而医者之罪，已不可胜诛矣。"由于人参贵重，所需服用之剂量，"又非一钱二钱而止。小康之家，服二三两，而家已荡然矣。夫人情于死生之际，何求不得，宁恤破家乎"？徐大椿认为："医者误治，杀人可恕，而逞己之意，日日害人破家，其恶甚于盗贼，可不慎哉！"他呼吁："天下之人断不可以人参为起死回生之药而必服之。医者必审其病，实系纯虚，非参不治，服必万全，然后用之。又必量其家业，尚可以支持，不至用参之后，死生无靠。"徐大椿《人参论》所折射出来的医学精神与人文情怀，即使在今天也不失现实意义。

3. 评说名家。徐大椿对于明人将张仲景、刘河间、李东垣、朱丹溪并称"四大家"，更不苟同。他认为："仲景先生，乃千古集大成之圣人，犹儒之孔子。河间、东垣，乃一偏之家。丹溪不过斟酌诸家之言，而调停去取，以开学人便易之门。此乃世俗之所谓名医也。三子之于仲景，未能望见万一"，"刘则专崇《内经》，而实不能得其精义；朱则平易浅近，未睹本原；至于东垣执专理脾胃之说，纯用升提香燥，意见偏而方法乱，贻误后人。"徐大椿还对另一位明代医学大家陈实功的《外科正宗》进行全书"校正"，阐述了他的外科学术思想。徐大椿不仅评说既往大师，也涉及同辈名流，就连与他同期行医的叶天士之《临证指南医案》也未客气，亦是全书点评，褒贬兼有，批评居多。叶氏忙于诊务，无暇撰著，《临证指南医案》只是其门人整理而成，未必体现本人学术观点。但徐评却不含糊，激浊扬清，言辞犀利，成为《临证指南医案》流传至今的一个重要版本。徐大椿作为与叶天士比肩的同时同地之名医，虽然二人未曾谋面，但他对《临证指南医案》的评说，自然沉谋研虑，衡短论长，远非叶家弟子所能企及。

4. 正本澄源。面对庸医治病杂乱无章的状况，徐大椿于《医学源流论》分设《治病缓急论》和《治病分合论》两篇评述。他说："病有当急治者，有不当急治者。"凡需急治者，"外感之邪，猛悍剽疾，内犯脏腑，则元气受伤，无以托疾于外，必乘其方起之时，邪入尚浅，未与气血相乱，急驱而出之于外，则易而且速。若俟邪气已深，与气血相乱，然后施治，则元气大伤"。无需急治者，"病机未定，无所归着，急用峻攻，则邪气益横"，"人之伤食，方在胃中，则必先用化食之药，使其食渐消，由中焦而达下焦，变成渣秽而出，自然渐愈；若即以硝黄峻药下之，则食尚在上焦，即使随药而下，乃皆未化之物，肠胃中脂膜与之全下，而人已大疲，病必生变"。至于"虚人与老少之疾，尤宜分别调护，使其元气渐转，则正复而邪退"。所以，"虽有良药，用之非时，反能致害"。缓急之理，不可不讲。治病之策，亦有分合之异。"一病而当分治者，如痢疾腹痛胀满，则或先治胀满，或先治腹痛。即胀满之中亦不同，或因食，或因气；或先治食，或先治气。腹痛之中亦不同，或因积，或因寒；或先去积，或先散寒。"而当合治者，"如寒热腹痛，头疼，泄泻，厥冒，胸满，内外上下，无一不病，则当求其因何而起，先于诸症中择最甚者为主。而其余症，每症加专治之药一、二味以成方，则一剂而诸症皆备"。用药亦有分合，"有一病而合数药以治之者，阅古圣人制方之法自知；有数病而一药治之者，阅本草之主治自知"。作为医者，"无一病不穷究其因，无一方不洞悉其理，无一药不精通其性。庶几可以自信，而不枉杀人矣"！

5. 底蕴浑厚。徐大椿敢于说古谈今，争长论短，称得上是中医历史上的第一评论家。他之所以如此胸有成竹，胆气十足，完全缘于他坚实的临床功力和浑厚的理论底蕴。徐大椿年近三十方才学医，出道较晚，但功底扎实，进步很快，悬壶不久，已然有名。其后医技日进，声誉兴起。每遇至重之疾，往往手到病除。清代著名文学家袁牧称其"每视人疾，穿穴膏肓，能呼肺腑与之作语。其用药也，神施鬼设，斩关夺隘，如周亚夫之军从天而下。诸岐黄家目愣心骇，帖帖折服，而卒莫测其所以然"。乾隆二十五年（1760），大学士蒋溥病重，乾隆皇帝诏访天下名医，次年徐大椿奉诏入宫，为蒋公诊病，断其病入膏肓，不久于人世，尔后应验，深得乾隆赏识，留其在太医院任职，数月后辞归故里，在太湖吴山南麓寻得一块泉石之地，依傍破庙，修筑百椽矮屋，门前一湾小溪，命曰洄溪。袁牧言其"有画眉泉，小桥流水，松竹纷铺，登楼则太湖奇峰，鳞布罗列，如儿孙拱侍状；先生啸傲其间，望之疑真人之在天际也"。十一年后徐大椿二次奉诏入京，由于年事已高，担心不能生还，乃自带棺木，由次子伴行。到京后三日而逝，死前自拟坟前对联——"满山芳草仙人药，一径清风处士坟"。

6. 自出一家。这位临床奇才，并非出自名师真传，而是无师自通，半路出家。徐大椿少时因受祖父影响，无心仕途，厌倦攻读科考的时文，专心经学，尤其酷爱《易经》和《老子》，涉猎百家，旁及天文、地理、音韵、水文等，曾为太湖流域水利建设出言献策。在他二十多岁时，三个兄弟相继病逝，其父悲痛过度而卧病不起。当时各地名医出入徐府，徐大椿逐渐萌发学医愿望，取来家中数十种医书，朝夕披览，刻苦攻读，终日惶惶，不敢一刻闲荡。由于家藏甚多，索学方便，首先熟读《内经》《难经》《本经》《伤寒》《金匮》等典籍，继而博览《千金》《外胎》以下各书，取长补短，广求博采，奠定了雄厚基础，因而能够出手不凡，掀天揭地，誉满九州。徐大椿一生勤学，自言："五十年中批阅之书约千余卷，泛览之书约万余卷，每过几时必悔从前疏漏……"徐大椿治学严谨，著书精湛，如其《伤寒类方》自序所言，"探求三十年而后悟其所以然"，"篡集成帙之后又复钻穷七年而五易其稿，乃无遗憾"。恰如他死前为自己坟前所拟的第二幅对联——"魂返九原，满腹经纶埋地下；书传四海，万年利济在人间"。

一分功力在突破

嘉庆三年（1798），两个山阳同乡在京城特约聚议，一位是朝廷官员汪廷珍（1757—1827），一位是民间医生吴瑭（1758—1836）。汪廷珍身为官员，心系黎民。吴瑭只是医生，也胸怀天下。二人志同道合，心向往之。他们早年同是学子，肆力科举。二人也都早年丧父，有着相似的遭遇，但此后的发展却根本不同。吴瑭伤于父亡，改道从医。而汪廷珍却在母亲的扶持下，继续深造，终于乾隆五十一年中举，走上仕途。本次会面由汪廷珍提议。他深谙运气学说，推测明年岁在己未，瘟疫可能再次流行。而对瘟疫之病，医界因循守旧，并无良法，误治甚多，危害极大。唯有吴瑭开辟新径，能够救死扶伤。他专程前来，恳请吴瑭将已撰之书尽快刊行，以便众医学习，应对明年疫情。而吴瑭更为谨慎，认为此病古来未有，前贤著述尚少，自己多年之研究与积累并不完善，恐怕误导他人，无以承担。但在汪廷珍的反复敦劝下，他答应修订原稿。然而，吴瑭的专著并没有如期完成，不仅次年未及付梓，更是延后长达十多年。在此期间，他牢记友人的嘱托，不曾懈怠半日，一直兢兢翼翼，殚思极虑，伏案修书。其医者之心，学人之责，日月可鉴。

吴瑭原是江南学子，致学孔孟，笃行孝道。不幸于其十九岁时，父亲染病，卧床不起。虽想方设法，四处求助，最终还是众医无策，不治身亡。他在悲痛之余，心生懊悔，以为"父病不知医，尚复何颜立天地间"。于是，暂把儒学搁置一边，搜寻各种医书，购买大量典籍，认真翻阅，夜以继日，力求弄明父病根源，了解疾患知识，重新思考人生。当他读过张仲景之《伤寒论》序言，甚为震动，对序文抨击世人"只求名利，不求健康"的精彩论述，犹有同感。加之亲眼所见的官场恶习，社会风尚，促使他痛下决心，放弃仕途，改走医路。

虽然吴瑭急于学医，却不急于行医。他着眼其学问，并不看重于钱财。也许是由于父病而亡的刺激与教训，让他尤为重视医生的行为，深感有关苍生性命，不可贸然从事。吴瑭对行医的谨慎超乎寻常，乃至于他学医十多年后，已经大有造诣，却仍然不敢轻易诊治病人。这种治学的严谨精神，世所罕见。

吴瑭学医门径与多数儒者学医一样，不是寻得几张秘方，旋即游走江湖，而是从基础开始，弄清来龙去脉，打好理论功底。如同治学儒道一样，需要日积月累，不可急于求成。就在山阳老家，吴瑭闭门谢客，潜心研读，历经四稔，医学知识，大为长进。恰于此时，他的一个侄儿患病，高烧不退，咽喉肿痛，当地医生以冰硼散吹喉，而病情加重，再请医生来诊，基本使用双解散、人参败毒散之类，而对于温病的治法茫然不知，以致最后发黄而死。吴瑭学医初始，对于整个医治过程不敢轻置一辞，同时也对温病不得要领。从此，他又专门研究温病三年，搜寻古人遗论，听取今人观点，反复对比，大同小异，均未跳出伤寒之畛域。医界的此种局限，就连其他学者也一目了然，如汪廷珍所云："仲景之书专论伤寒，此六气中之一气耳。其中有兼言风者，亦有兼言温者，然所谓风者，寒中之风，所谓温者，寒中之温，以其书本论伤寒也，其余五气，概未之及，是以后世无传焉"，"自叔和

一分功力在突破

而下，大约皆以伤寒之法，疗六气之疴，御风以絺，指鹿为马，迨试而辄困，亦知其术之疏也。"有鉴于此，吴瑭以为守在山阳，难有突破，决定前往京城，深入探寻。

吴瑭赶至京城，正值朝廷检校《四库全书》，当即参与其中，抄录书文，订正错谬，权作谋生之图，也是治学之路。虽然劳苦，却有意外收获，居然就此发现了吴有性的《瘟疫论》一书，其议论宏阔、前无古人，尤其令吴瑭喜出望外。国家书馆，藏书最多，各种医书，应有尽有，这是在小小山阳不可想象之事。吴瑭一边继续完成抄书任务，一边深入研读吴氏著述，进而发现吴氏治法凌乱无章，缺乏更多有效方法，"盖用心良苦，而学术未精也"。"又遍考晋唐以来诸贤议论，非不珠璧琳琅，求一美备者，盖不可得"，"惟叶天士持论平和，立法精细，然叶氏吴人，所治多南方证，又立论甚简，但有医案，散见于杂证之中，人多忽之而不深究"。吴瑭就此着力，熟读叶氏《温热论》，细参《临证指南医案》，精心整理，加以提高，使之证法方药，臻于完备。吴瑭"进与病谋，退与心谋，十阅春秋，然后有得，然未敢轻治一人"。

乾隆五十八年（1793），京畿大疫，"而世之俗医遇温热之病，无不首先发表，杂以消导，继则峻投攻下，或妄用温补，轻者以重，重者以死。幸免则自谓己功，致死则不言己过，即病者亦但知膏肓难挽，而不悟药石杀人。父以授子，师以传弟，举世同风，牢不可破。肺腑无语，冤鬼夜嗥，二千余年，略同一辙"。友人不忍于熟视无睹，而强求吴瑭出诊救治，但多数已被庸医治成坏病，幸而救活数十人。这次被迫出手，也使吴瑭关于温病研究的成果，得到临床实践的检验，使他更有信心应对温病。从此，他也解除了自己不轻易诊病的戒律，正式悬壶济世，此时距他当初立志学医已经过了十七个春秋。他也十分感叹，"不死于病而死于医，是有医不若无医也，学医不精，不若不学医也"，遂"有志采辑历代名贤着述，去其驳杂，取其精微，间附己意，以及考验，合成一书，名曰《温病条辨》，然未敢轻易落笔"。而其好友汪廷珍专门前来劝他出书之时，此书已经由他悄无声息地反复酝酿、精心准备长达六年之久。

尽管吴瑭筹谋已久，仍然未能一蹴而就，下笔之后，竟然又是十多年的时光，恐怕连他自己也始料不及。其中最主要的原因，还是吴瑭的博大胸怀和历史责任使然。他的长远考量基于如下几点：第一，"夫立德立功立言，圣贤事也"，不能马虎从事，滥竽充数；第二，医学之书，有关人命，稍有谬错，便会贻害苍生，"恐以救人之心，获欺人之罪，转相仿效，至于无穷"；第三，此书重点不是前贤汇编，关键在于学术创新，突出新鲜理论与方法；第四，当代温病学家的崭新理论和宝贵临床经验尚不完善，需要继续提炼，使其升华到更高境界；第五，本书之目标是温病学说的标志性成果，必须达到理法方药完整统一；第六，全新的理论和方药，不能只是文献推论，更需要经受临床实践的检验，故此应该一边撰写，一边验证，需要多年时间；第七，"大匠诲人，必以规矩，学者亦必以规矩。是书有鉴于唐宋以来，人自为规，而不合乎大中至正之规……故远追《玉函经》，补前人之未备，尤必详立规矩，使学者有阶可升，至神明变化出乎规矩之外，而仍不离乎规矩之中"；第八，本书虽名"温病"，但应与"伤寒"有机衔接，"仿仲景《伤寒论》作法，文尚简要，便于记诵"，"《伤寒论》六经，由表入里，由浅入深，须横看；《本论》论三焦，由上及下，亦由浅入深，须纵看，与《伤寒论》为对待文字，有一纵一横之妙，学者诚能合二书而细心体察，自无难识之证，虽不及内伤，而万病诊法，实不出此一纵一横之外"。

嘉庆十八年（1813），与汪廷珍约书十五年之后，吴瑭的《温病条辨》终于面世。汪廷珍欣然作序，给予吴瑭高度评价："吾友鞠通吴子，怀救世之心，秉超悟之哲，嗜学不厌，研理务精，抗志以希古人，虚心而师百氏。病斯世之贸贸也，述先贤之格言，摅生平之心得，穷源竟委，作为是书。"他在肯定吴瑭严谨作风的同时，也表达了社会各界盼望医学创新的急迫愿望，"学者之心固无自信时也，然以天下至多之病，而竟无应病之方，幸而得之，亟宜出而公之，譬如拯溺救焚，岂待整冠束发？"汪廷珍自然对吴瑭之学问深信不疑，但他也担心医学人士未必全能接受，劝说吴瑭不必在意："若夫《折杨》《皇荂》，听然而笑，《阳春》《白雪》，和仅数人，自古如斯。知我罪我，一任当世，岂不善乎？"然而医界的反应远比汪廷珍的预料要好，医学进步是人心所向、大势所趋。众医捧得《温病条辨》，就像久旱而得甘露，欣喜若狂。

自汉末《伤寒论》问世，千百年来，中国医学对于外感热病的诊治一直以此为准绳。以致后来疾病发生变化，也概莫能外。及至金元刘完素之火热论面世，企图摆脱《伤寒论》束缚；明末清初吴有性提出杂气说，脱离伤寒概念；叶天士更进一步，创立温病的全新理论、治法以及临床经验。但是温病学说还是零零散散，失于芜杂，缺乏完整体系。吴瑭的《温病条辨》恰在这一关键时刻峥嵘露面，气势恢宏，成为温病学大系。

刘完素之火热论发端于北方，尔后传入南方，流溢九州；吴有性瘟疫论、叶天士温病论、薛雪湿热论皆兴起于南方；而吴瑭原在江南，尔后北上京畿，其《温病条辨》形成于北方。从此，温病学说跨越了地域，遍及华夏。

《温病条辨》对温病传变规律进行了新的概括："温病由口鼻而入，鼻气通于肺，口气通于胃，肺病逆传则为心包，上焦病不治，则传中焦，胃与脾也；中焦病不治，则传下焦，肝与肾也。始上焦，终下焦。"由此创立三焦辨证体系，进而提出三焦证候的治疗原则："治上焦如羽，非轻不举；治中焦如衡，非平不安；治下焦如权，非重不沉。"三焦辨证体系弥补了卫气营血辨证体系的不足，丰富了中医学的辨证论治方法。

《温病条辨》以三焦为纲，病名为目，分篇分条论述了八种温病的证治，将六经辨证、卫气营血辨证有机融合，有理、有法、有证、有治、有方、有药，使中医温病学趋于条理化、系统化、完整化。《温病条辨》还创制了许多名方，如银翘散、桑菊饮、清营汤、清宫汤、清络饮等，丰富了中医方剂学内容，至今依然是临床治疗外感热病的常用之方。

汪廷珍赞吴瑭"秉超悟之哲"，然他"有谦谨之心"，矢志不渝，瑰意琦行。其攻读医学，凡十七年而不轻治一人；研究温病，历十三稔方才参悟明白；撰写专著，用二十载始敢让人一睹。其《温病条辨》博大精深，系统完善，内容丰富，成为中医温病学说发展的一座丰碑。而吴瑭却认为自己之贡献非常有限，只是"历取诸贤精妙，考之《内经》，参以心得，为是编之作，诸贤如木工钻眼，已至九分，瑭特透此一分，作圆满会耳，非敢谓高过前贤也"。

十六 医书为正听

陈念祖（1753—1823）字修园，在嘉庆年间多年为官，清正廉明，政声颇好。虽然公务繁忙，却一直惦念医学教育。他耳闻目睹了各种不良状况，而对新学青年忧心忡忡。及至嘉庆二十三年，代理正定知府，时年六十三岁，便以年老为由辞去官职，回到家乡长乐，在嵩山井上草堂正式开始收徒授课，开展民间医学教育。其规模之大，声望之高，学生之多，堪称空前，轰动遐迩，成为佳话。

与之相对应的是官办医学教育。清朝虽然沿袭宋明以来的相关制度，但已不如前朝兴盛，而趋于衰弱。由太医院培养的医生，寥寥无几，只是为了造就几个"精英"而已。各地政府也办医学教育，所授学生非常有限。尽管官办医学教育课程完整、考核规范、体系健全，但远远不能满足社会需求。而民间的师徒相授，才是培养医生的主要形式。但其传授或学习方式，良莠不齐。许多人急功近利，不求甚解，甚至只学一点皮毛，旋即开业行医，带来严重恶果。

陈念祖多年为官，对于上述状况自然清楚，深为不安，但却无可奈何。清朝以来，社会安定，人口大增，医生需求相应加大；同时传染病多次流行，更加剧了社会与民众对于医生的急需程度。从学人员迅猛增多，但不得其法者尤为众多，投机取巧者亦不少见。多数医生为了应付门诊，养家糊口，只学唐宋以来的药书和方书，找出一些可以对症的方药，草率行医，而对《内经》《难经》《神农本草经》，以及《伤寒论》《金匮要略》等中医理论与典籍缺乏兴趣，不下功夫。陈念祖对此十分焦虑，耿耿于怀，处处大声疾呼，力图改变局面。他认为启蒙教育至关重要，"医学之始，未定先授何书，如大海茫茫，错认半字罗经，便入牛鬼蛇神之域"，"入门正则始终皆正；入门错则始终皆错"。这就是他之所以急于告老还乡，开课讲学的原因所在。

陈念祖敢于开班授课，绝非仰仗其在官场积累的人脉关系，而是全凭自己数十年的医学修养和临床功力，他从前所走过的是一条"半医半学""亦官亦医"的奇特之路。

陈念祖三岁丧父，自幼跟随祖父习文学医。祖父博学群书，犹通医理，执教私塾，间或诊疾。祖父辞世之后，他白日采樵，夜晚攻读，儒籍医书，两相兼顾。中秀才后，设馆授徒，兼理医业，技艺精明，医德高尚，遐迩闻名。乾隆五十二年，受业于鳌峰书院，深得山长孟超然的器重，学业大进。同时利用业余时间行医，撰写《伤寒论浅注》《长沙歌括》两书，传授族侄等人。乾隆五十七年乡试中举，次年赴京会试落第，寓居京城，适逢朝廷要员伊朝栋中风，不省人事，手足偏废，汤米不入十余日，群医无治，陈念祖接诊，大剂而起，声震朝野，一时慕名求诊者熙来攘往。某一高官欲将其强留自己家中，而陈念祖恶其行径，不愿相随，乃托病离京。乾隆六十年，主讲吴航书院，既讲儒家《四书》《五经》，也讲医家《灵枢》《素问》。嘉庆三年主讲清源书院，并拜泉州名医蔡茗庄为师，以便更加深入研习医学。陈念祖为官之前，儒医双修，相互兼容，摸清了两学相长的门径。

嘉庆五年，陈念祖再次赴京应试，翌年出任知县，尔后辗转多地，历任知州、知府等职，但从来没有停止过为黎民诊疾治病，有人戏称他"前门是官衙,后院是医馆"。在他眼中,做官是为民,看病亦为民。无论执政、还是行医,亲民为民才是根本。诚如他所说:"文章报国,尚挟时命而行,而能为良医者,随在可以活人。"当年陈念祖多次组织民众救灾,救灾之后又有疫病流行,患者误死于庸医之手者甚多。陈念祖乃选取效方,推广与当地医生,以便参考。其后又精选108首方剂,编为《时方歌括》,广传于世,方便医生应用。陈念祖一面做官、一面行医,并行不悖,直到他退出政界。

正因为陈念祖拥有数十年的理论修养和临床实践,其医学造诣非比寻常,故能使井上草堂一举成功、名扬海外。中山国使吕凤仪路过福建,读了陈念祖的《伤寒论浅注》等书,受到启发,仿拟一则药方,差送琉球国主,一剂而愈,医好了他多年久治不愈的风症。而《伤寒论浅注》则是井上草堂的骨干教材。陈念祖的授课教材,基本由他自己撰写而成,称之为《南雅堂医书全集》,包含16部医书,91卷,约150万字,又名《陈修园医书十六种》。陈念祖的办学理念——"穷源溯流,深入浅出",主要体现在其教材内容选择、有关专题研究和撰写方法诸方面。

1. 教材选择。《南雅堂医书全集》中有关《内经》《本经》《伤寒论》《金匮要略》等经典的内容甚多,竟达八部,占据一半,包括《灵素节要浅注》10卷、《神农本草经读》4卷、《金匮要略浅注》10卷、《金匮方歌括》6卷、《伤寒论浅注》6卷、《伤寒医诀串解》6卷、《伤寒真方歌括》6卷、《长沙方歌括》6卷,反映了陈念祖重视经典、夯实基础的教学模式,如其所说:"理不本于《内经》,法不熟于仲景,纵有偶中,亦非不易矩获。"而在经典之中,陈念祖尤其推崇仲景学说,除《内经》和《本经》各一部之外,其余六部均为仲景学说相关之书。

《南雅堂医书全集》还有一半书目不属于经典内容，主要讨论医学源流、基础理论、临床各科与方药，包括《医学三字经》4卷、《医学实在易》8卷、《医学从众录》8卷、《女科要旨》4卷、《时方妙用》4卷、《时方歌括》2卷、《景岳新方砭》4卷、《十药神书》1卷，以此帮助学生更全面地认识中医理论与临床。《南雅堂医书全集》的方书以经方为主，但也不废时方，以便学生掌握更为全面的方剂学知识，以提高临症水平。由此可见，陈念祖在有关教材内容的选择与安排上，绝非随意，《南雅堂医书全集》以《内经》《本经》为基础，以《伤寒》《金匮》为中心，以临床实用为原则，兼采众长，考虑周密，用心良苦。

2. 专题研究。《伤寒论浅注》和《伤寒医诀串解》是《南雅堂医书全集》的代表作，二书不但是陈念祖的力作，也是伤寒学派的重要著作，在《伤寒论》研究历史上具有不可忽略的地位，最能体现陈念祖的学术水平。《伤寒论浅注》虽是陈念祖的早年著述，但却不断修订，三易其稿，凝聚了他一生心血，是《伤寒论》研究之维护旧论派的经典著作。他认为："叔和生于晋代，与仲景相去未远，何至原书无存耶？"认为王叔和编次的《伤寒论》自《辨太阳病脉证篇》至《劳复》十篇，首尾贯通，并无意乱，坚守原貌，不增减一字，不移换一节。《伤寒论浅注》非常强调法的运用，在每节原文之后都归纳大意，点明法治所在。至于具体条文的解释，也不排斥错简重订派的观点，而有所采用，认为方有执、喻昌之作，也有碎金。陈念祖虽为强硬的尊经派人物，但他尊经而不泥古，注重实践，以临床实用为原则。而《伤寒医诀串解》则是陈念祖研究《伤寒论》的晚年力作，成为《伤寒论》研究史上从六经入手研究的代表性著作。本书以六经为大纲，三阳经以经证、腑证分类，三阴经以阴化、阳化分类，使得临床辨证更为切用。《伤寒医诀串解》篇幅不大，却是云锦天章，逻辑严谨，变通灵活，实属陈念祖毕生经验的总结，成为《伤寒论》研究之翘楚。

3. 撰写方法。《南雅堂医书全集》虽有卓越的学术研究成果，却没有艰涩深奥的语言，而以文字简朴、流畅明快为其文风特点。其中歌括为其一大特色，包括三言韵句和七言歌括，而以后者为主、乃至于成为各书的主体，则以《医学三字经》《医学实在易》《医学从众录》为其代表。当然，其书中也不限于歌括，往往是原文、歌括、注解、论述并行，深入浅出，执简驭繁，从而一目了然，方便学习，利于记忆，为中国医学的教育和普及，做出了不可磨灭的贡献。

陈念祖对《南雅堂医书全集》投入毕生心血，直至人生的最后时光。他病危十多天，水米未沾，家人已经为其准备后事。然而中秋夜半之后，他稍微清醒一些，每天仅能早晚进一杯水或食物。于是他对家人吩咐修订教材之事，霍乱、吐泻两条必须重新补写，应该采用张仲景的理中汤和孙思邈的治中汤，"以正群言之失，亦以见古人立法之纯"。他把自身最后一点元神都耗竭在了《南雅堂医书全集》，正所谓鞠躬尽瘁，死而后已，令人钦赞。

历代中医典籍广大繁多，数不胜数。而传承授受，并无定式，各行其是。乾隆四年，一批医家奉皇帝御诏编撰《医宗金鉴》48册，作为官方医学教材，也是太医院医学考试标准参考书。而陈念祖的《南雅堂医书全集》能够与之分庭抗礼，显露头角，绝不仅仅在于它的普及性和通俗性，而是由于它在普及中有创见，通俗里寓深邃，能够雅俗共赏，切合实用。其翻印之多，传播之广，影响之大，持续之久，数百年来几乎无人可及。陈念祖不愧为著名的临床家、医学家，更是医学教育大家。

四十春秋绘成图

嘉庆二年（1797），河北滦州稻地镇瘟疫流行，患者众多，人心惶惶。加之地区贫瘠，官府无力，苍生涂炭，惨不忍睹，每日病死儿童上百人之多。许多穷苦家庭无力掩埋死童，仅用半卷草席裹包尸体，送至郊野。往往并不深埋，仅是半掩而已，多处露出。迷信狗食之后，新儿可以保命。由于疫病肆虐，死者无数，导致义冢拥挤，横尸满目，尤其野犬噬食之余，幼尸残缺不全，东倒西歪，恶臭难闻。其义冢之寂寥，残尸之凌乱，幼童之凄惨，人性之泯灭，简直难以言状！大凡路人过之，无不掩面而行。在这惨绝人寰之地，也有一人偶然路过。他在震悚之余，按捺住恻隐之心，俯下身去，仔细寻觅，进而做出了中国医学发展史上的惊人之举。

原来河北玉田王清任（1768—1831）恰在滦州稻地镇行医。他早在二十岁习医之时，即发现"古人脏腑论及所绘之图，立言处处自相矛盾"。十年来予以更正之心从未改变，然而框于当时社会政治氛围，不能允许解剖人之尸体，没有脏腑实体可见，一直无从着手。但切切之心，拳拳在念。当他路过义冢，看到暴尸遍野，犬咬之后内脏尽出时，中国医学专业的使命感涌上心头，他突然觉得萦绕胸中十年的疑惑终于有了一目了然的机会。于是不畏路途劳苦，不避遗尸脏臭，不惧疫病感染，不怕社会舆论，每日清晨赶来坟地，细细揣摩，处处详查。共用了十多天的时间，翻看了数百具残缺遗体，凑整了三十余个儿童遗体的脏器，互相参看，前后对比，大抵明了脏腑解剖位置。王清任并没有进行尸体解剖，更没有解剖学实验室，而只是在荒郊野外，甚至还需与野狗争夺，方能翻看破露之暴尸，却一举完成了中国医学史上前所未有的人体解剖学研究，可谓千载独步、中外一人。即使如此，王清任的这一举动还是因违背中国传统思想、道德和规矩，而遭到当时来自方方面面的抨击。

义冢翻看尸体尚有一个缺陷，就是胸中膈膜一片，其薄如纸，都已破坏，未能验明，成为遗留问题。为此，王清任牵记于心，无时不在。他以精益求精、一丝不苟的学术精神，寻找机会，以便完善。他认为"夫业医诊病，当先明脏腑"，"本源一错，万虑皆失"。更强调"著书不明脏腑，岂不是痴人说梦；治病不明脏腑，何异于盲子夜行"。嘉庆四年，他在奉天行医，适逢辽阳一年轻女子被判剐刑，他追至西关，但顾虑并非男子，不便近前，只好等待行刑者提其心肝肺等内脏走过，大略一看，与以前所见基本相同，消除了他只查看儿童尸体、恐与成人不同的疑虑。嘉庆二十五年，王清任转往北京行医，又遇一男子被判死刑，他赶至崇文门外吊桥之南，近前观看，"虽见脏腑，膈膜已破，仍未得见"。道光九年（1829）应邀前往安定门大街出诊，期间谈及膈膜一事，恰遇江宁布政司官员恒敬在座，曾经镇守新疆，所见诛戮逆尸最多，于膈膜一事最悉。王清任当即拜叩而问，终得其详。前后历时四十二年，方如所愿。于是绘出《脏腑图记》，并在他辞世前一年著成《医林改错》，实属其毕生之心血。他说："余刻此图，并非独出己见，评论古人之短长；非欲后人知我，亦不避后人罪我。惟愿医林中人一见此图，胸中雪亮，眼底光明，临症有所遵循，不致南辕北辙，出言含混，病或少失，是吾之厚望。"

《医林改错》尚有一半以上篇幅不是描述人体解剖学的内容，而是王清任基于对人体解剖和生理的新发现，提出他对瘀血的新认识，进而建立起活血化瘀的新理论、新方法以及来自于实践的系列方药。王清任总结出50种血瘀证，认为发烧、腹痛、失眠等多种症状都与瘀血有关。在治疗瘀血为患的疾病中，他将整体辨证与局部辨病融为一体，分部论治，因势利导，分别选用相应的方剂和药物，针对人体内外上下不同部位的瘀血，自成体系。就人体外部而言，主要表现在头面、四肢及周身血管，以通窍活血汤治疗。就人体内部而言，分为膈膜上下两段，膈膜以上，以血府逐瘀汤治疗；膈膜以下，以膈下逐瘀汤治疗。而少腹胞宫瘀血，以少腹逐瘀汤治疗；久痹身痛，以身痛逐瘀汤治疗。王清任还总结了60种气虚证，创立补阳还五汤，大补元气，兼通经络。以上活血化瘀的处方，至今都是名方，尤其是以补阳还五汤治疗中风、血府逐瘀汤治疗心痛，在当今的心脑血管病治疗中极为常用。王清任还把活血化瘀与解毒、助阳、祛风、通经、散寒、养阴、行气等药物配伍，创立诸多活血方法，将活血化瘀的治法提高到前所未有的高度。与对王清任的解剖学论述充满争议不同，学界对他的瘀血理论争议不多，尤其是他创立的六大名方为后世所广泛使用。

王清任执着的学术精神也源自他倔强的秉性。他刚直不阿，光明磊落，凡事坚持正义。当年玉田知县欲把鸦鸿桥改为"官桥官渡"，以便收费，勒索乡里。他当即挺身而出，反对收费，为民请愿，提出"善桥善渡"，并对簿公堂，义正言辞。其后又开设药铺，题写匾额"正中堂"，故意写小"中"字，以讥讽县衙。因而得罪官府，被逼流落他乡，最后辗转至京，设"知一堂"，声誉隆起，终成一代名医。正是因为王清任的韧性和执守，才能四十多年如一日，孜孜不倦，大功毕成。《医林改错》用三分之一篇幅，阐述人体解剖学内容，以王清任的亲眼所见，辨认胸腹内脏器官，并与传统解剖比较，绘画新的图谱，予以改正。从一般的解剖形态结构和比邻关系的大体描述而言，他的修订十分准确。当然王清任的《医林改错》也有错误，但这是时代的局限，不能苛求他把所有的解剖学问题都一次彻底解决。王清任也曾多次做过"以畜较之，遂喂遂杀"的动物解剖实验，用以辅助人体解剖学研究。他这种追求真理的求实精神，突破了千百年来的保守格局。梁启超称王清任"诚中国医界极大胆革命论者，其人之学术，亦饶有科学的精神"。

王清任之所以被称为中国医学革新大家，是基于中国医学发展历史和鉴于东西方文化互相隔绝的历史实际而言。如果把王清任在十九世纪完成的《医林改错》放到全球范围去进行比较，仅就人体解剖学的水准而言毫无先进性。人体解剖学作为医学的一门基础学科，在多数欧洲国家已于十八世纪趋于完善，从而不再出现大体解剖学更多的重要发现。欧洲人体解剖学的最大突破，发生在十六世纪。1543年维萨里发表《人体的构造》，驳正盖伦关于肝脏、胆管、子宫、静脉、心脏等错误二百余处，成为真正的人体解剖学的奠基人和现代医学科学的创始人。西方世界之所以能够冲破传统的思想束缚，开展人体解剖学研究，也得益于意大利文艺复兴，才能摆脱中世纪对进行人体解剖学研究的禁锢。"只有通过对人体本身进行解剖研究，才能认识人体之美。"这一古老的思想重新出现，并被赋予新的内涵。由此，医学伴随着艺术而前行，绘画学推动了解剖学的进展。米开朗琪罗（1475—1564）、拉斐尔（1483—1520）、丢勒（1471—1528）等文艺复兴时期的杰出画家都对人体外形作了精细研究。甚至有些画家对人体结构及其功能的研究兴趣毫不逊色于对人体绘画艺术的兴趣。意大利著名的人文主义者达·芬奇（1452—1519）不仅是伟大的画家，也是优秀的人体解剖学家。

中国学者摆脱社会束缚，进行人体解剖学研究的努力与尝试，远远早于欧洲，宋代官府就曾两次组织大规模尸体解剖。庆历年间（1041—1048）广西地方官府处死欧希范等56名反叛人员，并解剖死者胸腹，由医生和画工仔细观察了这些尸体的内脏器官。当地官员吴简主持解剖过程，并命画工宋景描绘成图，即《欧希范五脏图》，较之前人之脏腑图形准确很多，比如注意到右肾比左肾略低、纠正左肝右脾的错误等。《欧希范五脏图》不仅在生理解剖方面取得相当成就，而且在病理解剖方面也有所进展，吴简所云"蒙干多病嗽，则肺且胆黑"，说明了中医"有诸内必形诸外"的藏象理论。这一记载也是中国医学史上从人体内脏形态的改变寻找体表病症产生原因的开端。《欧希范五脏图》是目前已知的最早的人体解剖学图谱，可惜它早已佚失，并没有流传下来。崇宁年间（1102—1106），泗州处死犯人，郡守李成"遣医并画工往，亲抉膜、摘膏肓，曲折图之，尽得纤悉"，绘制成图。后由太医杨介对李成主持所绘之图加以校对，并与《欧希范五脏图》合并，再配以十二经脉，名为《存真环中图》，简称《存真图》，一直流传至清代初期，尔后佚失。《存真图》对后世的影响远远大于《欧希范五脏图》。《郡斋读书志》称杨介的《存真图》较之吴简的《欧希范五脏图》"过之远矣"，无论详细程度、还是精确程度，都是如此。《存真图》问世后，很快取代了《欧希范五脏图》在解剖学领域的地位，宋以后医籍中描述人体脏腑的图形及其文字说明，基本上都取之于《存真图》，诸如宋代朱肱《内外二景图》、元代孙涣重刊《玄门脉诀内照图》、明代高武《针灸聚英》、杨济时《针灸大成》等，均是如此。

十五世纪以前，人体解剖学研究在欧洲很少见到。《欧希范五脏图》和《存真图》的出现，说明中国人体解剖学水平早在十一世纪就已经处于世界领先位置，并在十二世纪更加先进。英国科技史专家李约瑟认为"宋朝的解剖学者，大约比蒙迪诺·德卢齐（1316年著《解剖学》）早一个世纪"。阻扰人体解剖学研究的思想禁锢，中外雷同，属于人类自身发展的历史局限。中国学者能够率先突破，足见其革新精神和博大胸怀；但中国学者没能继续前行、引领方向，也说明解剖学在中国遇到的社会阻力更大，思想束缚更重。同时，无论社会、还是学术，都缺乏变革动力，没有思想解放。欧洲学者之所以后来居上，促使解剖学深入研究、改头换面，从而引领世界医学潮流，很大程度上倚仗意大利文艺复兴的历史洪流，足以冲破一切陈旧棘围而奔腾向前。

与宋朝前辈相隔七百多年之后，王清任再于十九世纪苦苦求索，耗尽一生心血，最终完成夙愿，而向同仁大声疾呼。虽然耳目一新，足以震动学界，但限于诸多因素的束缚，没有后人继续跟进，只能成为遗憾。甚至不少同行认为王清任的《医林改错》背离了中医理论而"越改越错"。在宋代，不仅解剖学能够一举突破，其科学技术、国民经济水平亦居于世界前列，足以支撑医学研究继续发明。其时解剖学的停顿不前，主要囿于思想僵化、社会束缚。而王清任解剖学的夭折，除了社会与思想束缚外，当时中国的科学技术已经落伍，早就不足以支撑人体解剖学研究去赶超世界先进水平。

热论灼言熔一炉

道光初年，婺州盐行新添一位伙计，来自钱塘，名叫王士雄（1808—1868），字孟英。这位青年能写会算，言行缜密，充任会计。平素工作勤勉，一丝不苟。虽然做事谦恭，为人和善，但其忧伤之情不免流露眼帘。原来其因丧父不久，全家无依无靠，难以生存，被迫远离家乡，到此打工。但他工余行为与众不同，诸如游山玩水、走街串巷，饮酒作乐之类，概不参与。一有时间，便回到住处，打开书卷，研读匪懈，以致"焚膏继晷，乐此不疲"。所读之书，并非商务，而是医籍。其中大部分为经典，少部分是家传。原来王士雄来此打工，只是迫于生计，并非真正从商，而要在养家糊口的同时攻读医学，这才是他远走他乡的考虑。如此三年下来，其医学知识略微长进。恰在此时，商号主管周光远如厕之后，自觉难受，一阵发冷，随后大汗，面色发白，无力言语，摔倒在地。众人大惊，慌忙请来两位医生为其诊治。他们称其病为"痧症"，欲用芳香开窍之药治疗。这时王士雄也来到现场，他看到了发病过程，悄悄伸手去摸了一下病人之脉，细微欲绝，顿时大惊失色，立刻说到，病人阳气衰微，再用芳香开窍之药，恐怕就有危险了。大家闻言，亦感惊讶。但凝神一看，竟是一位年轻伙计，皆不听信。而病人自己略通医道，认为王士雄言之有理，决定请他主治，命手下众人遵从王士雄的意见办理。病人濒危，需要急救，而身边又无抢救药品。王士雄急中生智，拿出带在身边的一块老姜，让人捣碎，熬了一碗干姜汤水，借此回阳救逆，给病人喝下，周光远的面色慢慢红润起来，精神渐渐得到恢复。王士雄旋即提笔，开了一张处方，其中包括人参、黄芪、白术、甘草之类，大补元气，病人很快复原。周光远十分感激自己商号的这位伙计，请教他如何拥有如此高超的医术，这才得知王士雄家学渊源。

王士雄世居钱塘，曾祖王学权医文并茂，颇有声望，而"身通百艺"，"深自韬晦"。其后两代皆通医学，及至王士雄，已是第四代学医。王家于士雄之前还有三男，但都夭折。至王士雄降生，曾祖王学权大喜，认为此儿与祖先相同甲子，必得祖先庇佑而能长寿。随即着手撰写《医学随笔》一书，"或抒心得，或采名言，皆发人所未发"。此书一则为了庆贺王氏后继有人，二则作为家学留给曾孙。但其曾祖毕竟年逾古稀，撰写两年，尚未脱稿，而人寿先终。王士雄祖父继而辑注，亦由于年事过高，未竟而终。王士雄父亲"校订遗稿，意欲授梓，讵天夺其年，以四十九岁即捐馆舍"。这部倾注了王氏三代人心血的传家之作，虽然没有公开刊行，但它却是王士雄学习的宝典，也是激励他发奋学医的源泉，后来由他再次深入修订，添加注释，更名为《重庆堂随笔》正式刊行，从中可见四位学者的专业见识，成为王氏四代医学传承的见证。父亲临终前叮嘱王士雄："人生天地之间，必期有用于世，汝识斯言，吾无憾矣。"王士雄时年十四岁，乃遵从家训，专研医学。但家境贫困，无法度日，只能外出谋生。临行前曾拜托舅父，关照家事，决心埋头十年，研读医学，学成归来，再告慰祖先。其舅父愈桂庭深为外甥之精纯秉性与雄心壮志所感动，赞同他外出历练："汝志如是，汝父不死矣。"而王士雄在婺州的临场出手，只是小试身手而已。尽管救治周光远的义举震惊盐行、传遍婺州，由此而来求治的病人不曾间断，但王士雄出生于世医之家，见过大家风范，心中自然明白，就凭他目前的水准远不及先人，还没有达到他预想的境界。他心中的目标是成为大医，唯此才能祭告先人。因而王士雄并没有借此名声返回钱塘，仍是继续埋头深造。他认为，"为医者，非博极群书不可"，否则就没有宽阔的视野，难以应对临床上千变万化的疾病，不能成为一名优秀医生。博览群书是每个医生的基本素养，但"第有学无识，遂博而不知反约，则书不为我用，我反为书所缚矣。泥古者愚，其与不学无术者，相去几何哉"？所以，"非才、学、识三长兼具之豪杰，断不可以为医也"。这也是王氏世代家传的秘诀。他一面苦读，一面实践，不断提高，直至在婺州度过了十个春秋，才身怀绝技返回钱塘，正式行医。

当时钱塘温病盛行，多数医生仍然沿用伤寒治法，用药偏于辛燥温散，及至王士雄诊治，大多已成误治之后的复杂病证，非其高超医术不能挽救。虽然此前叶天士理论、薛雪治法，均已传世，但王士雄认为其学术思想尚未阐明，仍然未被多数医生所理解和掌握。陈平伯的风温之说，余师愚的疫病之辨，更是知之者甚少。而吴瑭的《温病条辨》虽为详作，也"不过将《指南》温热、暑湿各案穿插而成，惜未将《内经》《难经》《伤寒论》诸书溯本穷源，即叶氏《温热论》《幼科要略》亦不汇参，故虽曰发明叶氏，而实未得其精奥也。至采附各方，不但剪裁未善，去取亦有未当"。有鉴于此，王士雄根据自己治疗温热病证的实践经验，加以对古今文献的多年研究，以临床诊疗为核心，撰写《温热经纬》五卷。其卷一和卷二选辑《内经》《伤寒杂病论》中有关温热病的论述，适当引录前人注文，阐明温热病原，揭示证候治法；卷三和卷四采辑叶天士、薛雪、陈平伯、余师愚等研究温病、湿热病、疫病的理论和经验，阐述温热病的发展规律和施治方法；卷五为方论。全书以"轩岐仲景之文为经，叶薛诸家之辨为纬"，以按语的方式表达个人见解，成为温病学说之集大成者，流传甚广，影响颇大。

只就《温热经纬》之书面看来，似乎尽为前贤言语，而非王士雄论述，其实不然。王士雄是以前人之言，表自己之意。相同的古语，因理解不同，则意境不同。而寻幽探胜，命词遣意，正是他的过人之处。当时杨照黎亦有编撰类似之书的意图，但因公务缠身而未如愿，他对王士雄的笔性深有体会，"其言则前人之言也，而其意则非前人所及也"，一语揭示《温热经纬》的奥妙。而赵梦龄则对王士雄所作"按语"的评价极高："王君孟英，赅博淹贯，引经斥异，众美兼收。谓前人之说，既已中肯，何必再申己意，因而弃瑕录瑜，汇成《温热经纬》一编。盖本述而不作之意，而其中间以按语，亦谓旁考他书，参以阅历，则亦犹之述耳！"王士雄在按语中对暑性的论述即是如此："盖在天为热，在地为火，其性为暑，是暑即热也，并非二气。或云，暑为兼湿者亦误也。暑与湿原是二气，虽易兼感，实非暑中必定有湿也。譬如暑与风亦多兼感，岂可谓暑中必有风耶？若谓热与湿合，始名为暑，然则寒与风合，又将何称？更有妄立阴暑、阳暑之名者，亦属可笑。如果暑必兼湿，则不可冠以'阳'字。若知暑为热气，则不可冠以'阴'字。其实彼所谓阴者，即夏月之伤于寒湿者耳！设云暑有阴阳，则寒亦有阴阳矣。不知寒者，水之气也，热者，火之气也。水火定位，寒热有一定之阴阳，寒邪传变，虽能化热而感于人也，从无阳寒之说。人身虽有阴火，而六气中不闻有寒火之名。"正是由于王士雄对六气的精确论述，方能从病因学上阐明温病的缘由，奠定温病学的理论基础。

几乎在王士雄开始学医的同时，一种以腹泻呕吐为主要发病表现、旋即导致患者死亡的疾病从印度次大陆传入中国。由陆路直入云南者，尚未大肆流行；而由水路转入东南沿海者，发病猖獗，成为危害南国民众的重大疾病。由于其临床表现类似于古称之霍乱，因而也被中国称作霍乱，但与古称霍乱者具有霄壤之别。如在临症之时不能分别二者，将差之毫厘、谬以千里。王士雄通过临床仔细观察，提出寒、热霍乱的名称，以示区别。"热霍乱流行似疫，世之所同也，寒霍乱偶有所伤，人之所独也。"其寒霍乱为一般六气之病；热霍乱为"臭毒"疫邪之患。虽然不知真性霍乱的真正病因，但其"臭毒"之说极有创见。他在上海旅居期间进一步发现，"人烟繁萃，地气愈热，室庐稠密，秽气愈盛，附郭之河，藏垢纳污，水皆恶浊不堪"，成为滋生霍乱的社会环境，进而提出疏浚河道、广凿井泉等办法，难能可贵。其《随息居重订霍乱论》更为当时论述霍乱最为详尽而深入的专著，被曹炳章称为"治霍乱最完备之书"。

王士雄治学，注重实践，勇于创新，敢破陈规。当时西方医学传入，他也不加排斥。其曾祖王学权认为："《人身说概》《人身图说》等书，虽有发明，足补华人所未逮，然不免穿凿之弊。信其可信，阙其可疑，是皮里春秋读法也。"王士雄也称："夫泰西之教，虽不同于中国，而彰善瘅恶，未尝不同。盖立教不同者，何必脏腑不同耶。"王氏一门与多数中医学者竭力反对西学的态度不同，都对西医解剖学给予包容。"信其可信，阙其可疑"的态度，既体现了学者实事求是的科学精神，也流露出他们对中医的自信。这种自信来源于临床诊治疾病的能力，当时的西医诊疗能力还远不能与中医争雄竞秀。但由于时代和国情的局限，他们没有体会中西两门医学体系的相互补充，无论是理论、还是临床，都非易事。至于后来现代医学飞速进步，反客为主，变作中国医学的主体，从而使中医面临生死存亡的压力，实属王士雄未曾预料之事，也只有让后人去面对了。而他所留下的是对待大千世界的开放态度，对待西洋医学的包容胸襟，对待学术发展的求实精神。

衷中参西起沉疴

1904年，中国废除科举制度，兴办西式学堂，河北盐山可以讲授代数与几何者，全县只有一人，其人便是张锡纯（1860—1933）。他长年执教于私塾，主讲儒学，而能如此把握西学，足见他思想敏锐、饱览中外，且能学融东西、兼而有之。他面临中国内忧外患的艰困时期，外国列强掠夺加剧，国内矛盾纵横交错，大清王朝风雨飘摇。而民族科技已然落伍，西洋文化长驱直入。虽然身为平民，也知仅读旧学难以济世利民。尽管游走于穷乡僻壤，信息闭塞，但他还是寻得头绪，学有所成。张锡纯生于书香门第，自幼苦读经书，自称"先祖友三公缵修家乘，垂训来兹，谓凡后世子孙，读书之外，可以学医。盖即范文正公'不为良相，必为良医'之意也。锡纯幼时，从先严丹亭公读书，尝述斯言以教锡纯。及稍长，又授以方书，且为指示大意。谓诵读之暇，游艺于此，为益良多……"。张锡纯十余岁时便可写诗，曾作"月送满宫愁"一句，深得父亲赞赏，以为其子将来必以诗词闻名。但张锡纯却对医学情有独钟。他在私塾讲授儒学的同时，也在课余攻读医书，时常为人诊病。其对医学的研究，更是中西兼融。

由于盐山文化滞后，张锡纯未能在年轻时期接触到西洋书籍。但他对中医之研究和临床已经达到相当程度，治愈不少沉疴重症。直至其而立之后，方才得见外国书籍。他不仅学习有关医学知识，而且还自学物理、化学、数学、生物等诸多学科，为研究西洋医学奠定扎实基础，并用十年时间进行西洋医学与中国医学的比较研究，正如他所说，"年过三旬始见西人医书，颇喜其讲解新异，多出中医之外。仅又十余年，于医学研究功深，乃知西洋新异之理原多在中医包括之中，特古籍语意含浑，有赖后人阐发耳"。由此萌发"衷中参西"的思想，并经过充分的理论研究和大量实践，其学术思想趋于成熟，于1909年完成《医学衷中参西录》前三期初稿，逐渐发表了相关论文，医名始露全国。时年将近五十，依然以教书为主，行医为辅。1912年应聘军医，开始专业行医生涯，随军队辗转多地，继续深入"衷中参西"的理论与临床研究。1918年受聘出任在奉天设立的近代中国第一家中医院立达医院院长，扩大"衷中参西"的临床验证，声名大振，与江西陆晋笙、杨如侯、广东刘蔚楚同负盛名，称为"四大名医"。后因直奉战争，于1923年返回华北行医，1928年定居天津，设立中西汇通医社，白昼诊病，夜晚写作，张锡纯之学术和事业达到高峰。他还创办国医函授学校，培养后继人才。其《医学衷中参西录》总共出版七期，前三期由他亲笔撰写，后四期由其子和门人整理而成，是张锡纯一生心血的结晶，自拟处方160余首，多所创见，切实可用。虽多次翻印，仍供不应求，引起全国巨大反响，受到医界广泛推崇，孙蕊榜为书题词："费尽心神五十秋，中西合撰几研究；瑶编字字皆珠玉，普济苍黎遍九州。"

在国家危难和中医存亡之际，张锡纯与《医学衷中参西录》的成功甚为可喜。其宝贵经验也对中医未来发展揭示许多道理，谠言嘉论，堪作镜考。总结来看，张氏学说有七大特征：

1. 创新思想。张锡纯认为："夫事贵师古者，非以古人之规矩、准绳限我也，惟藉以瀹我性灵，益我神智。迨至性灵神智洋溢活泼，又贵举古人之规矩、准绳而扩充之、变化之、引伸触长之，使古人可作，应叹为后生可畏"，"吾儒生古人之后，当竟古人未竟之业，而不能与古为新，俾吾中华医学大放光明于全球之上，是吾儒之罪也。"他反对因循守旧，抱残守缺，不全于纸面上求学问，坚持在实践中得真知，以推进中医的发展与进步。他在许多疾病的治疗方面创立新法、提高疗效，诸如他述石膏一药，"愚临证四十余年，重用生石膏治愈之证当以数千计。有治一证用数斤者，有一证用至十余斤者"，无人可及。

2. 融通观念。他有浑厚的国学修养，却能欣然接受西学；他有很好的中医功底，但并不排斥西医。他认为学问没有疆域之限，学术可以互相渗透、互相交叉、互相补充，可以"合中西而融惯为一"，从而进化中医学科。他专研西医多年，并且扩展学习物理、化学、生物诸科，深入了解和掌握西医知识，进而从理论到临床，从生理到病理，从诊断到用药，系统而条理化地交汇融合，尤其在临床治疗当中，中西两法并有，相得益彰，取得举世瞩目的成效。

3. 溶汇原则。面对"百事皆尚西法"的国情，张锡纯没有随波逐流，他认为"《本经》《内经》之包括医理，至精至奥，神妙无穷，亦犹《易经》之包括万事万物之理也"，坚持中医为主，取法"衷中参西"。"衷中"者，是为根本；"参西"者，只是辅助。"西医用药在局部，是重在病之标也；中医用药求原因，是重在病之本也。究之标本原宜兼顾。""由斯知中药与西药相助为理"，诸如他述石膏阿司匹林汤，"石膏之性，又最宜与西药阿司匹林并用。盖石膏清热之力虽大，而发表之力稍轻。阿司匹林味酸性凉，最善达表，使内郁之热由表解散，与石膏相助为理，实有相得益彰之妙也"。

4. 科学态度。张锡纯治学严谨，大凡提出新的治疗方法和手段，必须经过实验才予以确认，他所使用的中药很多都经过自己品尝服用，然后再用之于病人。他所提供的临床方案都是通过可靠的病历记录、仔细的临床观察才能确立，而重要方法所附医案多达数十例，重要论点在几十年临症和著述中反复探讨、反复印证、不断深化，张锡纯也因此而被称作"医学实验派大师"。

5. 临症思路。诊治疾病，还与临床研究有很大不同，它的最高目标是解除病痛，不一定都是高深学问与重要学术，甚至不涉及更多理论问题。如何利用一切可用手段有效解决实际问题，才是临床的核心。其实不论是否符合一种医学体系，即使是民间或民族世代相传的有效方法，均应采纳，提高疗效。当然在今天的时代，要充分考虑患者的利益与法律是否允许。

6. 教育理念。临床医学既有理论，又有实践，临床人才的培养不同于其他学科。张锡纯平素就极为注重人才培养，收徒授业，传扬中医，推广学术。他在自己生命的最后一段时光，还专门举办函授学院，以造就新型人才，推动中医学术发展和文化传承，进而教学相长，提高临床疗效。

7. 献身精神。张锡纯看重人生价值和理念，认为"人生有大愿力，而后有大建树。一介寒儒，伏处草莽，无所谓建树也，而其愿力固不可没也。……医虽小道，实济世活人之一端。故学医者，为身家温饱计则愿力小；为济世活人计则愿力大"。他一生以济世活人为宗旨，诊病一视同仁，善待和捐助贫困患者。晚年亦经常亲临药房监督煎药，保证质量。对于临床疑难危重病人，即使半夜也赶赴病家，力求最好疗效，不愧为一代大师。

由于历史时代和科学技术的制约，中西汇通之尝试最终没有达到预想的结果，张锡纯所提倡的医学道路也不尽人意。汇通学派之所以"汇通未通"，更有深层原因。

1. 研究水准较低。张锡纯本人以及当时的汇通学派，对中西医理论和临床都进行了大量细致的相互比较与贯通研究，但就总体而言，研究层次较低，没有更加深入、全面、彻底的研究，其研究成果或在某一具体问题、或在某一具体疾病的诊治取得成功，但远远不曾实现两个医学体系的真正融合，乃至在今天也看不到希望。

2. 支撑体系庞杂。中西医汇通是将两个不同科学体系整合为一个科学体系，但两个体系又涉及自身体系的科学基础与支撑学科，极难统一，乃至无从下手。而没有各自体系的基础学科的交融，就没有统一的理论体系形成。

3. 学科差异极大。中医学科的理论体系不但是自然学科，还有很大程度的人文与哲学成分，与现代医学以自然学科为主的体系差异甚大。另外一个特殊现象是中医理论较为稳定，或言停滞，时至今天还以两千多年前的《内经》为经典；而现代医学发展极快，新的理论不断出现，同时科技手段更是日新月异。两个体系的汇通，必然出现旧的问题尚未解决，而新的问题又接踵而至的局面。

4. 科技水平有限。由于中西医两个体系的汇通不仅只在本身，而且涉及两个体系的支撑学科，而这些支撑学科几乎又涉及所有的当代科学技术。就目前的科学发展水平而言，尚难拥有足够的学术能力完成如此庞杂的整合工作。也许随着科学技术的发展，能够实现相关学科体系的整合，但恐怕也是在十分遥远的未来。

5. 交会方向难定。在科学发展过程中，有些学科兴起，有些学科消亡，这都属于文明进步、历史必然。如果两个学科同时存在并继续发展，很少会出现二者的合而为一，更多的是滋生新的学科，即交叉学科的产生。中西医两个体系的碰撞，最终究竟是何结局，只能交给未来去做定论，不是今天就能预先断定之事。今天可以断定的是，中西医二者的碰撞、交流，必定会促进科学技术繁荣而大大有益于人类。

张锡纯当年作为中医业者所面临的风云变幻，或许在今天的华夏不复存在，但也不完全是云消雾散，中医遇到的发展压力依然不减。以今人的眼光去审视前贤的作为可能过于苛刻，但那是中医遇到前所未有的挑战而关乎生死存亡的时刻，至今也没有彻底解决学科的继承问题与真正厘清学术的发展方向。张锡纯的医学道路或可质疑，张锡纯的医学见解未必尽然，但张锡纯的临床疗效卓然不群，张锡纯的担当精神堪为楷模。也许他自己的表述更为恰切："自命生平愿不凡，良医良相总空谈。坎坷无碍胸怀阔，遭际常怜国运艰。忧世心从灰后热，活人理向静中参。轩岐奥理存灵素，化作甘霖撒大千。"

发皇古义写新章

1918年，《小说月报》主编恽铁樵（1878—1935）之四子卧病，发热恶寒，无汗而喘，请来的名医仅用豆豉、山栀、豆卷、桑叶、菊花、杏仁、连翘等药，遂致发热气喘更甚。这些医生虽然熟读《伤寒论》，但并不敢使用经方。就在前年，恽铁樵之长子年仅十四岁，因患伤寒而殁。去年二子与三子亦因伤寒再亡。这次四子之病以及诊治情况，让恽铁樵心急如焚，彻夜未眠。天亮时分，他终于决断。三个儿子都死于伤寒，今日医生又说无能为力，与其等死，不如药死。他仿照《伤寒论》开了一付麻黄汤。服用一剂，喘促稍缓，肌肤湿润。二剂服后，汗出热退，气喘平息。

恽铁樵虽然不是医生，但他对中医却有良好修养。江苏武进孟河自古就有一种风气，读完科举经典之后，便要攻读一些医学著作。由于乡风熏陶，恽铁樵早在二十岁时就学习了《内经》《难经》《温病条辨》《医学三字经》等中医著作，进而粗通医道。三个儿子相继病亡之后，他更是痛下决心，发愤学医，尤其深究《伤寒论》，同时拜师伤寒名家汪莲石。虽然已过不惑之年，但拥有青年时期所积累的学识，其医学功力快速增长。而情急之下冒险为四子开药，是他首次治病。其后他也偶为周围朋友诊病用药，曾治愈一例小儿危症，名声大振，前来求诊者日益增加，只用业余时间难以从容应对，遂于1920年辞去报社差事，正式挂牌行医，不久便门庭若市，蜚声全国。

恽铁樵步入医界之时，正值中医生死存亡之际。随着西洋文化与科学技术大举传入中国，如何对待华夏传统医学已经超出了整个行业的范围，乃至成为社会与政府关注的重点。仅就行业系统而言，不少中医人士思想保守，故步自封，夜郎自大，抨击研习西医是崇洋媚外，蹂躏国粹。但这些人士显然阻挡不了另外一种风潮，即迷信洋学，看空国粹，力图铲除中医。还在恽铁樵悬壶开业之前，余云岫于1917年抛出《灵素商兑》一书，认为《内经》不是科学，甚至"无一字不错"，意欲先从理论上摧毁中医，进而再从法律上废除中医。但对于《灵素商兑》这一重磅炸弹，中医学界并没有及时给予有力回应，其原因主要有三：一者，大部分中医人士只把它看作一部著作而已，不以为它是政治大戏的学术前奏，甚至更多的学者并没有看到这本另类之书；二者，该书的作者留学海外，应用现代医学与现代科学批判中医，许多中医学者没有国际视野和现代科技知识，难以回击；三者，该书直接否定中医源泉和核心理论，只有一般中医知识而没有国学修养的普通医生也难以有力反驳。而恽铁樵在中医危急时刻加盟行业，可谓恰逢其人。

恽铁樵五岁丧父，十一岁丧母，由族人抚养长大，励志读书，十三岁就读族中私塾，十六岁考中秀才，二十岁读完所有科举经典，对于中国文化拥有系统训练而功力浑厚。尤其是乡风所致，他于年少时就学习了中医经典，加之后来拜师中医大家，其中医修为亦非同一般。恽铁樵二十五岁考入上海南洋公学，其求学方向大变，开始攻读外语和西洋文学，又完整学习西方文化和科学。毕业后任教于中学，翻译多部中篇外国小说，体现了他的外文水平和对西洋文化的理解。

1911年出任商务印书馆编译，1912年开始担任《小说月报》主编，曾录用鲁迅创作的第一篇文言小说《怀旧》，放置第四卷"卷首"的显要位置，并加按语，予以推荐。此事给鲁迅留下深刻印象，以至于二十一年之后还与朋友提及此事。多年的编辑生涯也让恽铁樵开阔了视野，宽广了胸怀。恽铁樵学贯中西的知识结构，正好回击那些以现代科学自居而企图绞杀中医的谬论。

虽然恽铁樵正式行医不久，但面对危局责无旁贷，他于1922年发表了自己的首部中医著作《群经见智录》，当头对面、议论英发，作为中医学人对于《灵素商兑》的回应。他以博大的胸怀、宽阔的视野、科学的论述、哲理的思考，阐述了对《内经》的认识，提出"内经之五脏非血肉之五脏，乃四时的五脏"，从方法论的高度揭示了藏象学说的奥秘，理清了古代医家的思路，其深邃之思想、发展之眼光、革新之精神，足以启迪同仁。

《群经见智录》专设卷三，对《灵素商兑》的核心观点予以回应。在正式回应之前，他首先坦言《灵素商兑》的作者余云岫对中医经典《内经》的了解远比一般中医大夫要强很多。他也对同行的状况十分痛心，大约99%的中医从业人员不知《内经》为何物。由此可见，中医被排斥打击自有本身的问题。他强调哪怕只专研一种学问，其他学问的常识也应兼及，无论中外都是如此。恽铁樵的精彩回应主要如下：

1. 关于传统哲学。对于《商兑》抨击阴阳五行不仅危害中医，而且危害以往一切中国学问的长篇大论，只指出它没有提出任何事实根据，根本不是一种科学态度，不屑置辩，而一笔掠过。

2. 关于祝由之术。对于《商兑》认定《内经》渊源于巫祝的故意歪曲进行了驳斥,进而指出古代祝由之术并非现在的灵符治病,大致相当于西洋医学之心理学内容,不可一概抹煞。

3. 关于古代迷信。对于《商兑》认为《内经》将阴阳神化而成迷信的观点,进行了分辨。指出《内经》之阴阳学说,与术数之学的预言吉凶善恶不同。自古说"天",分为两类:一类是宗教之天,其天能视能听,有生杀大权,诸如佛教、基督教、儒家等所称之天;另一类是科学家之天,其天没有意识,可以测算,可以研究,如数学家、天文学家所称之天。而《内经》研究阴阳皆用科学方法,没有一处涉及迷信。

4. 关于学科特性。至于西学严谨、《内经》粗疏的说法,恽铁樵认为也不尽然。阴阳学说的关键在于活用,如果死记硬背,则不成学问。比如文字,外文讲究文法,中文似乎没有,但中文的使用自有法度。

5. 关于医学解剖。如果用西方解剖学来对照中医五脏,自然不相一致,但"西医之生理以解剖,《内经》之生理以气化","《内经》之五脏,非解剖的五脏,乃气化的五脏"。两种医学体系不同而各有所长。

6. 关于治学观念。大凡学问都有正反两面,《商兑》把《内经》批得一无是处,不能容忍学者称其有任何可取之处,自然不是一种科学的态度。

7. 关于中医经典。中医学人也不应该受到《内经》的限制,因循守旧,裹足不前,而应该突破其局限,应用天文学、动植物学、物理学等学科丰富自身学科,进一步发展相关理论。

至于撰写《群经见智录》之目的,恽铁樵强调:"吾撰著此书,目的在使今之中医,先对于自己的学说了了,然后吸收他国新文明,固非反对西医而为此书,亦非欲使中医以《内经》为止境而著此书。"

他在《伤寒论研究》中指出："中医而有演进之价值，必能吸收西医之长，与之化合，以产生新中医。"所谓的"新中医"，必须"较古人为精，视西人尤密"，这才是恽铁樵的主导思想和终极目标。他用历史发展的眼光看待科学，认为"科学不过是学术之一种，并非绝对的，而是相对的。现时代不过是文化史中一个时期，千百年后，人之视现在之科学，犹之我辈视汉儒之经学，宋儒之理学"。他还在《创办函授学校宣言》中预言中医必将走向世界，"中医不能出国门一步，此则有国力关系，况现在情形是暂时的"。在时隔不到百年的今天，中医早已走向世界，而重温恽铁樵在中医危亡时刻的豪言壮语，亦情不自禁地为其远见卓识而惊奇赞叹。

关于中医生存与发展的道路，他认为"居今日而言医学改革，苟非与西洋医学相周旋更无第二途径"。其具体方法则谓三条：

1. "发明古书精义"。"研求古书，当以《伤寒论》《内经》为主"，"第一要义在将古书晦涩之医理诠释明白，使尽人可喻"，"否则西医菲薄中医，中医不能自伸其说，竟无话可说"。

2. "采取西国学说"。"借此以证中国旧说"，同时也可纠正传统错误。以古代学说与西国学说交互印证，确实指出彼短我长、彼长我短之处，以便补充传统学术，"然后吾国医学有进步可言"。

3. "证诸实地经验"。"中西医学病名不同，说理不同，欲求相互沟通，亦惟此实地经验是赖，否则空论虽多，与革新无补。"他著《伤寒论辑义按》，"全书六经关系以《内经》形能为准，全书生理关系以西国书为准，各方变化配合以临床经验为准"，体现了以求实为准的治学思想。

恽铁樵借助西学但不西化，"万不可舍本逐末，以科学化为时髦，而专求形似,忘其本来"。他传承中医,但不僵化,"凡学说流行既久,无不有流弊,必须加以洗涮磨砺,才合于进化原则"。正是由于他以创新求实为指导思想,其学术水平和思想方法达到了近代中医发展的高峰,陆渊雷称之为"领导医界向科学大道迈进的革命学说"。

恽铁樵一生著述颇丰,大笔如椽。这支笔在青少年时期挥洒于孔孟之间,飘逸着的是醇厚华夏古韵。但在一夜之间,腾挪至大洋彼岸,游弋在海外世界,流淌出的是西洋文化。当它回归神州文坛之时,只是挥毫一抹,散发了些中华新风,旋即调转方向,落笔于医学之中。开篇迫于无奈,只能以毫为盾,先护住岐黄之命脉。随后洋洋洒洒,龙蛇飞动,写出鸿篇巨帙。这支笔曾融合了个人的中西文化,却汇通不了世上的中西医学。但它毕竟是时代的代表,智慧的典范,创新的尝试,历史的经验。

东瀛风雨船倾覆

公元753年（天宝十二年），阿倍仲麻吕随日本遣唐使回国，而他的另外一个身份是代表唐朝回访日本的使臣。由一个外国人代表本国政府回访该国，古今中外，十分罕见。阿倍仲麻吕汉名为晁衡，原是日本遣唐留学生，于716年随日本第八次遣唐船来到唐朝国都长安，入国子监太学，毕业后参加科举考试，高中进士，步入仕途，不断提升，渐成显宦，时任唐朝秘书监兼卫尉卿，能与皇帝较多接触。他离开长安前，王维作《送秘书晁监还日该国》诗一首，为其送行："积水不可极，安知沧海东。九州何处远，万里若长空。向国惟看日，归帆但信风。鳌身映天黑，鱼眼射波红。乡树扶桑外，主人孤岛中。别离方异域，音信若为通。"归国前，他特意陪同日本遣唐使臣专程去扬州拜访唐朝著名佛教大师鉴真和尚，诚请他六次东渡。鉴真和尚既是佛学大师，也是中医大师，他早年受日本僧人之邀，五次东渡失败，历经十一年千辛万苦，以致双目失明。他们本次分乘四船启航。晁衡在船上感慨赋诗："翘首望长天，神驰奈良边；三笠山顶上，想又皎月圆。"但老天却让他在海上遭遇风暴。其好友李白以为他葬身大海，曾专门写诗哀悼："日本晁卿辞帝都，征帆一片绕蓬壶。明月不归沉碧海，白云愁色满苍梧。"其实，晁衡等人并未死于海难，而是随其破船漂流到越南，又不幸撞上强盗，一百多人死于非命，只晁衡等十余人侥幸存活。他辗转跋涉，于755年回到长安，最后老死于中国，留下许多动人篇章。而鉴真和尚所乘之船并无大碍，他终于如愿以偿到达日本。

鉴真大师到达日本后，弘扬佛法，传律受戒，草创佛教律宗，并为圣武太上皇、皇太后、孝谦女皇、皇太子等授菩萨戒。鉴真大师作为著名的医学家，也带去了大量医书和药材。鉴真和尚早在二十多岁时就跟随高僧弘景律师学习"五明医学药典"，也曾入宫廷太医署求教医学。当年洛阳瘟疫爆发，他也前往布道行医，救助百姓。鉴真师徒来到日本后，不但行医救人，而且还讲授医学，对日本医学发展影响很大，直到十七、十八世纪时，日本药店的药袋上仍印有鉴真图像。鉴真大师亦精通本草，也把中药的鉴别、炮制、配方、收藏技术带到了日本。他虽然双目失明，但能够凭借口尝、鼻嗅和手摸辨别药物真伪，其中医药学功力之深厚，令人惊叹。鉴真师徒还治愈了圣武天皇之病，在日本医药界享有崇高威望，被称为"汉方医药始祖"。其著录有《鉴上人秘方》一卷。富士川游在《日本医学史》中赞扬："日本古代名医虽多，得祀像者，仅鉴真与田代三喜二人而已。"

中医传入日本，比鉴真时代更早。公元前219年（秦始皇二十八年），秦始皇命徐福等人乘船入海寻觅仙药，但徐福入海不归，来到日本，行医售药，被尊为"司药神"。中医传入日本的途径类似汉字。汉字作为中国的古代文明，以强大的辐射力量于公元前后传播到朝鲜半岛和日本列岛，形成了一个连续的汉字文化区。日语文字由汉字和假名两套符号组成，混合使用。假名又有平假名和片假名各73个。平假名假借汉字草书造成，用于日常书写和印刷。片假名假借汉字楷书偏旁冠盖造成，用于标记外来词、象声词以及特殊词语。虽然也出现过罗马拼音写法，但不是主要文字。经过日本的不断演变，汉字的形态发生变化，其读音更是与汉语不同。现在日语的常用汉字仍有1900余个，可见汉字在日本仍有根深蒂固的力量。

中医也沿着汉字的传播途径进入日本，被称作"汉医"，不久便取代原有的医学，成为日本医学的主体。608年日本天皇派遣药师惠日、倭汉直福因等人到中国学医，历时十五年，于623年学成归来，大大推进了中医在日本的传播。701年制定的大宝律令模仿了唐朝制度，规定学生必读《内经》等书。后来日本学者编撰了《大同类聚方》《医心方》等大型中医著作。到了江户时期日本医界学习研究《伤寒论》蔚然成风，并由此形成了古方派。十八世纪，丹波元简等人校勘出版了《千金要方》《伤寒论辑义》《金匮要略辑义》《灵枢识》《素问识》等古典医籍，推动了日本汉医的发展。在一千多年的历史中，汉医都是日本医学的主流。只是到了十八世纪后半叶荷兰医学传入，才对汉医形成威胁。进入十九世纪中叶，西方医学在日本不断发展，屡屡与汉医发生冲撞。东西方医学的矛盾逐渐显现。

然而，真正给汉医带来灭顶之灾的并不是学术争鸣，而是政治变换。

此时的德川幕府实行"锁国政策"，禁止外国人进入日本，也不许国外的日本人回国。同时禁止制造能够远洋航行的船只。只允许同中国、朝鲜和荷兰等国通商，并且只能在长崎一地进行。而一些经济比较发达的地区，开始出现资本主义萌芽，冲击了封建自然经济，从根本上动摇了幕府的统治，倒幕力量已然形成。就在这"幕末危机"的微妙时期，恰好又出现了"黑船事件"。美国海军准将马休·佩里于1853年率领舰队进入江户（东京），把美国总统写给日本天皇的信件交给了德川幕府，要求同日本建立外交关系和进行贸易。1854年日本与美国签订了《日美亲善条约》以及旋踵而至的一系列不平等条约，德川幕府再次成为日本社会讨伐的目标，倒幕势力乘时提出"尊王攘夷"的口号，力图借机推翻幕府。1863年幕府被迫宣布"攘夷"，随之美英荷法四国军舰炮击下关，英国舰队进攻萨摩藩，加剧了日本国内矛盾，倒幕势力改变策略，联合外部力量，"开港倒幕"，风起云涌。1867年睦仁即位（明治天皇），11月天皇下达讨幕密敕。1868年1月天皇宣布废除幕府，至1877年由天皇主导政权的国家建立，标志着日本资本主义革命的结束。

日本的这场翻天覆地的变化所推出的就是"明治维新"。以明治天皇为首的新政府于1868年4月发布政治纲领《五条誓言》，6月公布《政体书》，10月改年号为明治，1869年5月迁都东京，颁布各项改革措施。明治政府首先强制实行"奉还版籍""废藩置县"的措施，结束日本长期封建割据局面，建立中央集权国家，为发展资本主义奠定基础。此后明治政府实施了"富国强兵""殖产兴业""文明开化"三大政策，引进西方先进技术和管理方法，学习西方文明，发展现代教育，提高国民知识，培养新型人才。明治维新后二十多年，日本国力日渐壮大，迅速成为亚洲和世界强国。

明治维新也是日本"脱亚入欧"、全盘西化的过程。所谓的"殖产兴业"，主要是引进欧美技术的工业化浪潮。而"文明开化"，不仅学习西方文化，还要学习西方习惯。从文化和思想的西化，达到整个国家和民族的西化，极天蟠地，囊括各界。显而易见，汉医来源于东方古国，不断受到现代医学的挑战和批评，其理论古老不具现代科学理念，与西方文明格格不入。孕育了中医的华夏大地，更是没有了当年繁荣。大清王朝日薄西山，风华不再；世界的光芒，已经转向欧美。于是取缔汉医就成为国策！明治政府明确规定医师必须学习西洋医学，只有取得医师资格方可行医，否则不能称作医生。汉医一千多年的正统地位，一夜化为乌有。从此，西洋医学成为日本医学的主体，汉医变为附庸。只有成为合法西医，才有权利运用汉医。1895年日本汉医发起反对运动，提交医师法改正案，终被否决。日本汉医跌入深谷。毁害汉医的不是自然学科之间的科学碰撞，而是盛极一时的政治运动；抛弃汉医的也不是世世代代的大众百姓，而是崇洋迷外的极端思潮；追寻汉医的也不是一些愚昧之人，而是一如既往的千千万万的患者。汉医的正统地位虽然被剥夺了，但汉医的价值却一天也没有消失，它仍然在为日本民族的健康而发挥作用。

在日本取缔汉医的前两年，即1866年，有人发表"废止汉字意见书"，提出全部使用假名而不使用汉字。第二次世界大战后，更有人主张"废止汉字，改用罗马字"。在日本，废止汉字之声不绝于耳，这些无不都是崇洋媚外的心理作祟。但是，同样来源于东方文化的汉字之命运却比汉医要好得多，今天依然看不到它会被取缔的可能性。在任何一个国家，自己民族语言的形成与改变都不是朝夕之事。就像在中国，当年也有人批评是汉字阻碍了民族进步和社会发展，不便于计算机应用，提出改用西文。而今天更多的人越来越发现汉字的好处，即便是应用电脑输入汉字的速度都可以超过英文。汉字在日本仍然延续着其原有的历史地位，而汉医却一落千丈。这是日本汉医的悲哀，中医传播的挫折，东方文化的败落。

当年那一艘巨船从远洋驶来日本，光彩夺目，无限辉煌。它深入人心，万众欢呼。但在十八世纪中叶的日本列岛，出现了前所未有的暴风骤雨，电闪雷鸣，以至于翻江倒海，波浪滔天，使这艘巨船上下飘摇，左右晃动，一夜倾覆。但这艘倾覆之船并没有被彻底抛向远洋，仍然留在了日本的山水之间。

余波延宕到九州

所谓的康乾盛世实行的却是闭关锁国政策。1717年（康熙五十六年）清朝政府再次实行南洋海禁政策，严禁中国居民与南洋各国贸易往来，责令沿海炮台拦截前往船只，水师各营出海巡查。至1757年（乾隆二十二年）乾隆皇帝下令西洋商船只准在广东虎门一处停泊贸易，即"一口通商"，其闭关锁国政策进一步加强。1759年（乾隆二十四年）清朝政府颁布《防范外夷条规》，建立"公行"机构，由官方特许的商人组成垄断外贸组织。限定外国商人每年5月至10月前来广州进行贸易，期满必须离去。在华期间只能住在公行所设的"夷馆"。中国人不准向外商借贷资本。闭关锁国政策具有一定的防止外国侵略的作用，但隔绝了中国与外界的联系，看不到世界的变化。正当西方国家进行资产阶级革命和工业革命、跨入生产力飞速发展的新时期，中国却未能及时地吸收外国的先进文化、科学知识和生产技术，还沉浸在"天下第一"的自我错觉之中，妄自尊大，变为井底之蛙，落伍于世界。

由于中国传统经济体制和闭关政策影响，英国对华贸易一直逆差，不利于英国工业革命积累资金。于是英国商人借助鸦片贸易而获取巨额利润，既破坏了中国财政，更毒害了华夏民族，造成社会不稳，由此引发中英两国冲突。1840年6月英国发动对华战争，占领广州，直逼南京，迫使清朝政府签订了中国近代史上第一个不平等条约——《南京条约》，中国逐步沦为半封建半殖民地国家，国门洞开。不久又发生第二次鸦片战争，再次签订不平等条约——《北京条约》，大清国运风雨飘摇。

两次鸦片战争的失败，终于让中国人看清楚了自己的落后与西方的先进。从1861年开始兴起的洋务运动，引进西方科学技术成果，翻译西文著作文献，兴建大批工业企业，大规模地模仿和学习西方工业化的道路，并向西方派遣留学生，开启了西学之路。

但是洋务运动也只是一场在维护封建皇权前提下的由上而下的改良运动，缺乏高瞻远瞩和系统规划，主事者见识不足，反对者势力庞大，进展缓慢而不彻底。而此时之邻国日本的明治维新虽然晚于中国的洋务运动，但它却以迅雷不及掩耳之势很快取得成功，国力迅速壮大。一边是回光返照的老大帝国，另一边是蓬勃欲出的新兴强国，在各种矛盾的交织中，中日两国战争终于爆发，这就是著名的甲午战争。它以1894年7月25日丰岛海战爆发为开端，至1895年4月17日《马关条约》签字为结束。这场战争以北洋水师覆没、中国战败而告终。它给中华民族带来空前危机，大大加深了中国半殖民地化的程度。同时使日本国力愈发壮大，从此跻身世界列强名单。中日双方的国力、国运、国势经过几千年来的漫长岁月，只在短短的二十多年间突然逆转。

1896年清朝政府公费派遣十三名年轻人留学日本，标志着两国的文化交流历史发生根本转变。同样还是这片海洋，同样还是隔海相望的两个民族，同样还是东洋列岛和西岸九土。早在隋唐时期，那些求知心切而漂洋过海的学生，是由日本到达中国；到了晚清时期，却换成了由中国到达日本。老师和学生的位置完全颠倒。有日本学者说，向昔日旧弟子问道求益，乃大国之度量。其实中国是把日本当成向西方学习的捷径和中介，正如湖广总督张之洞的《劝学篇》所说："至游学之国，西洋不如东洋，一、路近省费可多遣；二、去华近易考察；三、东文近于中文，易通晓；四、西书甚繁，凡西学不切要者，东人已删节而酌改之。中东情势风俗相近，易仿行，事半功倍，无过于此。"但留学日本的兴盛却在进入二十世纪之后。1898年康有为等人在光绪皇帝的支持下，开展了戊戌变法，力争革新图强。但仅仅103天，便因慈禧太后发动政变而夭折，被戏称作"百日维新"。此后爆发义和团运动，1900年八国联军攻占北京，迫使清朝政府签订《辛丑条约》。至此，清朝政府才被迫开放，实行"新政"。其教育制度的改革主要参考日本模式。从此留学日本的学生大增，仅1905年约达八千人之多。余云岫也在这年留学日本。

在留日学生中有几个人对后来的废止中医案起了重要作用，其中包括汪精卫、汪大燮、汪企张和余云岫，他们回国后都在医界和政界担任要职，能够左右中国的卫生政策。

汪精卫在民国初期春风得意、高步云衢，他到处炫耀日本明治维新，意图仿效日本，消灭中医，成为民国时期为废止中医而推波助澜的一代魁首。他还在其后担任行政院院长期间百般阻扰《中医条例》的颁布实施。

汪大燮1903年曾任留日学生监督，1907年回国，后任教育总长，自以为是、一意孤行，在1912年教育会议上，排除中医内容，成为民国时期为废止中医而封杀教育的当权人物。1914年北京代表向北洋政府教育部申请北京中医学会注册，他以毫无科学根据为由进行打压，引起全国性的救亡运动。

汪企张是余云岫留学日本的同学，回国后任上海公立医院院长，1925年发起上海医师公会并任书记，著《二十年来中国医学事刍议》提出用政治手段将中医消灭，成为民国时期为废止中医而冲锋陷阵的一员尖兵。他于1928年国民政府全国教育会议提出废止中医案，遭到否决，但成为次年国民政府中央卫生会议废止中医案的前兆。

余云岫为浙江镇海人氏，年少时学过中医。1905年公费派赴日本留学，起先攻读物理，后入大阪医学院学习。日本明治维新取缔汉医后西医全新发展给了他强烈刺激与启发。他把在日本学到的西医知识和早年学到的中医比较，觉得相差甚远，立志以医学革命为毕生追求。1916年从日本学成归国，便开始了其雄心勃勃的卫生事业。余云岫于1917年完成《灵素商兑》一书，全书仅两万余字，却是全面批判和否定中医之奠基著作。他认为中医无明确之实验，无巩固之证据，简直一无是处，是杀人祸首。甚至认为不歼《内经》无以绝其祸根，不消灭中医有碍民族繁息和国际地位。他提出旧医一日不除，民众思想一日不变，新医事业一日不向上，卫生行政一日不能进展。他主张禁止一切有关中医的书刊出版，禁止中医举办学校培养人才。其比日本明治维新对待汉医的态度有过之而无不及，成为民国时期为废止中医而费尽心机的学术领袖。1929年2月余云岫出席国民政府第一届中央卫生委员会议，提出废止中医案，在没有一位中医参与的情况下，悍然通过。

当中医界人士得知废止中医案已经通过后，无不十分震惊、义愤填膺。面对国家决策，新老中医的反应并不一致。名老前辈多精于业务而埋头诊务，安分守己而少问他事，沉稳有余而奋起不足，可能会任其发展、静观变化。而年轻后辈则思想敏锐而反应迅即，怒发冲冠而奔走呼号，精心筹划而周密运作，成为抗争运动的关键力量。其中陈存仁等人发挥了重要作用。

陈存仁出生于上海，自上海中医专门学校毕业后又师从名医丁甘仁、丁仲英父子。于1928年创办国内第一份医药卫生常识报刊《健康报》。1929年在上海山东路开设诊所，独立行医，擅长内科、妇科、针灸科。1935年主编《中国药学大辞典》，1937年东渡日本，收集日本汉医书籍四百多种，整理出版《皇汉医学丛书》数十册。1949年赴港行医。他在这次的抗争运动中被中医界同道推选为五个代表之一，赴南京政府抗议。陈存仁等人借重上海中医界前辈丁仲英、谢利恒等人的崇高威望和地位，组织中医界的抗争运动。一时间全国纷纷响应，沸反盈天，抗议怒潮排山倒海而来，国医公会四面八方兴起，通电各地，游行集会，请愿罢市。其中上海九百家中药店还宣布停诊停业半天表达抗议。

中医请愿团在南京得到了行政院院长谭延闿等人的接待。谭延闿表示，政府行政断不可违背民众之需要，中央卫生会议之决议断无实行可能。他还举例自己老家的情况，从湖南而论，除大城市略有西医足迹外，各县非但西医绝迹，中医亦极缺乏。此议案如果实行，病者将坐以待毙，国计民生不堪设想。检察院副院长陈果夫也表示，他对中医绝对信仰，确有保存提倡之必要。不少党政元老附和中医请愿团的要求，批评中央卫生会议之决议案违背中国国情，公开支持中医界的正义呼声。不久，行政院命令卫生部将中央卫生会议的提案撤销。

中华民国政府废止中医案是历史上极为荒唐的事件，但它却有着复杂而深刻的国内国际背景与历史因素。起初的批判中医，也许一部分人是纯粹的学术争鸣,但它一旦成为国家决策,就绝不是单纯的学术问题,更多的是政治考量。当然也有些人是为了科学,也有些人是为了国势,但更多的是受到日本明治维新之取缔汉医的影响。改变政府决策,也不可能采用单纯的学术辩论去解决。其实,这场突如其来的事件,也没有时间去用学术研究来说明问题,而迅疾兴起的是全国各界的政治抵抗运动。

废止中医案正可谓是"其兴也勃焉","其亡也忽焉"。中医之所以没有被扼杀,没有重复日本当年汉医被取缔的命运,既是中国国情使然,也是人民健康需要,更是中医自身强大生命力的必然。中医如同一棵老树,它已经不像身旁的那些新秀,枝繁叶茂,花荣香溢。其树干虽然壮硕高大,却也粗糙枯干,失去了华润。但它的根蒂并没有腐朽,还是牢牢地扎在华夏大地的厚土之中,深深蔓延。当暴风骤雨来临的时候,它可以被撼动,被摧挫,甚至叶落枝残,但绝不会被拦腰折断或连根拔起。

祖传瑰宝欲何如

1990年,由韩国著名作家、曾获亚洲影展最佳剧本奖的李恩成创作的长篇小说《东医宝鉴》,畅销数百万册,成为席卷韩国文坛的一阵旋风。该书讲述了贱民出身的许浚不甘命运安排,百折不挠,终成一代神医的感人故事。许浚是历史真实人物,由他编撰的中医巨著《东医宝鉴》于1613年(明朝万历四十一年)出版,该书是用汉字写成。1999年小说《东医宝鉴》又被改编成长篇电视连续剧《医道》,由韩国著名导演李炳勋执导。他评价说:"我执导过很多作品,观众最熟悉的有《商道》《医道》《大长今》,我个人最喜欢的是《医道》。"《医道》一经播出,大受欢迎,收视率高达63.5%,创造了韩国历史剧收视纪录。2009年7月31日,许浚编撰的《东医宝鉴》在其出版将近四百年时,被列入联合国教科文组织世界记忆遗产名录,成为世界文化遗产中的第一部医学著作。这说明了《东医宝鉴》在世界史上的重要性、独创性和文化影响力。韩国文化遗产厅表示,《东医宝鉴》是东亚传统医学的权威版本,对现代医学、保健难题提供了新的可能性。

也许将《东医宝鉴》申请为世界文化遗产的韩国,是"醉翁之意不在酒",而其真正的用意在于确立"韩医"为其民族传统医学的"正体性"。561年(北魏熙平元年),吴国僧人智聪带了《内外典》

《药书》等中国古籍赴日，途径朝鲜半岛而传授医学。后来被称作"汉医""东医"。二十世纪80年代后，随着韩国经济腾飞，开始去汉字化，将韩国文字全部改作拼音文字的韩文。继而在1986年4月韩国国会通过《医疗改正案》，把自古存在的"汉医学"改为"韩医学"，其实在韩文的拼音中，二者并无区别。

对此，我们不得不惊叹，中医流传到国外，在其国和世界被视若珍宝而倍加珍惜的程度。但在中医的发源地中国，对待中医的态度却历尽沧桑、充满曲折。

在科学的长河中，总会激起浪花和波声。这浪花和波声便是学术争鸣与学科碰撞。它们不会阻碍科学长河的奔流，反而是加速其奔流的力量。当科学之流和社会之流、政治之流汇合后，形成新的河流，也会激起浪花和波声。也许这浪花波声就是相关领域的国家政策。但这浪花和波声并不一定是单纯的学术问题，往往关乎国家政治和治国理念。日本明治维新取缔汉医的国策，正是伴随着洗心革面、彻底西化的治国理念和政治运动而出现的。中华民国废止中医案的通过和流产，都是时事政治使然，并没有进行更多的科学实验来决定。

虽然废止中医案流产了，但全国的中医问题并没有真正解决。于是中医界要求制定《中医条例》，以维护中医的合法地位。但从1933年至1935年都被行政院院长汪精卫之流以"有关国家人民生命，有关国际体面，恐非中国之福"等借口阻挠。经过各方面几年时间的不懈努力，终于在1936年颁布了《中医条例》。但《条例》规定中医资格的认定，须从中医学校毕业并获取证书，而中医教育又被民国政府排斥在教育学制系统之外，这种局面一直持续到1949年。

于国民政府态度截然相反，毛泽东领导的中国共产党早在革命初期就对中医十分亲善而认识深刻。有趣的是，越在艰难的时候越支持中医、发展中医，似乎是印证了"患难与共"。众所周知，当初毛泽东领导共产党建立的农村革命根据地遭到国民党的大力围剿和封锁，而封锁的重要内容之一便是阻止各种药品进入根据地。于是缺医少药的红色根据地，只能就地取材。而这个"就地之材"就是长在高山野地的各种小草。身背箩筐，上山采草，回营炮制，变成良药。中医中药成了工农红军救治伤员和医治疾病的重要方法和手段。中国共产党人在困苦卓绝的革命战争中亲眼看到了也亲身体会到了中医中药的科学性和实用性。草药和银针是根据地军民战胜伤痛和疾病的有力武器。

然而，共产党取得国家政权后的中医政策也并非一帆风顺。虽然中华人民共和国成立初期的 1950 年，余云岫再次提出的废止中医案遭到一致反对，但是当时卫生部的一些领导仍然对中医充满偏见，要求中医必须学习西医知识，同时设立中医进修学校，力图改造中医。而毛泽东对中医另眼相看，远谋深算，他反而认为应该让西医好好学习中医，进而深入研究中医、提高中医、发展中医。他对国家卫生政策的制定和国家卫生体系的建设别有筹划，1950 年中华人民共和国第一届全国卫生工作会议召开，他的题词是"团结新老中西各部分医药卫生工作人员，组成巩固的统一战线，为开展伟大的人民卫生工作而奋斗"。中医历经几十年排挤与打击，终于迎来了平等地位。1954 年毛泽东又提出"重视中医，学习中医，对中医加以研究整理，并发扬光大，这将是我们祖国对全人类贡献中的伟大事业之一"。长期笼罩在中医头顶的阴霾得以吹散。1958 年 10 月 11 日毛泽东对《卫生部党组〈关于西医离职学习中医班总结报告〉》批示"中国医药学是一个伟大的宝库,应当努力发掘,加以提高"。

　　毛泽东对待中医,称得上是别具慧眼,雅人深致。他的观点为何与其他伟人,诸如孙中山、陈独秀等大相径庭呢?毛泽东和孙中山都是公认的中华伟人和开国领袖,毛泽东和陈独秀都曾是中国共产党的缔造者和掌舵者。也许孙、陈等伟人更多地放眼于西方,力图学习西方而改造中国。而毛泽东则扎根于中国,更多地看到了中国文化的优势。若论马克思列宁主义理论,陈独秀和王明可能并不逊色,但他们领导下的中国共产党只能是屡战屡败、头破血流、走投无路。他们或者更多地奔走于中国城市,或者长期生活在国外,只捧着马列书本解决不了中国革命的实际问题。而毛泽东土生土长在中国农村,这里生长着绝大部分的中国老百姓,这使他更能洞彻中国国情。像"工农武装割据""农村包围城市"这样的战略不是城市秀才们所能提出来的。保护中医、支持中医、发展中医,也不是西洋思想为主导的中国领袖所能办到的。

　　上世纪50年代,中医药事业纳入了国家发展的大政方针,中医药的政治地位和社会地位得到确立,陆续建立起一批中医教育、科研和医疗机构,开展了西医学习、研究中医工作和中西医结合工作。特别是1955年成立中医研究院(现为中国中医科学院),作为国家层面的大型中医研究机构。又于1956年在北京、上海、广州、成都设立四所中医学院(后来均更名为中医药大学),开启共和国中医高等教育的蓝图,其中,北京中医学院(现为北京中医药大学)被确定为国家重点大学。从此中医药事业开始全面发展。

　　1982年,中华人民共和国《宪法》明确规定:"发展现代医药与我国传统医药。"国家对中医药的重视程度提升到根本大法之中。

1988年国务院设立国家中医药管理局，专门负责全国中医药的行政管理工作。1997年《中共中央、国务院关于卫生改革与发展的决定》在明确"中西医并重"的同时，提出"正确处理继承与创新的关系，既要认真继承中医药的特色和优势，又要勇于创新，积极利用科学技术，促进中医药理论与实践的发展，实现中医药现代化"的目标。2003年实施《中华人民共和国中医药条例》，国家对中医药工作的一系列方针、政策，以专门行政法规的形式固定下来。2016年12月25日中华人民共和国第十二届全国人民代表大会常务委员会第二十五次会议通过《中华人民共和国中医药法》，成为中医药事业发展的里程碑。

中国的卫生体系有如三驾马车，奔腾向前，并行不悖。但这三驾马车的大小和速度极不平衡。跑在最前面的那驾马车是大马大车，飞快奔驰，将其余两驾马车远远地抛在后面，它所扬起的尘土几乎要淹没后面的同伴。跑在中间的那架马车是中马中车，气喘吁吁，汗水淋淋，尽管使尽浑身解数，依然相距前面那架马车越来越远，望尘莫及。跑在最后的那架马车是小马小车，摇摇晃晃，颠颠簸簸，似乎快要筋疲力尽。这就是目前西医、中医、中西医结合三支卫生队伍在中国卫生体系当中的现状。中医行业得到了政治、社会、法律地位上的平等，但从中央到地方政府对卫生领域的经费投入大部分都在西医行业，而中医行业能得到的经费投入相比之下显得甚少。由此形成了当前西医医院和西医队伍一支独大的局面，中医医院的数量和规模、中医队伍的数量和层次都不可与西医相提并论。

我国应该建设一个什么样的卫生体系，仍然值得我们思考。如果把经费投入的绝大部分都放在了现代医学行业，很难逃脱西方的医学模式。我们正在走向民族复兴，到时候呈给世界的难道是美国的、英国的、德国的或是日本的医学体系之翻版？这将是中华民族的遗憾。当年英国人逃亡到北美洲，带去了世界上最先进的科学技术和工业理念，后来美国在构建国家制度的时候，并没有照搬英国的议会君主立宪制，而是建立了一个三权鼎立的国家体系。而我们为什么非要照搬西方的医学体系不可呢？我国拥有世界其他国家不具备的传统医学体系，而且这个具有自主原创思维、理论和技术的科学体系正在快速地向全球扩展。我国应该也有可能为全世界的卫生事业做出独特而巨大的贡献。只有大力扶持和发展中医，实现中西医优势互补，才能呈现给人类一个具有中国特色的卫生体系，进而引领世界医药卫生的发展方向。这种几十年乃至上百年的长远战略难道不应该从今天开始谋划吗？

高唱反调人犹在

北宋杰出的文学家、政治家和军事家范仲淹曾任参知政事（副宰相），他那句"先天下之忧而忧，后天下之乐而乐"的名言，激励了数代志士，至今仍被传颂。据说他年轻时候有一次去抽签占卜，问自己将来能否成为宰相，但签语并不如愿。当他第二次抽签时，便祈祷说"不为良相，便为良医"。而签语亦不如愿。他叹息说：大丈夫立于天地间，却不能造福百姓，太可悲了！算命先生不解，他回答说：唯有宰相和医生是最能造福百姓的。既然做不了宰相，那身在民间能造福苍生的最好选择，就是做一名医生。范仲淹的这句"不为良相，便为良医"，也成为名言，同样激励了数代医生。李时珍十四岁中秀才，其后三次应试不第，乃弃儒学医，终成大器。他救人无数，声名远扬，所著《本草纲目》更是包罗万象、享誉中外，被达尔文称作"百科全书"。中华民族几千年滋生繁衍，始终是全世界人口第一的泱泱大国。其黎民百姓的健康保障，便是中医所为。中医对中华民族的保护不可谓不多，民众对中医的崇敬不可谓不高。

只是西方工业革命，科技进步，医学发展，其影响作用于中国后，方引起国人对中医的不同看法。尤其是鸦片战争、甲午战争、八国联军入侵，中国沦为半殖民地国家，在西学西化的大潮中，国人对中医的质疑也达到高峰。特别是日本明治维新取缔汉医，中华民国政府废止中医，引发更多的批评中医之声。就连当初的许多伟人和名人也对中医颇多微词，诸如梁启超、严复、孙中山、陈独秀、胡适、鲁迅、郭沫若等人。鲁迅在《呐喊》自序中说："我还记得先前的医生的议论和方药，和现在所知道的比较起来，便渐渐的悟得中医不过是一种有意的或无意的骗子，同时又很起了对于被骗的病人和他的家族的同情；而且从译出的历史上，又知道了日本维新是大半发端于西方医学的事实。"陈独秀在《敬告青年》中说："医不知科学，既不解人身之构造，复不事药性之分析，菌毒传染，更无闻焉，惟知附会五行、生克、寒热、阴阳之说，袭古方以投药饵，其术殆与矢人同科。其想象之最神奇者，莫如'气'之一说；其说且通于力士羽流之术；试遍索宇宙间，诚不知此'气'之果为何物也！"梁启超因尿血住院治疗，被西医误切右肾，他还在《晨报副刊》上发文说："我们不能因为现代人科学智识还幼稚，便根本怀疑到科学这样东西。即如我这点小小的病，虽然诊查的结果，不如医生所预期，也许不过偶然例外。至于诊病应该用这种严密的检查，不能像中国旧医那些'阴阳五行'的瞎猜，这是毫无比较的余地的。我盼望社会上，别要借我这回病为口实，生出一种反动的怪论，为中国医学前途进步之障碍。"

即使是在共和国时期，虽然国家明确了中医的合法地位，但对中医的质疑和反对仍未止息。1998年开始有人在自己管理的网站上开辟"批判中医"的专栏，收录数百篇文章。他认为，"不幸的是，至今仍有不少人，由于亲身体验过中医药的好处，或出于民族感情，而轻信中医药神话。我觉得应该让他们了解医药科学的一些基本理念和方法，更清醒、理性地看待中医药。我们首先应该把中医理论和中药（以及针灸等传统疗法）区分开来。中医理论与现代科学格格不入，虽然有许多人幻想将来有一天中医理论会被纳入科学体系。的确，通过千百年来的医疗实践，有可能摸索出某种疗法、发现某种药物。但是，经验有可能有效，却也非常有限。口口相传的经验往往是靠不住的，含有捏造、夸大成分，或有意无意地进行了筛选（只注意成功的病例而忽视失败的病例）。许多疾病的疗效也不可能通过经验摸索而确定下来。所以，虽然在长期摸索中人们有时会真的发现有效的药物，但是是否真正有效、有效成分是什么、有什么样的毒副作用，都必须经过现代医学方法的检测才能确定。历代名医在医案中津津乐道自己曾经用什么处方治好了某个病人，患者在文章中现身说法介绍自己如何得益于某种药物，这些在现代医学看来都没有价值，因为就药物、疗法的疗效而言，个案没有一点说服力"。也有中国科学院院士竟将中医称为伪科学。2006年6月1日起，又有人在其博客上发表文章，建议废除中医，发起"征集促使中医中药退出国家医疗体制签名公告"，得到上万人响应，其中相当部分是西医从业者和西医学博士。

凡废除中医论者，或欲取消中医的合法、正统地位，使其不能生存下去；或欲取消中医教育，使其缺乏新生源泉，逐渐萎缩而消亡；或欲将中医排挤出国家医疗体系，让其自生自灭。这些人都是必欲将中医置之死地而后快。

引发反对中医之声的原因是多方面的，既有意识性问题，也有科学观问题。而意识性问题，主要有两种倾向：

1. 崇洋迷外思潮盛行。自鸦片战争以来，中国的崇洋迷外思想一直泛滥不已，不少人欣赏西方国家的先进科学技术，推崇西方的工业生产，乃至追求西方的价值理念和生活方式，以为只有如此才能使国家强大、人民富裕。中医与现代医学格格不入,不能被他们所容忍,自然也在情理之中。

2. 民族虚无主义困扰。民族虚无主义是明清两代夜郎自大之后出现的又一个极端主义,他们被西方列强的枪炮所震慑,为西方国家的文明所惊羡,为自己的祖先而汗颜,无论怎样左顾右盼、前思后想,都找不到五千年中华民族的一点光芒,只有革面梭心、移根换叶,才有希望。在他们眼里,这个世世代代伴随着东方世界的所谓中医更是糟粕,必须抛弃。

近些年来,随着中国的不断发展和强大,媚外思潮和虚无主义逐渐减少,对中医指责之声也变得不像当初那样猛烈。而科学观问题,又主要涉及四个方面:

1. 自然科学东西接轨。现代文明和科学技术发源于西方,随着大航海时代,超越国界,传遍全球。尤其在当今的信息化时代,科学技术不但日新月异,更是全球交融,西方引领世界科技前沿与方向的形势没有改变。在中国,很难找到哪一个自然学科没有与国际接轨。就医学而言,紧跟着现代科技飞速发展的步伐,原先各国的老旧医学几乎都已退出了医疗体系,取而代之的是全球化的现代医学。唯独稀奇的是中医不但没有被西医所统一,反而一如既往、昂首伸眉在中国医疗体系之中,不能不引起许多学者的不解和探究。

2. 自然研究学科局限。科学研究的学科有其局限性:以前没有的学科,今天不断涌现;今天没有的学科,将来还会产生。不同的学科之间也不一定能够互相证明,即使两个相近的学科也不能相互替代。已经成熟的学科也未必能够完全替代原有的古老的学科。如果强用某个现代科学来要求中医或证明中医的话,就违背了科学的基本道理。其实，中医本身就是一门科学，无须其他科学再来证明。

3. 科学水准历史条件。科学从来都是相对的，真理也是有时限的。从前不明白的事物，今天得以明白；今天不清楚的东西，也许将来会清楚；现在认为是正确的理论，将来也许会被推翻；现在认为是不正确的理论，将来还可能会被证实。何必非要用今天的科技水平和观点来给具有两千多年历史的中医下一个不科学的定论呢？为什么不将机会让给科学更加发达的将来？如果中医没有科学内涵，何以在科技高度发达的今天得以走出国门、进入西方，更加生机盎然呢？

4. 未知世界探索缺陷。虽然现代科学已很发达，但未知世界更加庞大。因此，科学永远没有尽头，科学永远存在缺陷。探索未知，正是科学研究的魅力所在。尤其对人的研究更是如此，人体、健康和疾病都是无限的未知领域，所以当代医学还远远不能满足人们的要求。由于人与健康及疾病的未知领域极为庞大，又何必在今天非要就中西医的不同理念、方法、观点和手段二者择一而不尊重其临床效果呢？

所以，这些反对中医的"科学家"们和"执着于科学"的人们，不要仅凭自己的学识和视野，就迫不及待地去否定中医的科学性，而应该静下心来、下大力气，去研究一下为什么中医具有顽强的生命力，能够数千年来代代相传、生生不息。再者，纵观世界，各国的传统医学几乎消亡殆尽，唯有中医一枝独秀，举世瞩目。特别是进入二十一世纪以来，它不但在母国繁荣昌盛，而且走向全球，势头正旺。作为炎黄子孙，面对民族遗产，不思发扬光大，反而贸然丢弃，岂无承担历史罪责之虞？

中西合璧需时日

"中西医结合"是一个难解之词,既一目了然,又一言难尽;既内涵清晰,又外延模糊;既法度严明,又甄别困难;既名称圆满,又实含缺憾。

早在十九世纪末,面对西方医学大举进入中国所形成的挑战与压力,在"中学为体,西学为用"之洋务思想影响下,当时一些中医学者就试图利用解剖、生理等知识印证中医理论,或以中药与西药配合治病,称作"中西医汇通学派",他们饱经霜雪,壮志未酬,跨越清末与民国之后,烟消云散。虽然"汇而未通",但其历史进步作用及其经验教训,足资后人借鉴。

而在二十世纪 50 年代末至 60 年代初,全国骤然形成两千多名中西医结合高级医生。他们是由共和国政府选拔的西医医生或毕业学生,对其专职培训中医知识两年多,此后从事中西医结合的医疗与研究工作。他们与汇通学派最大不同有五点:第一,不是民间学者行为,而是政府组织实施;第二,这批医生不是来自中医内部,而是从西医中间选拔;第三,国家政策明确了中医的正统地位,摆脱了备受打压的社会与政治环境;第四,不是中医自身面临巨大挑战,被迫谋求如何生存,而是政府思考如何研究中医和发展中医;第五,不仅着眼于中华民族,而且试图为全人类卫生事业做出独特贡献。这就是中国第一代中西医结合学者，他们肩负重大使命，勇于创新，作为共和国中西医结合的开拓者而成为一代英才，勾绘了中国医学的崭新画卷。其中屠呦呦教授主持青蒿素研究而获得诺贝尔奖就是其中的灿烂一笔。

中西医结合兴起之初，有着明确的发展方向与终极目标，正如毛泽东所说："把中医中药的知识和西医西药的知识结合起来，创造中国统一的新医学新药学。"这当然是站起来的中华民族的美好愿望，但前车之鉴是离此不远的汇通学派的失败，其失利不仅是因为没有得到政府的鼎力支撑，而更有其学术原因。所以，又经历几十年辛勤探索之后，"中西医结合"终于改辕易辙，放弃了中西医"统一"理想，回归实用主义，立足于能够相互补充，而把更加遥远而无法预测的未来交给历史去解决。由此，中西医结合的性质、地位与任务，也发生了根本性变化。

到了二十一世纪，关于中西医结合的基本定义，也成为学者争论不休的问题。有些学者将中西医结合定义为"以现代医学等现代科学知识及手段来继承和发展中医药"，是将中西医结合归入中医范畴，似乎与西医没有关系，让人费解。也许中西医结合的行政主管部门和中医行政主管部门同在一起，但这种行政划分并不能对应学术分界。甚至某些权威性的著作将中西医结合定义为"用现代科学技术（包括现代医学）方法和手段来研究中医药"，似乎所有现代科学技术的方法和手段都等同于现代医学的方法和手段，这简直是莫名其妙。也许他们认为有关人体与疾病的理论、方法、手段，只要符合现代科学，就属于西医范畴，哪怕现在尚未被西医体系采纳，将来也会被西医体系采纳。而中西医结合就是要解决中医"不科学"的问题，足见其对科学的无知和对中医的偏见。多数观点还是将"中医中药的知识和方法与西医西药的知识和方法结合应用"作为中西医结合的核心内涵。如果以此衡量，何者属于中西医结合医生，也是实际甄别的难题。

就医生而言，现在中医医院的值班医生几乎没有不使用西药者，中医外科医生几乎没有不开展西医手术者，如果把他们视为中西医结合医生，那将占目前注册的中医医生的绝大多数，显然不符合学界通常的看法。而在医院真正注册为中西医结合医生者，为数很少。但他们不一定比中医外科医生多做手术，不一定比中医内科值班医生多用西药。一个不争的现实是不少的"中西医结合医生"，在临床诊治疾病中未必能体现出与中医或西医不同的特色。而限于个人和单位之条件，尤其是一些年轻的"中西医结合医生"，他们西医水准不如西医医生，中医水准不如中医医生，很难娴熟地驾驭中医与西医的最新与最高技术。

就医院而言，有人统计，目前西医医院的中成药使用数量甚至不亚于中医医院。西医医生在疾病的治疗过程中难免使用一些中成药物，如果把他们也视为中西医结合医生，恐怕更不能让人接受。再观中西医结合医院，除个别情况之外，基本条件不如同级西医医院和中医医院，难以拥有比之更好的技术装备。而中医医院尽力采购大批西医设备，使自身拥有足够条件，利用中医和西医两套方法诊治病人。

就中西医基础理论研究领域而言，没有法律与行政管理方面的注册制度，所谓的中西医结合研究学者，都是在科学研究中由其学术成果来划定，为数不多。而中医基础理论研究人员多数会应用西医的实验设备或方法，而大量的西医基础理论研究人员也不免研究一些中药，如果也将此两类人员视为中西医结合人员，更难以服人。但他们有关中西医交叉的研究水平却极为出色，甚至体现了所在学科的最高水准，只是没有自称或被称为"中西医结合"。

就中医和西医高校而言，其中中西医结合专业的学生中、西医兼学这点毋庸置疑；而中医院校的学生其西医课程比重亦不小；西医院校的学生也有必不可少的中医课程。他们都拥有中西两类知识的修炼，加之目前中国法律的许可，只要他们愿意便可使用两套方法诊治病人。而这三类学生当中，将来何者中西结合的水准较高，难以预测。

这种中医、西医、中西医结合之交叉状况，正好反映了中西医并重、中西医结合的国策。过于严苛的区分，在中国现行的国家政策和法律制度框架下也没有太多实际必要。从学术角度而言，其严密的判定并非易事。鉴于中国的国情，可以姑且把注册的中西医结合医生和自称或公认的中西医结合基础研究者看作专职的或"真正"的中西医结合人员，而把其他部分人员看作是"与国外比较而言"的或"具有广泛意义"的中西医结合人员。

尽管对中西医结合有不同的学术见解，也有行政与法律的不同考证，但与世界各国相比，它仍然是中国医学体系当中十分奇特而精彩之处。汉医在日本已有一千多年历史，但在明治维新以后，只有取得西医资格，才能从事汉医诊治事务。韩医在韩国拥有合法地位，但与西医泾渭分明。港澳地区乃至世界各地的中医执业者都无权使用西药和进行西医手术操作。只有在中国大地，中西医结合配有相应行政与法律保障，广泛地应用于各种常见病、多发病、危重病、难治病，为人类提供了一种具有中国特色的新疗法，惊羡全球。中西医结合的科学研究成果更是显赫，尤其是许多重大成果并没有划归在中西医结合范畴，而分别归属在西医领域或中医领域，但其技术路线和手段却采用了中西医结合的思路与方法。甚至中国医界与外国同行进行专业技术交流，也往往取材于中西医结合的资料。

虽然中西医结合取得辉煌成就，但与社会和民众之期望仍相差甚远。尽管他们不代表专业的评判，却也反映了这一学科自身的困境。

当初由中央政府决策主导，卫生行业组织实施，中医和西医两支专业人员投入的大卫生事业科技攻关的风光不再，现在西医界鲜有热心研究中西医结合的学者，故而中西医结合主要成了中医行业一家之事。在中医、西医、中西医结合三类医院之中，中西医结合医院的数量最少，规模最小，设备最差，经费最低，尚且看不到能够追赶二者之可能。明确注册的中西医结合医生的数量更少，甚至只是其他两类医生数量的零头。若论高等教育，中西医结合更为凄惨，甚至没有一所专门的高等院校，只能在中医或西医院校当中开设一个中西医结合专业而已。中西医结合在卫生体系之中的这种不对等状况，还会持续下去。

目前中西医结合可以尝试的研究，哪怕是试图去融合一个生理系统都是奢望。只在开展实实在在的具体研究方面更有意义，诸如某个诊疗方法的研究、某些学术思想的探讨、某个医学观点的阐述、某项科学实验的深入等，都能取得预期成果。其实中医或西医也是在如此展开科研，不可能直接进行体系与系统的研究。只有非常丰富的具体的研究成果才有可能积累为系统或体系的成果，进而实现系统或体系的飞跃。

目前最为成功的范例是中药新药研发与审批模式。如果一个中药新药研究要想得到药监部门批准，除了需要阐明中医中药相关内容之外，还必须符合药效学、毒理学、药学、统计学等方面的严格要求。每一个中药新药的获批，都需要中西医两类研究人员的参与，都是中西医结合研究的结果。这是一个应用行政手段规范了的"中西医结合"研究领域。

中西医结合也不是某个学科或个人的专利，它作为一种方法、思路或手段被各界广泛应用。他们的研究成果对于中西医结合学科的价值不言而喻，但另外一种现象却是日益突出，那就是中医或西医都用此方法来充实自己、发展自身、壮大自我。他们之所以从事中西医结合研究，旨在促进本身的学术进步，而对中西医结合的前景没有兴趣。亦有一些其他自然学科的学者也在利用中西医结合的研究方法，来阐明自己的学术。中西医结合的研究方法与价值，早已超出了中西医结合学科本身。

中医和西医的完全融合之所以不能实现，并不完全是由于二者之理论体系的基础、架构、模式、思路大不相同，也许更是由于目前科学技术水平的局限，还不能将二者彻底研究清楚，因而无力进行合理整合。也许等待将来的科技进步，才能成为可能。有人认为这种"将来"不会在一二百年内看到。中西医结合自身的脚步不会停留在某一点上，依然会不断地行进。但其行进的方向却是无法预料，这不仅仅取决于自身的情况，更多地受制于西医与中医两种医学的发展状况，同时也取决于世界科学技术进步的状况。可以肯定的是，中西医结合发展的历史轨迹绝对不是流畅的直线，也不是一般的曲线，甚或是往返的折线。这就是科学的魅力与规律。

桃李满园甜与酸

1956年秋天，随着金风送爽，一部分来自全国各地的高校新生，奔向京、沪、穗、蓉，分别进入北京中医学院、上海中医学院、广州中医学院和成都中医学院。这是中医类别高校首次招生，翻开了中国高等教育的崭新篇章，更是中医这一古老民族学科发展的空前盛事。

中医教育有关行业兴衰，曾在民国时期发生激烈斗争。1912年至1913年间，北洋政府举行教育会议，参照日本学制，制订了《壬子癸丑学制》。北洋政府教育部1912年11月颁布《医学专门学校规程》，1913年1月公布《大学规程》，均将中医教育排斥在外。由此引起中医人士的一致反对，全国激愤，组织"医药救亡请愿团"赴京申辩，轰天裂地。教育总长汪大燮居然拒接"请愿书"，并于1913年12月接见北京医学会代表时称"余决意废去中医，不用中药"，"日本维新已数十年，其医学之发达，较之我国不啻天壤"。汪氏言论绝非偶然。甲午战争失败以后，留日学生渐增，从二十世纪开始，留日学生返国渐多，深刻影响了中国思想与文化领域，乃至1929年南京政府废止中医案，便是排斥中医进入教育体系的进一步演变。尽管各界人士的强烈抗争没能回天运斗，但也使民国政府有所退让。此后各界利用政府的某些模糊文件，兴办了一些中医学校以培养人才，维持中医事业之传承。但总体而言，质量不高，惨淡经营，不能保证社会所需求的中医人才的质量，极大地制约了中医的发展和提高。

共和国政府成立伊始，就极为重视中医教育事业，经过必要的酝酿、论证、策划与筹备，终于在1956年正式招生，总共四所大学，在全国分区域展开。其中北京中医学院于1960年被确定为当时全国64所重点大学之一。许多教师选自各地名医，际会风云，胸怀大志，分赴四所大学。他们白手起家，深猷远计，开启了中医高等教育的新时代。

时至今日，中医高等教育规模已有巨大发展。十多所中医高校更名为"中医药大学"，其属下的学院架构更加完善化和多样性。北京中医药大学作为中医院校之中唯一的教育部直属院校，也自然成为国家"211"工程重点建设大学。全国独立中医院校和各类大学中的中医院系竟达数十家之多，在校学生多达数十万之众，其规模之大、地域之广、声势之壮，前所未有。中医高等教育的办学条件大为改善，包括空间、设备、待遇、经费皆今非昔比。教育质量明显提高，办学层次更加完整，包括大专、本科、硕士、博士、博士后无所不有。外国留学生前来攻读中医学位的人数相当可观。有些中医大学还与国际著名大学合办中医高等教育，甚至在国外著名大学开设中医课程，中医高等教育日益得到国际认可。

中医高校规模的快速扩展，主要在最近不到二十年的时间。即使用六十年的中医高校历程来看其规模的扩大速度，依然十分惊人。如此快速扩展，主要倚仗政府规划、公共财政，但却失之于通盘筹谋、相互协调。如果全国中医高校总体规模不变，而学校数量控制在五到六所，则每所中医大学都将非常壮观，有利于做大做强，提高办学效率。由此回顾50年代四所中医大学的全国布局，大有道理。但限于各地行政与财政壁垒,不能协调共建,以致公共财政浪费,乃至相互竞争,最终没有形成一所中医"大校"。即使在同一城市,也因中央与地方的不同隶属关系,兴建两所中医院校。前几年的中国高校合并之风亦未能成功推动一所中医高校的合并,概因其不能突破这种地方规绳。因而,全国充足的中医高等教育市场并没有孕育出一流大学,只是增加了一些平庸学府。

如若各地财政投入中医高等教育,来鼓励综合大学举办中医院系,并为之解决配套体系,实际上更为符合效益原则,而且也为中医学术研究提供宽阔的科技与人文平台。但也许出于行业与地方名利的原因,这种方式几乎不被采用。纵观世界顶级医学院校,绝大部分是在综合大学之中,很少是独立的医科大学。医学本身就是采用各种自然科学和人文知识来研究人体和研究疾病,把医学教育放入综合大学,更利于学生的学习和学科的交会发展。在中国医学院校回归综合大学的浪潮中,没有一所中医大学被并入综合大学。不少中医人士以为保留了行业势力,这种孤芳自赏的情节、以管窥天的局限正是自身胸怀之缺陷。

对于中医高校的课程设置,历来褒贬不一。由于西医课程比例较大,影响了更多中医课程与课时的安排,有人戏称如此培养出来的不是中医本科,而是两个大专:中医大专+西医大专。其实中医院校设置西医课程由来已久,清末汇通学派的中医教育课程即有相当数量的西医科目。至民国时期许多中医院校也都开设了西医科目。日本明治维新之后更是将取得西医资格作为进行中医诊疗的先决条件。中医高校设置西医课程,可谓大势所趋。中医高校的毕业学生具有必要的西医知识也是时代要求,不能或缺。然而医学教育与其他学科的显著不同就在于其课程众多。中西医两套体系兼具的教学模式，必然引起课程内容之安排困难，进而最终影响其教学质量。由此可见，较高质量的中医临床医师的培养，难以在五年学制内完成，应该直接连续至七年或八年，从而形成硕士课程体系。而将中医五年或四年本科体系，作为非临床专业人才的培养模式。再者，中医高校的西医教材，由于学者们坚守所谓"本来科学特性"，只是压缩了课时，缩短了篇幅，基本成为西医院校教材的缩编版本，缺乏与中医教材的衔接，沦为另类著作。而更多的抄袭并不是水平的体现，只有创新成为颇具特色的学问才是杰出的标志。

其实这种繁多的医学课程，最终所完成的也只是职业训练，并不是文化熏陶。真正的大学教育，还应该是综合培育，给予学生更多人文教育和让学生了解更多科技信息，尽量拓宽学生的知识领域，减少繁冗的专业课程。但由于人命关天，医学课程体系很难减少。这也是全球医科高等教育的通病，中医自然不能独善其身。因而中医更加合理的高级临床人才的培养，尤其是同时担负临床医疗与科学研究的高级人才，也许九年制的博士教育更为合理。中医高等教育应该注重学科分化，针对不同的培养目标制定不同的课程体系和不同学制，以体现自身的特性。

多年来中医高校系统在行业政府的主导下，热衷于全国统编教材，致力于争夺教材主编与编委，用以标榜各校的教学水准与权威地位。中医统编教材对保证全国中医高等教育水准之作用毋需置疑，但其本身也是一种束缚，限制了各校之个性张扬。其实这种统编教材如同各种行业标准一样，只是一种最低标准，不能代表这一领域的最高水准。它可以作为一种统考的标准依据，但不能作为学术的领先标志。普通大学采用这套教材顺理成章；而一流大学也全部采用这套教材则有失水准，何以体现其高人一等之处？其实学生毕业并不存在全国统考问题，只是将来需要参加执业医师资格考试，那是另行专门培训问题。大学拥有办学自主权利，突破统编教材，撰写更有水准、别具风格的自用课本，各得其宜，创新教法，繁荣学术，方为大学精神。

中医高校教学方式更多地套用了一般大学的通用模式，历来为本行业专家所不满意。中医学术具有明显的临床实践的特征，即使是基础理论也不可能单纯在实验室里得到验证，因而在学生的基础课程学习期间必须辅以大量临床见习，才能帮助学生理解中医基础理论。而"早临床、多临床、反复临床"成为多年来中医基础课程学习的短板，从而失却了中医教学的特色和灵魂。中医历代以师承为主，也是中医教学的一个特殊而有效的方式。而通常"学院"式的教学模式与传统规律尚有差异。其实，现代大学的教育模式更加多样，如何探索"学院＋师承"模式，提高中医教学质量，也是中医高校教学研究的重要课题。虽然现代大学不是发源于中国，但自唐朝兴起的书院却是中国教育的传统方式，中医也有在书院传承的历史。2016年9月10日清华大学苏世民书院举行开学典礼，迎来了首届入学的三十一个国家的110名学生，收到中国国家主席和美国总统发来的贺信，它是一个具有开创性意义的跨文化全球领导力项目，它秉承传统、放眼未来、立足中国、面向世界的思路，值得借鉴。

中医高校普遍着力于发展规模，尽力扩大在校学生数量。而在全国大学系统，即使最大的中医高校，也算不上"大"。如果仅从中医系统来看，似乎"大"了一点，也是"大"而不强。而在中国医科高校之中，也有一所大学不屑于比拼教学之规模。北京协和医学院的在校学生只有4000余人，远不及中医高校的水平。但它的研究生数量却多达3000多人，占据80%以上，呈典型的"倒金字塔"结构。它坚持"小规模招生、高层次培养、高质量输出"的办学宗旨，培养了大批优秀的临床医学家、医学科学家、医学教育家、护理学家和医政管理学家。它也曾使用过"中国协和医科大学"的时髦招牌，但最终还是回归"北京协和医学院"的原有名称。学校认为去掉"大学"和"中国"的标识，才是它的金字招牌。这种办学思路，值得中医借鉴。目前中医高校的突出问题已经不是数量，而是质量。中医高校急需突破的难题也不是单纯地提高教学质量，而是能否创办一所真正的研究型大学。2015年10月国务院印发的《统筹推进世界一流大学和一流学科建设总体方案》，也是中医高等教育的百年大计。

各地中医高校的兴起，最大的弊端是复制模式。最初中国四所高校的创建，只注意了空间布局，没有突出个性原则，基本大同小异。其后各地中医高校蜂拥而至，更是照搬四校模式，一仍旧贯，鲜有创新。或者加入一些地域风格，而自称特色。美国既有最好的大学，也有很差的大学，他们定位不同，功能不同，各自体现自身价值。别具特色的中医高校建设，在现实中尚有极大的思考空间，诸如：面向农村，培养基层医生；配合国策，培养中西医结合人才；着眼未来，建设研究型大学等。只有全国中医高校千姿百态、各有所长，才是中医高等教育的满园春色。

长河溯源路尚遥

2015年10月5日，屠呦呦获得诺贝尔医学奖的消息一经揭晓，立即轰动全国。她是中国第一个获此殊荣的本土科学家。国家总理专门致信祝贺，称赞中医药对人类健康事业做出的巨大贡献。诺贝尔生理学或医学奖评委让·安德森评价："她的研究跟所有其他科研成果都不同，为科研人员打开了一扇崭新的窗户。"12月7日下午，屠呦呦在瑞典卡罗琳医学院诺贝尔大厅发表专题演讲《青蒿素——中医药给世界的一份礼物》。屠呦呦及其团队研究青蒿素的成功，无疑是中医药界科学研究的最高成就。摘得诺贝尔大奖之后，不仅引起更多学者对中医药的兴趣，同时也引发社会对长期关注的问题的再次思考：怎样认识中医药？怎样研究中医药？怎样发展中医药？

中国本土科学家的第一个诺贝尔奖项出自中医行业，这对目前全国科技格局和战略架构不无激励意味。无论科研经费、技术装备、环境条件、人员数量、论文层次、成果标志，中医药系统都远远不是重点，而且常常被那些所谓的学者视为最没有科学水准的行业。如果按照我国通常的标准，中医药的科学研究差距甚大。在青蒿素提取成功后十多年时间里并没有在国内科技界获得太高评价，但其研究成果很快在国外广泛应用，并取得超乎寻常的效果，得到国际各界的好评，继而反过来才引起国内学者的较多重视。

屠呦呦时至今日也是四无学者，无博士学位，无留洋经历，无院士头衔，无高影响因子的 SCI 论文。她根生土长，被褐怀玉，如果不是获得诺贝尔奖，也根本提高不了中国学界对她的通常评价。她当年从北京医学院（现北京大学医学部）药学系毕业，分配到中医研究院（现中国中医科学院）中药研究所工作，也许世俗之见会以为她将珠沉沧海。而她并没有变动单位，而是一直坚守至今日，并于 1959 年至 1962 年参加了卫生部全国第三期西医离职学习中医班，系统攻读中医中药，深入药材公司，向老药工学习中药肉眼鉴别以及炮制技术，增加对于中药的感性认识，因而在国家任务下达时，能够肩负重任开拓研究。课题组从整理历代医籍、本草、验方入手，收集两千多个方药，对其中二百多种中药进行筛选，最后落脚青蒿研究。当研究陷入困境时，再次温习东晋葛洪《肘后备急方》有关青蒿用法的记载，改进提取工艺，进而获得成功。

数十年来，中医药研究取得丰硕成果。从中医基础理论之阴阳五行、藏象学说、经络实质，到治法方药、重大疾病、针灸疗法等，都进行了深入研究，投入经费日益增多，研究内容愈加深入，论文论著不足为奇，各级成果层出叠见，花团锦簇，璀璨夺目。随着国家科技进步，中医药这一古老学科也迎来了科学兴旺时代。正如屠呦呦在瑞典演讲时所说，"中医药从神农尝百草开始，在几千年的发展中积累了大量临床经验，对于自然资源的药用价值已经有所整理归纳。通过继承发扬，发掘提高，一定会有所发现，有所创新，从而造福人类"。

然而，对于中医药这个宝库的发掘，也因发掘之人员不同、动机不同、目标不同，而使发掘之方法不同、道路不同、结果不同。

只将一般科学的常规方法生搬硬套地用于中医研究，或完全采用西医学方法去验证中医学术，从根本上违反了中医自身规律与科学内涵，势必不得门径，难以促进中医学术的进步。随着复杂性科学、非线性理论等新兴科学思维方法的推广，愈加说明生命科学绝非一般科学，其复杂程度不宜仅用通常方法予以衡量。也得益于数十年中医科学研究的实践，逐渐使得研究者和管理者形成共识。但苦于科学技术支撑条件的局限、科研思维方法与思路的匮乏，至今没有找到一套十分明晰而合适的评价方法和体系，以推动中医药科学研究的提高，这仍然是中医科研需要解决的难题。

在中医科学研究中，更多地关注药物而忽视理论，已经成为一种流弊。表面上在做中医研究的文章，实质只是药物的效用研究，与中医理论相去甚远，甚至于完全脱离了中医理论的指导，仅仅在阐明了许多现代医学意义之后勉强与中医理论挂钩。这种研究并不是没有科学内涵，而是没有中医内涵，仍然是一条废医存药的道路。将其称之为科学实验不假，但宣示是中医研究不实。

有些开发研究比较清晰，它一开始就不是从中医出发，而是从现代医药角度出发，以中药为线索，最终目标是从中寻找有效部分，进而研究出相关药物，这也是利用中国固有条件、开发西药的很好的途径和方法，或许也会举起一些中医的旗号，以便占据更大的周旋空间。但其终极目标不是发展中医理论，而是利用中医药资源，发展现代医药学术，其科学研究的趋向并不含糊。

也有不少自然科学和人文科学的学者纷纷加入中医药的研究，其中一部分研究是为了真正探讨中医理论，以自身学科的优势进行深入思索。也有一部分研究是把中医作为例证，进而证明自身学科的理论与价值。

诸如上述几种状况，无论是为了药物，还是为了现代医药，或是为了各自学科而研究中医药，也都是科学研究，皆能促进科学发展，或许最终会对中医有所借鉴。即使最终对中医没有借鉴意义，但它毕竟是科学实验，也可以推动科技进步，作为中医学者均应给予包容，乐观其成。同时也应该明白，这些研究不能很好地促进中医学术之进步，切勿把发展中医之科学研究寄托于它们身上。

目前中医的科学实验，采用最多的还是西医的方法和手段。其原因有四：第一，中医与西医都是从事人体与疾病的研究，有着相同的研究对象，最为容易产生科研的交汇点；第二，西医与中医的不同之处是它完全采用现代科技方法和手段，可以作为中医科学研究的借鉴；第三，以往的中西医结合研究奠定了丰厚基础，留下了相当数量可供研究的线索；第四，无论中医学者或是西医学者都在现行中国高校读书期间受到对方知识与文化的熏陶。尽管这些西医的研究方法和手段能够帮助中医的科学研究，可以印证不少中医理论，但毕竟是两套体系，难以很好地推动中医按照本身规律研究与发展。有的学者为此辩解，认为现代科技方法和手段不是西医的专利，中医自然可以应用，不能看作是应用了西医的方法和手段。毋庸置疑，凡是西医已经采用过的现代科技手段，中医不必避讳，但只有用中医理论和思路统领，进而得出与西医不同的医理和结论，才有利于中医自身理论体系的完善和发展，才是真正应用了现代自然科学技术的手段和方法，否则仍然难以跳出西医的理念和思路。当然不否认这是科学实验，也会利于科技进步，应当给予支持和赞赏。只是从长远来看，未必能够真正促进中医学术的进步。

就目前中医科学研究的现实状况而言，真正摆脱西医理念、思路、方法、手段的科学实验为数不多,这成为中医科学研究的软肋。也许这是中医开展科学研究的历史过程中的一个必然阶段,未来的中医科学研究发展会步入理想的状态。之所以形成如此局面,主要是由中医学科自身特点、历史发展和相关技术环境所造成的。中医并不像西医一样,主要以科学技术为基础支撑,而是既有科学技术基础支撑,又有人文哲理宏观统领。不可能只用纯粹的科学技术方法和手段,便可探究清楚中医理论。也许目前的科学技术水平还不足以解决中医理论这样复杂的问题,而有待于今后科学技术发展到更高水平,才能使解开中医奥秘的期望成为可能。

从几千年的中医发展历史角度而言,近几十年的中医科学研究只算是将来根本性突破研究的尝试和序曲。恐怕需要上百年的摸索,才能得出合适的方法,觅得突破的方向,抓住蜕变的机遇。从这一中医大进程的角度而言,真正能够促进中医自身发展的现代化科学研究的历史大幕尚未拉开。

当初中医学术的长河发端于科学技术的源头,而一泻千里,气势恢宏。但其一段流程与科学技术的主流略微偏离,而奔腾在科学技术与人文哲学之间,千百年来一路笃行、滔滔不竭。如今世界科学技术的大潮再次直面扑来,冲击之后是被其淹没,还是彼此合流,或是各自奔流?恐怕也需要很长的时间,才能看清流向。

全球蔓延杏林花

2016年8月14日,美国游泳健将菲尔普斯完成了他在里约奥运会的最后一场比赛,获得他个人在本届奥运会的第五枚金牌,也是他收获的个人第二十三枚奥运金牌。他已经连续参加了五届奥运会比赛,展现了他传奇的个人运动生涯和杰出的竞技水平,无愧奥运史上"最伟大运动员"的称号。在菲尔普斯身上,不仅有灿烂耀眼的光环,也有出人意料的印记。在他8月7日获得本届奥运会第一枚金牌时,人们就发现了在他肩膀处的多个紫黑色圆圈。这并不是他躺在金牌上睡觉的遗痕,而是他使用拔罐治疗的留迹。其实美国许多运动健将和影视明星都钟情于拔罐疗法,以帮助他们缓解伤痛、放松肌肉。而这次世界运动名将使用拔罐疗法、保持运动水准的秘诀曝光,再次引发中医传统疗法在全世界的热议。这也反映了中医药早已走向世界,为各国民众所广泛采用。有消息报道,中医药已经传播到183个国家和地区,中国政府与外国政府、地区和国际组织签订了86个中医药合作协议,中医药成为中国与东盟、非洲、欧盟等地区卫生经贸合作的重要内容。

进入二十一世纪以来,人类疾病观的天平发生摇摆。在古代和中世纪,疾病生理学概念是指导医生诊治疾病的主要理论,这种理论认为疾病是人体内部机能的紊乱,医生的任务就是帮助病人调理和恢复紊乱了的内部机能。到了近代，由于病理学和病原学的发展，加之治疗学的巨大成就，疾病本体论思想获得了统治地位，这种理论认为疾病是一种外在的客观实体，医生的任务就是发现这种实体、探索根除疾病的特异性方法。然而，随着急性感染性疾病的下降、慢性退行性疾病的增加，人类的疾病观出现新的改变，疾病生理学概念重新受到重视。而这种疾病观正是中医数千年来一直坚守的医学理念，更是它治疗疾病的灵魂与思路，因而逐渐为学者所理解、为民众所接受。而中医针灸已于2010年成功入选联合国教科文组织人类非物质文化遗产代表作名录，为中医药文化的海外传播铺平了道路。

随着中国改革开放的深入和世界全球化的进程，中医药也加快了走向世界的步伐，再次展示了其无穷的生命力。世界各国的民众在自身的中西医诊治实践中，真切体会了中医药的确实疗效，尤其更多的患者是在首先经历现代医药的诊治，没有达到理想效果后才寻求中医药的方法进行尝试。中医药在国外，特别是在发达国家，在与西医激烈竞争、相互比较中取得了实际效果，经受了严苛的检验，从而不断发展壮大。中医药在世界各国能够生存的根本原因是它拥有自身特色和能够补充现代医学之不足或缺陷，能为患者提供一种可供选择的治疗方法和手段。中医已先后在澳大利亚、加拿大、新加坡等二十九个国家和地区以国家或地方政府立法的形式得到承认，十八个国家和地区将中医药纳入医疗保险。

由于现代科学技术的进步，对化学药物作用与副作用的深入研究，人类使用化学药品的利弊得失更加明了，民众对于化学药品在自身的应用产生了更多担心，而回归自然药物、自然疗法的愿望日益强烈。同时人类对于环境的研究不断取得重要进展，更加提示既往人类行为对自然破坏的严重程度，提出保护自然环境的强烈诉求，进而兴起绿色医疗的思潮，各国民族传统医药的价值又被重新审视，再一次与中医的基本思想契合，因而古老的中医药也成为人们寻求天然疗法的绝好选择。《世界卫生组织传统医学全球战略（2014—2023）》《传统医学决议》等官方文件的发布，更为世界各国传承和发展民族传统医药提供了国际专业组织的道义与技术支撑，也使中医药的国际化进程更加顺畅。

当代也是医学模式转变的时代。人类早期抛弃神灵模式后，代之而来的是古代自然哲学模式，通过对人类丰富之经验进行归纳和总结，以思辨推理的方式来解释疾病、指导医疗。这种模式不但是生物学内容，也涉及社会与心理因素。十五世纪至十八世纪，解剖学、生理学、细胞学、病理学取得突破性进展，奠定了近代生物学基础。十九世纪发现一系列致病微生物，进一步完善了生物学的理论，从而形成了生物医学模式，自然哲学模式被抛弃。生物医学模式从病因、宿主和环境三方面研究疾病和健康，在二十世纪上半叶采用预防接种、杀菌灭菌和抗菌药物三大武器，获得巨大成功。但在现代社会，人类生存环境、行为方式和心理活动发生诸多变化，疾病谱亦出现明显改变，生物医学模式本身的局限性越来越显现，由此催生了生物心理社会医学模式。强调人类的健康和疾病是由生物、心理和社会因素共同决定，成为医学理论和实践的重大飞跃。中医研究自古至今一直十分重视心理和社会因素的作用，具有几千年的悠久历史和丰富的实践经验。现代医学模式的转变，不仅再一次证明中医这些理论的正确性，同时也为世人认识和理解中医提供了可以借鉴的方法和理念，为中医应用传统方法诊治疾病开辟了更为宽阔的途径与平台，有利于中医的深层次扩展。

由于中国国民经济快速发展，科技水平迅速提高，资本实力日益壮大，不但成为世界第一贸易大国，而且进入了产品输出、技术输出、文化输出、资本输出的时代。其中中医药的输出更是原创技术与文化的输出，其发展前景与整合空间相当宽阔。2012年商务部与国家中医药管理局等十四部门共同发布了《关于促进中医药服务贸易发展的若干意见》等一系列政策文件，为中医药"走向世界"提供政府支持，可以预见中医药事业在海外的发展，将会迈开更大步伐。

虽然中医药已经迈开了国际化的步伐，但目前走向世界的道路依然十分坎坷。首先是中医药学科体系尚不被现代科学所阐明，存在世界范围内的科学性质疑问题，只能主要仰仗自身的确实疗效取得各国民众和政府的认同，才能得以生存、发展和壮大。中医药在绝大部分国家并没有取得合法的医疗地位，没有纳入医疗保险之中，而仅是"补充"或"替代"医疗，甚至寻求中医药诊治者也只是"志愿者"而已。虽然中成药出口的数量不断增大，但更多的不是作为药物，而是作为"食品添加剂"等非药物形式供应社会。中医药在国外开展的医疗活动，大部分仅是小型诊所或个人诊所的形式，而少有以较大规模诊所或医院的形式展开，难以进行很好的科学研究。这种医疗活动大部分是医生个人活动，并不是大型企业行为。同时还有更多的是医疗专业的技术行为，并不是大型资本主导的医疗集团行为。中医药的国际化进程，尤其缺乏标准，无论是中草药饮片还是中成药品种，或是行医人员，均较为混乱，既影响中医药的国际形象，也不利于中医药在国际上的长久发展。

中国政府自 2013 年提出"一带一路"倡议,其"丝绸之路经济带"通往亚洲、非洲和欧洲。"二十一世纪海上丝绸之路"通往印度洋和南太平洋。依靠中国与有关国家既有的双边机制和区域合作平台,借用古代"丝绸之路"的历史符号,高举和平发展的旗帜,推动与沿线国家的经济合作关系,寻求共同繁荣,打造利益共同体、命运共同体和责任共同体,更为中医药的国际化提供了良好舞台。相比中国其他经济与文化项目,中医药的国际交流历史悠久、源远流长。早在西汉开通"丝绸之路"之初,张骞车马劳神,两使西域,将一些中药和中医知识带往相关国家和地区,同时也将一些国外的药物和品种带回中国,继而成为中药的组成部分。中国与世界各国的传统医药在几千年的人类历史进程中并不是彼此封闭、完全隔绝,而是互相了解、彼此渗透。中医药一方面吸收外来的医药文化和药品,兼容并包、吸纳万象,不断充实和丰富自己的学术;另一方面中医药文化也流离播越,与世界各国分享。

古代各国民族医药都经历了漫长的原始积累,逐渐从巫术中分离出来,形成经验医学,进而发展为自然哲学模式的医学,在全球范围内各具特色,呈多元化态势,而以美索不达米亚、古埃及、古印度、古中国、古希腊、古罗马的传统医学最为精彩,共同为全世界的医学进步做出重要贡献。但这些古代传统医学其后的发展则大不一样,唯独以古希腊、古罗马为代表的西方医学实现了向现代实验医学的飞跃。但这种飞跃是彻底粉碎了原有医学体系、抛弃了旧有的医学理念,从而脱胎换骨、灿然一新,其实质上还是传统医学的死亡、现代医学的新生;而美索不达米亚医学和古埃及医学在自身传承过程中出现明显断层;古印度医学也几曾传变,未能很好地继承原有的体系与文化；只有中国医学一脉相承，代代接续，成为世界医学发展史上的奇迹。

　　进入二十一世纪以来，中医更以前所未有的气势与速度，走出国门，遍布全球，它对人类健康的贡献不可揆度。